U0335919

段素社论治脾胃病

段浩博　周焕荣　王艳艳　主　编

黑龙江科学技术出版社

图书在版编目（CIP）数据

段素社论治脾胃病 / 段浩博 , 周焕荣 , 王艳艳主编
. -- 哈尔滨 : 黑龙江科学技术出版社 , 2021.4
　　ISBN 978-7-5719-0904-8

　　Ⅰ . ①段… Ⅱ . ①段… ②周… ③王… Ⅲ . ①脾胃病
—中医临床—经验—中国—现代 Ⅳ . ① R256.3

　　中国版本图书馆 CIP 数据核字 (2021) 第 060763 号

段素社论治脾胃病

作　　者	段浩博　周焕荣　王艳艳　主编	
责任编辑	赵春雁	
封面设计	梁彦英	
出　　版	黑龙江科技技术出版社	
地　　址	哈尔滨市南岗区公安街 70-2 号　邮编：150007	
电　　话	（0451）53642106　传真：（0451）53642143	
网　　址	www.lkcbs.cn　www.lkpub.cn	
发　　行	全国新华书店	
印　　刷	河北文盛印刷有限公司	
开　　本	787mm×1092mm　　1/16	
印　　张	16.5	
字　　数	310 千字	
版　　次	2021 年 4 月第 1 版	
印　　次	2021 年 4 月第 1 次印刷	
书　　号	ISBN 978-7-5719-0904-8	
定　　价	158.00 元	

《段素社论治脾胃病》
编委会

主　审
段素社

主　编
段浩博　周焕荣　王艳艳

副主编
赵　艳　宫倩倩　刘宏勋

编　委
潘永建　宋海林　闫振义
杨立改　耿现飞　王振祥
王月桃　肖元翠　刘伟卿

前　言

在大学学习中医，才真正了解到中医典籍文辞古奥，义理难明。回到临床，拿中医知识解决临床问题，感觉茫然，心里没底。后师从段素社主任，当谈及中医这些问题时，段素社主任引用国医大师李佃贵的一句话："中医是科学，更是哲学。"中医理论博大精深，充满着中华民族数千年来与疾病作斗争的智慧，不要把中医当作简单的治疗疾病的技术，而应该当成艺术去思索、去感悟，方能探索其深奥的精髓，进而掌握并利用，解决医学问题，开发特效方药，攻克疑难杂症、沉疴固疾。随着时间的推移，眼见着一个个疑难杂症经段素社主任的诊治得以康复，也培养了我们几位初学者对中医的兴趣。

有效才是硬道理，段素社主任之所以能成为中国特效医药专家，能有庞大的铁杆粉丝患者群体，是由他的临床疗效做支撑，他的高度是众多患者的口口相传抬起来的！作为同行、晚辈的我们，看到这背后的原因是他从众多的医学专著中汲取前人的经验，在传承中发展，在创新中提高，总结出一套诊疗疾病的理、法、方、药。继承是他学术思想的源头活水，创新是他解决问题的工具手段。回想起跟师学习和与老师一起工作的日日夜夜，搞过那么多科研，写过那么多文章，获得过那么多专利，治好了那么多病人，这其中都是仅在某一隅反映出段素社主任的学术思想，不够全面和系统。故而几位同道为了让老师的学术思想和诊疗技术更好地为医者所掌握，能为更多的患者解除疾苦，于是我们萌生了出版《段素社论治脾胃病》一书的想法，以便对段素社主任在诊治脾胃病的理论认识与用药经验做一梳理，供大家学习利用。

本书分上下两篇，上篇是段素社主任的脾胃病学术渊源，其中可以看到老师从中医古籍汲取营养，创新理论方法，逐步形成自己学术成就的脉络源流；下篇是老师脾胃病的专业论文和同道利用老师研制的方药、老师对疾病的独特认识去解决临床问题的经验总结。这些文章部分在公开刊物上发表，部分是学术会上的交流文章。媒体报道也反映了对段老师的脾胃病经验认识。

书中可以看到段素社主任运用现代科技手段，通过影像技术，扩大中医四诊中望诊的内容，并作为疾病诊断的依据、疗效判断的依据，反映了段老师中医与时俱进的思想；

书中可以看到辨病与辨证相结合,重视辨病机,抓疾病的主要矛盾,抓主症,抓关键的环节,用主方、主药针对主症,主要矛盾解决后,次要矛盾便迎刃而解的学术思想;书中可以看到段老师中药临方炮制的思想,反对医药分工过细,以及组方时在不违背中医君臣佐使原则的基础上,结合现代药理研究知识,使药物选择更为精准;书中可以看到段老师细节决定成败的理念,体现在服药环节上依据不同疾病,提出不同要求,以便使药物更好地作用于病变部位而发挥疗效;书中可以看到段老师的理论创新,如从痈论治反流性食管炎;从痿论治慢性萎缩性胃炎;畅泰治疗功能性便秘,以补气、增强肠动力和补阴润肠为原则,避免使用含蒽醌类成分中药,防止药物依赖等。

值得一提的是,该书从专业角度,仅反映段素社主任治疗消化病的经验,作为中国特效医药专家,其治疗其他系统疑难杂症的经验还有很多,本书未做收录。

编 者

2020 年 7 月

目 录

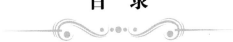

上篇　段素社脾胃病学术渊源

第一章　脾胃学说的形成 ⋯⋯⋯⋯⋯⋯⋯⋯⋯⋯⋯⋯⋯⋯⋯⋯⋯⋯⋯ 002

　　第一节　脾胃学说导源于《内经》《难经》 ⋯⋯⋯⋯⋯⋯⋯⋯⋯⋯⋯ 003

　　第二节　张仲景确立了脾胃疾病辨证论治原则 ⋯⋯⋯⋯⋯⋯⋯⋯⋯ 009

　　第三节　窦材用灸法治疗大病及脾胃病 ⋯⋯⋯⋯⋯⋯⋯⋯⋯⋯⋯⋯ 013

　　第四节　张从正丰富和发展了吐下两法 ⋯⋯⋯⋯⋯⋯⋯⋯⋯⋯⋯⋯ 016

第二章　易水学派对脾胃病的贡献 ⋯⋯⋯⋯⋯⋯⋯⋯⋯⋯⋯⋯⋯⋯ 020

　　第一节　张元素的脏腑辨证说与遣药制方论 ⋯⋯⋯⋯⋯⋯⋯⋯⋯⋯ 020

　　第二节　李杲创脾胃学说确立脾胃病的治法与方药 ⋯⋯⋯⋯⋯⋯⋯ 023

　　第三节　王好古倡言阴证论与用药精粹 ⋯⋯⋯⋯⋯⋯⋯⋯⋯⋯⋯⋯ 031

　　第四节　罗天益以"三焦"论治脾胃 ⋯⋯⋯⋯⋯⋯⋯⋯⋯⋯⋯⋯⋯ 035

第三章　明清医家对脾胃学说的充实与发展 ⋯⋯⋯⋯⋯⋯⋯⋯⋯⋯ 039

　　第一节　薛己倡"人以脾胃为本" ⋯⋯⋯⋯⋯⋯⋯⋯⋯⋯⋯⋯⋯⋯ 039

　　第二节　张介宾倡"五脏之邪，皆通脾胃" ⋯⋯⋯⋯⋯⋯⋯⋯⋯⋯ 041

　　第三节　李中梓首倡"脾为后天之本"论 ⋯⋯⋯⋯⋯⋯⋯⋯⋯⋯⋯ 043

　　第四节　叶桂创立了胃阴学说及肝胃同病，醒胃必先制肝 ⋯⋯⋯⋯ 045

　　第五节　吴塘创立三焦辨证，尤重中焦脾胃 ⋯⋯⋯⋯⋯⋯⋯⋯⋯⋯ 049

　　第六节　严洁、施雯、洪炜药物学知识对脾胃病的贡献 ⋯⋯⋯⋯⋯ 052

下篇　段素社脾胃病临床经验

第四章　医理探索 ⋯⋯⋯⋯⋯⋯⋯⋯⋯⋯⋯⋯⋯⋯⋯⋯⋯⋯⋯⋯⋯ 057

　　第一节　发皇古义，创立新说 ⋯⋯⋯⋯⋯⋯⋯⋯⋯⋯⋯⋯⋯⋯⋯⋯ 057

第二节　执简驭繁，力推主方主症辨病为主的中西医结合组方模式 ……………073

第三节　发挥优势，辨治功能性胃肠病 ………………………………077

第四节　医以药先，重视炮制煎服 ……………………………………094

第五节　与时俱进，做现代中医 ………………………………………112

第五章　临证经验 ………………………………………………………123

第一节　癔球症 …………………………………………………………123

第二节　功能性嗳气症 …………………………………………………125

第三节　功能性烧心 ……………………………………………………128

第四节　功能性腹胀 ……………………………………………………130

第五节　反刍综合征 ……………………………………………………133

第六节　上腹疼痛综合征 ………………………………………………135

第七节　功能性大便失禁 ………………………………………………138

第八节　便　秘 …………………………………………………………141

第九节　消化系统心身疾病 ……………………………………………159

第十节　慢性萎缩性胃炎 ………………………………………………163

第十一节　溃疡性结肠炎 ………………………………………………173

第十二节　肝硬化 ………………………………………………………177

第十三节　胆汁反流性胃炎 ……………………………………………180

第十四节　慢性腹痛 ……………………………………………………183

第十五节　食管癌 ………………………………………………………186

第十六节　难治性幽门螺旋杆菌感染 …………………………………188

第十七节　中医适宜技术 ………………………………………………192

第六章　临床研究 ………………………………………………………199

第七章　诊余漫谈 ………………………………………………………230

附：媒体专访 ……………………………………………………………246

上篇　段素社脾胃病学术渊源

第一章　脾胃学说的形成

中医脾胃病的发展历程是伴随着中医药的发展而不断成熟和完善的。中医药在春秋战国前就已破茧成蝶，历经先秦两汉、魏晋南北朝、隋唐两宋、金元明清、民国至今，随着时代的发展变迁而不断充实完善。中医学之所以能够源远流长，永葆生机，乃源自社会、人民的健康需求，源自于这门科学的自然生命力和使用价值。

中医学的整体观念、辨证论治、未病先防等理论思想汲取了中国传统文化的天人合一思想、阴阳平衡观念；中医学崇尚医德，追求"大医精诚""仁者爱人"的道德观念；中医的养生讲究"调和适度"，治疗强调"中病即止"，保健讲究"顺应天时""未病先防"。可以说中医药的理论体系、表达方式、思维方法无不凝聚着中华传统文化的思想精髓，是中华传统文化在现实应用中的具体体现。中华传统文化在全世界渐受尊崇的今天，中医药学也必将成为中国文化的重要组成部分而备受世人的关注。

中医药在浩如烟海的古籍中，孕育着这门学科得天独厚的原创资源，昭示着后人在中医药科研和解决复杂疾病问题上将有广阔的前景。段素社主任的学术思想和脾胃病临证经验正是从这些古籍中汲取营养，把古人的学术思想运用于现实的临床实践，才有了今天的成就。

脾胃学说是中医理论体系的重要组成部分。它导源于《内经》及《难经》，奠定于李东垣，后世经过历代医家不断对其内容补充而日臻完善。

随着时代的不同、社会的变迁、生产力的进步和生活方式的改变、疾病谱的改变等，这些变化影响中医理论和治疗方法的发展变化。经过千百年来临床经验的积累，历代医家对中医的核心理念和思维模式以及治疗方法进行了无数次的修改完善，经得起临床上一次次验证。这个过程是在中医思维、理念指导下，淬火取精的过程，是不断升华理论、解决现实问题的过程。段素社主任认为，作为消化科的中医大夫，必须深入研究中医古籍，发掘古籍中的精髓，形成中医脾胃病诊治的特色方法。

中医对胃的认识不仅建立在一定的解剖知识基础上，而且更主要的是在整体观念和辨证论治的思想指导下，经过哲学的概括，归类成一组有共同生理病理特点和规律的、包括以现代消化系统为主的、多器官系统的综合功能单位。脾与胃共同协调配合完成纳运水谷、敷布津液、化生气血等功能，从而维持人体正常生命活动，故有"后天之本"之称。

现将其基本内容与发展情况简要介绍如下。

第一节　脾胃学说导源于《内经》《难经》

《内经》《难经》对脾胃的解剖、生理、病理、诊断、治疗以及预防，都有颇为深刻论述。分述如下：

《灵枢·经水》："八尺之士……其死可解剖而视之"，说明在《灵枢》成书之前，人们就从解剖中获取知识，开启人体的研究。又如《肠胃》篇云："胃纡曲屈，伸之，长二尺六寸，大一尺五寸，径五寸，大容三斗五升。"《难经》对脾有明确描述，《四十二难》云："脾重二斤三两，扁广三寸，长五寸，有散膏半斤，主裹血，温五脏，主藏意。"又云："胃重二斤一两……盛谷二斗，水一斗五升。"这些资料说明，脾胃形态的描写，是建立在原始解剖实践基础上的。

一、对脾胃生理功能的阐述

1. 生命的基础在脾胃

《素问·平人气象论》曰："平人长禀气于胃，胃者，平人之常气也。人无胃气曰逆，逆者死"，"人以水谷为本，故人绝水谷则死，脉无胃气亦死"。这些论述讲的是健康人的正气来源于胃。胃为水谷之海，是人体气血生化之源，所以胃气为健康人的常气，人若没有胃气，健康就无从保证，甚至可造成死亡。人依靠水谷的营养而生存，所以人绝水谷后，死亡就不会久远；胃气化生于水谷，脉无胃气也要死亡，由此可见，脾胃对人的生命活动是多么重要。

《难经·三十难》曰："人受气于谷，谷入于胃，乃传于五脏六腑，五脏六腑皆受于气。"指出人必须从五谷粮食中得到营养，而谷物须先入胃，经胃的消化、脾的吸收，为五脏六腑、四肢百骸提供营养物质。

2. 胃主纳谷、脾主运化

《素问·灵兰秘典论》曰："脾胃者，仓廪之官，五味出焉。"王冰注："包容五谷，是为仓廪之官；营养四傍，故云五味出焉。"对于胃功能做了精辟论述。

《素问·经脉别论》又云："食气入胃，散精于肝，淫气于筋。食气入胃，浊气归心，淫精于脉。脉气流经，经气归于肺，肺朝百脉，输精于皮毛……饮入于胃，游溢精气，上输于脾，脾气散精，上归于肺。通调水道，下输膀胱。水津四布，五经并行。"这些论述，明确指出脾胃具有运化水谷精微的作用。《灵枢·决气》曰："中焦受气，取汁变化而赤是谓血。"《灵枢·邪客》中说："五谷入于胃也，其糟粕、津液、宗气分为三隧。故宗气积于胸中，出于喉咙，以贯心脉，而行呼吸焉。营气者，泌其津液，注之于脉，化以为血，以荣四末，内注五脏六腑……卫气者，出其悍气之慓疾，而先行于四末、分肉、皮肤之间而不休者也。"就是说，宗气、营气、卫气以及由营气化生的血都由胃摄入谷气化生而来。故《灵枢·五味》也说："胃者，五脏六腑之海也，水谷皆入于胃，五脏六腑皆禀气于胃"，五脏六腑的功能都赖于胃来供应。《素问·玉机真脏论》还说："五脏者皆禀气于胃，胃者五脏之本也"，都从不同角度论述了脏腑与胃中水谷之气的关系。其中，营血与中焦之气的关系尤为密切。《灵枢·营卫生会》说："中焦亦并胃中，出上焦之后，此所受气者，泌糟粕，蒸津液，化其精微，上注于肺脉，乃化而为血，以奉生身，莫贵于此，故独得行于经隧，命曰营气。"这说明营养都有赖于脾胃纳化水谷精微来完成。

3. 脾胃主肌肉而营养四肢百骸

《素问·痿论》云："脾主身之肌肉。"《素问·阴阳应象大论》说："脾生肉。"王冰注云："脾之精气，生养肉也。"《素问·热论》有"阳明主肉，其脉侠鼻络于目"的记载，说明胃与脾，具有主司肌肉的功能。

《素问·痿论》曰："脾气热则胃干而渴，肌肉不仁而发肉痿。"还讲："治痿独取阳明。"段素社主任认为，慢性萎缩性胃炎属于中医的痿症，痿症在《内经》一般指发生在四肢肌肉的痿软不用。段素社主任从《金匮要略》的肺痿受到启发，结合内镜下诊断慢性萎缩性胃炎的镜下所见，认为慢性萎缩性胃炎与《素问·痿论》的痿症发病机制相一致，段素社主任带领的团队通过数年的临床研究，从理论到临床都证实这个提法的正确性，先后在核心期刊发表了五篇相关文章，创立了九味饮自拟方治疗慢性萎缩性胃炎的有效方剂，为治疗慢性萎缩性胃炎找到了新方法，该研究成果获得了河北省科学技术厅科研成果奖，这是段素社主任继承《内经》学术思想，运用这一学术思想，并发展这一学术思想，指导临床解决现实问题的又一实例。

脾胃与四肢百骸的联系，《素问·玉机真脏论》说："脾脉者土也，孤脏以灌四旁者也"；《太阴阳明论》："四肢皆禀气于胃。"脾胃为肌肉肢体供养供能。

《灵枢·本神》："脾藏营，营舍意，脾气虚则四肢不用，五脏不安，实则腹胀经溲不利。"《素问·阴阳应象大论》说："脾在志为思，思伤脾。"说明脾胃与精神活动方面的关系密切。脾胃与身形各部的内外联系，《内经》论述的也十分明确。如《灵枢·脉度》曰："脾气通于口，脾和则口能知五味矣。"以此说明"口为脾之窍"、唇为"脾之官"的道理。《难经·三十五难》曰："胃者，脾之腑。"

西方医学中关于脑-肠轴、功能性胃肠病的认识才30年左右，功能性胃肠病认为胃肠的功能活动受社会心理活动的影响，而祖国医学早在2000多年前，就有了心理活动与胃肠功能相互影响的认识，古人的认识对指导当今对该病的诊治有重要意义。段素社主任科研团队主编的《功能性胃肠病中西医特色诊疗》一书对这些问题做了很好的阐释。

二、阐述脾胃病的病因病机

1. 病因

（1）外邪侵袭：脾为阴土属脏，喜燥恶湿，以升为健；胃为阳土属腑，恶燥喜润，以降为顺。通常情况下，太阴湿气行令，每多伤脾。如《素问·至真要大论》："诸湿肿满，皆属于脾"；"太阴之复，湿变乃举，体重中满，食饮不化，阴气上厥……"；"太阴之胜……火气内郁……胃满……少腹满，善注泄……头重，足胫胕肿，饮发于中，胕肿于上。"

（2）禀赋不足：《内经》特别强调禀赋的重要性，突出人们体质内因在疾病发生中的主导作用。《素问·上古天真论》说："恬淡虚无，真气从之，精神内守，病安从来？"《素问·刺法论》曰："正气存内，邪不可干。"《灵枢·本脏》有"脾坚则脏安难伤，脾脆则善病消瘅易伤；脾端正则和利难伤，脾偏倾则善满善胀也"。

（3）饮食不节：主要包括饥饱不节及五味失调两个方面。适量的饮食及五味的和调为化生血气、充养脏腑、维持人体正常生理活动所必需。若饥饱不节，常可损伤脾胃。《素问·痹论》说："饮食自倍，肠胃乃伤。"《素问·生气通天论》云："因而饱食，筋脉横解，肠澼为痔；因而大饮，则气逆。"五味偏嗜，皆能致病："味过于酸，肝气以津，脾气乃绝；味过于咸，大骨气劳，短肌，心气抑；味过于甘，心气喘满，色黑，肾气不衡；味过于苦，脾气不濡，胃气乃厚；味过于辛，筋脉沮弛，精神乃央。"主张"谨和五味，骨正筋柔，气血以流，腠理以密……长有天命。"《素问·至真要大论》认为如果五味偏嗜日久，可致"久而增气""气增而久，夭之由也"。

（4）情志过极：在正常生理情况下，《素问·阴阳应象大论》说："人有五脏，化五气，以生喜怒悲忧恐。"即心"在志为喜"，肝"在志为怒"，脾"在志为思"，肺"在志为忧"，肾"在志为恐"。若七情妄动，五志过极，皆能为病。大怒伤肝，肝木横逆，又可犯脾侮土；卒恐伤肾，肾水泛溢，常致土困水横。《素问·阴阳应象大论》所谓"思伤脾"；《灵枢·本神论》所谓"脾愁忧而本解则伤意，意伤则悗乱，四肢不举，毛悴色夭死于春。"

功能性胃肠病是由西方人提出，认为是社会 – 心理 – 生物模式引起的疾病。对于该类疾病的发病原因、发病机制已研究得较为透彻，但在治疗方法手段上还是捉襟见肘，不尽如人意。段素社主任从 20 世纪 90 年代的罗马Ⅱ标准颁布起就跟踪研究，一直到罗马Ⅳ标准，从《内经》情志为病理论得到启发，对应罗马Ⅳ标准，对功能性胃肠病的诊断与治疗，通过用核心病机理论对应功能性胃肠病的每一个病种组成专方，形成了独到的治疗方术。段素社主任的研究团队编著了《功能性胃肠病中西医特色治疗》一书，这个成就显示了段素社主任一贯倡导的"在继承中创新，在创新中发展"的思想。

2. 病机

关于脾胃病的病机，在《内经》中有很多内容是讲述脾系疾病病机的，如《素问·至真要大论》："诸风掉眩，皆属于肝……诸湿肿满，皆属于脾……诸厥固泄，皆属于下；诸痿喘呕，皆属于上……诸逆冲上，皆属于火；诸胀腹大，皆属于热……诸病有声，鼓之如鼓，皆属于热；诸病胕肿，疼酸惊骇，皆属于火；诸转反戾，水液浑浊，皆属于热；诸病水液，澄沏清冷，皆属于寒；诸呕吐酸，暴注下迫，皆属于热。"又如《素问·脏气法时论》曰："脾病者，身重、善饥、肉痿，足不收，行善瘛，脚下痛，虚则腹满肠鸣，飧泄，食不化……"《素问·刺热篇》："脾热病者，先头重颊痛，烦心颜青，欲呕身热，热争则腰痛不可俯仰，腹满泄，两颌痛………"《素问·调经论》曰："脾藏肉……形有余则腹胀泾溲不利，不足则四支不用。"再如《灵枢·师传》："胃中热，则消谷，令人悬心善饥，以上皮热；胃中寒，则腹胀。"

段素社主任利用《内经》"胃中热，则消谷、令人悬心善饥，以上皮热"的论述指导治疗糖尿病辨证为"中消"者，用清胃散为主方，重用石膏清泻胃热，不仅消谷善饥的症状迅速改善，血糖指标较单用西药也能看出明显的疗效。甲状腺功能亢进的病人同样如此，对于患者吃得多，手、足、身上溅然汗出，乏力等高代谢症候群者，段素社主任同样守《内经》理论，辨证为"胃中热"用清胃散做主方以清泻胃热，高代谢症候群迅速缓解。这也是《内经》异病同治的一个例证。古代没有糖尿病，没有甲状腺功能亢进，这两个实例算不算脾胃病？段素社主任说：根据两个病例的临床所见，辨证得出的结论是胃热炽盛，运用清泻胃热的治疗原则，对应主方主药，病情得以很好地控制，它不是脾胃病又是何病？应该说是广义上的脾胃病。"人以水谷为本"，"人绝水谷则死"，像许许多多患者在疾病的某个阶段，只要表现突出矛盾在脾胃的病机范畴内，都是广义上的脾胃病，必须以脾胃病理论加以调治。《内经》讲："胃中寒，则腹胀。"段素社主任治疗慢性胃炎以腹胀、怕凉为突出症状者，利用所创温胃散寒消痞的中药成方温胃合剂，方中以高良姜为主药，疗效可经得起验证。段素社主任讲：《内经》是中医基础的基础，要学好《内经》，用好《内经》，不懂《内经》的中医不是一个好中医，不懂《内经》的中医在行医的路上不会走得顺畅。

三、提出"治未病"理论

《内经》十分重视对疾病的预防，首先提出"治未病"的观点，如《素问·四气调神大论》："圣人不治已病治未病……夫病已成而后药之，乱已成而后治之，譬犹渴而穿井，斗而铸锥，不亦晚乎？"强调治未病的重要性。

《难经·七十七难》曰："所谓治未病者，见肝之病，则知肝当传之于脾，故先实其脾气，勿令得受肝之邪，故曰治未病也。"其后张仲景继承《难经》《内经》的精神，除了强调"见肝之病、知肝传脾，当先实脾"之外，又提出"四季脾旺不受邪，既勿补之"，是对《内经》《难经》预防思想的典型应用。

其次提出预防脾胃病的方法。《灵枢·师传》："食饮者，热无灼灼，寒无沧沧。寒温中适，故气将持，乃不致邪僻也。"《灵枢·本脏》还说："寒温和则六腑化谷，风痹不作，经脉通利，肢节得安矣。"

段素社主任因其渊博的医学知识，深厚的中医功底，认真的治学态度，所以每次临诊都有大量的患者排队就医，这也应验了"候诊几小时，看病几分钟"的现实。为了缩短就医时间，且能让病人了解所患的疾病，就编写了《段素社专家谈消化病》，书中把患者应知道的问题一一做了交代，特别是不同疾病的饮食宜忌，如何预防疾病的发生和复发都做了扼要提醒，使《内经》治未病思想得以诠释。

四、提出治疗脾胃病的原则

《素问•脏气法时论》："脾苦湿，急食苦以燥之"，"脾欲缓，急食甘以缓之，用苦泻之，甘补之。"《阴阳应象大论》："中满者，泻之于内。"《素问•六元正纪大论》还提到"土郁发之"。这些治疗原则，一直指导着后世医家的临床实践。在汤剂治疗方面，《内经》仅收方药两首：一是《灵枢•邪客》的半夏汤（秫米一升，半夏五合）；二是《素问•奇病论》治脾的兰草汤。

五、疑难病症应问师于《内经》

胃是六腑之海，胃气下行为顺，若阳明之气上逆，胃气便不得循常道下行，所以不能平卧而影响睡眠，故《素问•逆调论》曰："胃不和则卧不安。"饮食失节伤及脾胃；情志不遂，肝郁气滞，木横犯土；久病不愈，累及脾胃等均可导致胃失和降，中焦运化失职，气机升降失序，上扰心神而睡眠障碍。当以消导和胃、行气降逆为其治，使脾胃升降有序，睡眠功能恢复正常。段素社主任治疗这类病人的方法是针对消化道症状产生的病机，针对其核心病机施以相应的治疗，并在主要治法指导下，遣方用药时稍加安神药炒枣仁、牡蛎、龙骨、柏子仁、五味子、远志、合欢等药一二味，往往收效明显，消化道症状消失而情怡心安，睡眠自如。段素社主任讲遇到有复杂的消化道症状同时有睡眠障碍的疑难病症时，不能只想到"胃不和则卧不安"，还要想到"卧不安则胃不和"，后者为段素社主任所创。是"胃不和则卧不安"还是"卧不安则胃不和"？两者都有睡眠不佳和消化道症状，两者虽症状相同，但治疗迥异。"卧不安则胃不和"则是因睡眠不佳而影响脾胃的运化和消化功能，治疗以调节情志、安神助眠为主，理脾调胃为辅；"卧不安则胃不和"可引起很多功能性胃肠病，继而引起器质性消化道疾病。段素社主任强调，随着生产模式和生活模式的改变，在继承中医学术思想时，亦应随着社会的变化、疾病谱的变化而与时俱进，创新和发展中医理论，使古老的中医焕发青春，而不是一味地继承。

综上所述，《内经》《难经》关于脾胃的解剖、生理、病理、诊断、治疗与预防等方面，均做了深刻的论述。所以说，脾胃学说导源于《内经》与《难经》，正是这两部巨著奠定了脾胃学说的理论基础。

第二节　张仲景确立了脾胃疾病辨证论治原则

张机，生于150—154年，卒于215—219年，字仲景，河南南阳人，是东汉著名医学家，著有《伤寒杂病论》合十六卷，仲景最大的贡献是首创并确立了祖国医学辨证论治的原则。在脾胃病的诊治上，他将《内经》《难经》确立的理论原则具体地应用于临床实践，创立的许多著名的方剂至今仍被广泛应用。段素社主任研究仲景著作是从大学一毕业就开始的，1987年就在《湖北中医杂志》发表了《辨仲景著作中的"脚"与"足"》，纠正了教科书中对仲景所用"脚"与"足"混为一谈的错误，论文一发表就在学术界引起了巨大的反响。在治疗脾胃病方面，张仲景著作中的小建中汤、半夏泻心汤、旋覆代赭汤、桂枝加桂汤、黄土汤、理中丸、半夏厚朴汤等，经常被段素社主任临床加减应用。

一、发展了"四诊"在脾胃病证中的应用

关于"四诊"的论述，《内经》《难经》已有记载，如《灵枢·本脏》云："视其外应，以知其内脏，则知所。"但大多过于简要，缺乏系统性、条理性。如《难经·六十一难》说："望而知之者，望见其五色，以知其病；闻而知之者，闻其五音，以别其病；问而知之者，问其所欲五味，以知其病所起所在也；切而知之者，诊其寸口，视其虚实，以知其病，病在何脏腑也。经言以外知之曰圣，以内知之曰神，此之谓也。"而张仲景则大大地发展了《内经》《难经》有关"四诊"的理论，而且将其应用于脾胃病的诊断。分述如下。

1. 望诊

有以下三大特点。

（1）望面色："鼻头色青者，腹中痛，苦冷者死；鼻头色微黑者有水气；色黄者，胸上有寒；色白者，亡血也，设微赤非时者死；其目正圆者痉，不治；又色青为痛，色黑为劳，色青为风，色黄者便难，色鲜明者有留饮。"（《金匮要略·脏腑经络先后病脉证》）尤在泾注曰："鼻头，脾之部；青，肝之色，腹中痛者，土受木贼也……"（《金匮要略心典》）段素社主任讲：古人曰："望而知之谓之神"，注重人的面色，气血不足多面色萎黄，血虚者㿠白。段素社主任通过望面色则知病人寒热虚实，病之新发与久病。

（2）望舌苔：在《伤寒论》中，仲景以舌苔白滑则不可攻下为标准，如"脏结无阳证，不往来寒热……舌上苔滑者，不可攻也"（第133条）；"脏结……舌上白胎（苔）滑者，

难治"（第132条）。在《金匮要略》中，仲景还首先描述了里实患者在腹满、腹痛时可见黄苔的情形，并以此作为辨治的依据之一，所谓"病者腹满，按之不痛为虚，痛者为实，可下之。舌黄未下者，下之黄自去"。（《金匮要略·腹满寒疝宿食病脉证治》）《金匮要略·惊悸吐衄下血胸满瘀血病脉证治》指出瘀血患者常有"唇痿、舌青、口燥"等特点。

望舌诊病，中医一绝。脾胃病犹如斯，段素社主任告诉病人看病时不要刷刮舌苔，为的是真实反映病情。望舌质舌苔是段素社主任诊断脾胃病的重要信息来源之一。

如齿痕舌反映脾虚、水湿内盛，而且还反映病情已持续了一段时间，舌苔白为寒，舌苔黄为热，舌光无苔为阴虚，舌苔厚腻为湿浊、痰饮、食积，舌苔花剥为胃阴亏虚或气阴两虚……段素社主任认为：舌诊能客观地反映病情，判断邪正的盛衰，辨别病位的深浅，区别病邪的性质，推断病势的进退，预测病人的吉凶。舌诊具有重要临床意义，万万不可忽视。

（3）望形态：在诊断脾胃病方面，张仲景十分重视观察患者腹部局部的形态变化。如《金匮要略》大建中汤证："腹中寒，上冲皮起，出见有头足，上下痛而不可触近"（《金匮要略·腹满寒疝宿食病脉证治》）。所谓"有头足"，即是腹部有不规则的隆起或肠型。

2. 问诊与闻诊

《伤寒论》中，在应用麻黄汤时，提出八大禁忌证，其中有"汗家""淋家""疮家""亡血家"等记载。说明他在临证时，十分注重问病史。张仲景根据患者呻吟时的情形，提出谵语与郑声的鉴别，即谓"实则谵语，虚则郑声。郑声者，重语也"（第215条）。段素社主任还非常重视问诊与闻诊，段素社主任讲闻到口气重的三种情况：一是幽门螺旋杆菌感染；二是病人口腔局部有病；三是排除前两者是由内而发，以脾胃积热居多。问饮食的喜恶、对寒凉与温热饮食的反应、敢不敢吃甜食等。通过这些与其他信息一起判断证型，确定方药。

3. 切诊

在切诊方面，表现在切脉与切按腹部等方面。仲景总结出热盛于阳明则见"脉大"（第191条）；脾胃虚弱、自利则见"脉弱"（第280条）；胃中有热，则可见"趺阳脉浮涩"（第249条）。

切按诊法始于《内经》。《素问·举痛论》已有"痛甚不可按者，或按之痛止者，或按之无益者"，以及"皆可扪而得也"等记载。仲景继承、发展《内经》关于按切诊法的理论,在《金匮要略·腹满寒疝宿食病脉证治》中提到腹痛"按之不痛为虚,痛者为实",以按之疼痛与否作为辨别虚证和实证的要点。

段素社主任通过切手足温度,知脾胃之虚实,因脾主肌肉四肢。切肌肤,叩诊查积气的部位知腹胀的程度和责任器官是在胃还是在肠。段素社主任用切诊对比腹部不同区域的温度变化可诊断患者是否有脂肪肝,可谓神医妙手。

段素社主任常用仲景在《伤寒杂病论集》原序中的话告诫我们这些侍诊者,良好的疗效是建立在正确的诊断之上的,仲景先师提醒的"相对斯须,便处汤药。按寸不及尺,握手不及足"的不认真、不严谨做法会害人害己。

二、确立了临床辨证论治的思维方法

《伤寒论》第十六条云:"观其脉证,知犯何逆,随证治之。"这是对辨证论治的高度概括,是《伤寒论》的精髓。它不仅是治疗伤寒病的大法,也适用于杂病治疗。正如清代柯琴在《伤寒来苏集·伤寒论翼》中说:"六经之为病,不是六经之伤寒,乃是六经分司诸病之提纲,非专为伤寒一症立法。"仲景根据《素问·热论》六经分证的论述,将《素问·热论》中有关阳明病形证结合自己的临床实践,进行了高度的概括,总结为"胃家实"(第185条),并将阳明病分为"太阳阳明""正阳阳明""少阳阳明"三类。至于阳明病的证型,陈修园根据原文分为阳明经证与阳明腑证。经证以"身热,自汗出,不恶寒,反恶热"(第187条)等为主,常见口渴、脉大、面赤等象;腑证则以"不更衣,内实,大便难"(第186条)为主,甚至出现神昏谵语之类的神志症状。治疗以清热攻邪为主。病在太阴,仲景以腹满吐、食不下、自利、腹痛(第273条)等为主症。其病机多为中气虚弱,其脏有寒,或为寒邪直中,或为阳热误治传里,故常以四逆汤治疗。故后世有"实则阳明,虚则太阴"之说。

"伤寒中风,有柴胡证,但见一证便是,不必悉俱"(第101条),段素社主任讲先师仲景这是在告诉我们,看病应抓主症,抓疾病的主要矛盾,不要被纷乱繁杂的兼证所迷惑,抓住了疾病的主症,就等于抓住了问题的纲,纲举目张。段素社主任主症辨证思想的来源,正是从先师张仲景而来,他能把复杂的问题简单化处理的模式,且能收到超乎想象的效果之根源就在于此。

在方证治疗上,充分体现出辨证论治的原则。仲景常于解表方中加入健脾除湿之品,如《金匮要略·痉湿暍病脉证》篇以麻黄加术汤治疗"湿家,身烦疼"。又胃为阳土属腑,如病在太阳误下,转属太阴,证见"腹满时痛,食不下",则治在脾家,以桂枝加芍药汤和表缓中;若"大实痛者",病涉胃腑,治以"桂枝加大黄汤",外散太阳之邪,内除胃腑之实（第 279 条）。

脾气以升则健，胃腑宜降则和。故下法在脾胃病中应用颇多，尤以胃腑燥实、热结津伤时用的最为及时。代表方如痞满燥坚实的大承气汤、燥结不甚者用小承气汤、里热津伤则用调胃承气汤。对于脾约，小便频数，大便秘结者，则以麻子仁丸润而下之。

若痰涎阻塞咽膈，食滞胃脘，或误食毒物未久，《伤寒论》则以瓜蒂散涌吐；虚烦不得眠、心中懊恼者，治以栀子豉汤。

和法通常用于治疗半表半里之证，却常收到调和胃气之功。如《伤寒论》："阳明病，胁下鞭满，不大便而呕，舌上白苔者，可与小柴胡汤。"（第 233 条）

总之，《伤寒论》始终贯穿着辨证论治精神。

三、创拟了很多脾胃病证有效方药

由于张仲景"勤求古训，博采众方"，他在《伤寒杂病论》收录了大量治疗脾胃病证的方药。如阳明经热，用白虎汤；经热津伤，用白虎加人参汤；气津两伤，气逆欲呕，用竹叶石膏汤；阳明燥热，里有实邪，用调胃承气汤；阳明腑热，燥结未甚，用小承气汤；阳明腑实，痞满燥坚，用大承气汤；阳明蓄血，血热互结，用抵当汤；阳明瘀热发黄，用茵陈蒿汤；寒热互结，用半夏泻心汤。

用于三阴经证的有：阴盛格阳，胃气衰败，用四逆汤；脾胃虚寒，中阳衰微，用理中汤、理中丸；脾肾阳虚，水气不化，用真武汤；肝胃寒凝，浊邪上泛，头痛、干呕、吐涎沫者，用吴茱萸汤；虚劳里急，腹痛悸衄，用小建中汤；虚劳诸不足，用薯蓣丸；虚劳里急，诸不足，用黄芪建中汤；腹中寒凝，雷鸣切痛，用附子粳米汤；寒实腹痛，呕不能食，上冲皮起，用大建中汤等。他不仅收方较多，而且疗效卓著，为后人治疗脾胃病提供了范例，被后世誉为"医方之祖"。

四、以整体观为指导，创立了脏腑经络辨证的杂病诊疗方法

中医学把人体五脏六腑和体表各部组织看成是一个有机的整体，相互联系相互影响，同时认为四时气候、地土方位、社会环境等因素的变化，对人体生理、病理均有不同程度的影响，既强调人体内部的协调完整性，也重视人体和外界环境的统一性。这种从整体出发、全方位考虑问题的思想方法贯穿于对疾病的诊断和治疗，而不是单纯从局部的病变着眼，头痛医头，脚痛医脚。这种整体观念，正是中医学基本特点之一，在《金匮要略》各篇无不体现这一整体观的指导思想。如论人与自然的整体观，"夫人禀五常，因风气而生长，风气虽能生万物，亦能害万物"，强调顺应于自然，调整自己以适应于

自然。论五脏之间的相互滋生、相互制约，指出"见肝之病，知肝传脾，当先实脾"。

段素社主任讲：疾病有一定的发生发展规律，掌握发展传变规律对截断病势，促进疾病向好的方向发展很有裨益。按照疾病的发展趋向提前用药，显示出先见之明，这正是我们跟师学习时拍案称奇之处。

综上所述，张仲景十分重视脾胃，从诊断、辨证、治则、方药、预防及整体观念等方面为脾胃学说奠定了临床证治基础。

第三节　窦材用灸法治疗大病及脾胃病

窦材，生于 1076 年，卒于 1146 年，南宋人，祖籍真定（今河北正定）。四世业医，窦氏早年曾任开州巡检、武翼郎等官职，后学医于一位"关中老医"，善用艾灸治病，被称为艾灸大师。

窦材所著《扁鹊心书》成书于南宋绍兴十六年（1146 年），全书以倡用灸法和丹药治病，以"扶阳气"为特色，为宋以前灸法总结并有发挥。强调"真气虚则人病，真气脱则人死，保命之法，灼艾第一"。清代胡珏参论百余条。1765 年王琦点校刊行，得以流传至今。

一、窦材灸法的思想体系

1. 扶阳思想

窦材认为"阳精若壮千年寿，阴气如强必毙伤"。同时指出艾灸是扶阳所用第一方法，曰："人之真元乃一身之主宰，真气壮则人强，真气虚则人病，真气脱则人死，保命之法：灼艾第一，丹药第二，附子第三。"把灸法放在治疗之首，与现代艾灸在治疗中的地位是迥然不同的。

2. 保健思想

提倡"人于无病时，常灸关元、气海、命关、中脘，更服保元丹、保命延寿丹，虽未得长生，亦可保百余年寿矣。""一年辛苦惟三百，灸取关元功力多。健体轻身无病患，彭篯寿算更如何。"现代针灸学研究也证实关元穴具有培元固本、补益下焦作用。气海穴则有强壮作用，把灸法用于保健是很有道理的。

3. 治大病思想

认为医之治病用灸可以治百余种大病，并详述了诸如肺伤寒、肾厥等重病大病的艾灸治疗方法及原理，如肺伤寒"急灸关元三百壮，可生，不灸必死，服凉药亦死，盖非药可疗也"；肾厥"真气大衰，非药能治，惟艾火救之"，"夫脾为五脏之母，肾为一身之根"。认为"凡诸病困重，尚有一毫真气，灸此命关穴二三百壮，能保固不死。盖脾为五脏之母，后天之本，属土，生长万物也。若脾气在，虽病甚不至死，此法试之极验"。许多大病重病窦材都是通过灸法治疗的。之所以窦材能用灸法治病，是有他独特的施灸特点的。

二、窦材灸法特点

为什么窦材用灸法能治大病重病的呢？《扁鹊心书》在治疗疾病时使用艾灸和今天人们使用艾灸有明显的差异，尤其在治大病重病方面有鲜明特点，代表宋代灸法最盛行时期的鲜明特色。具体表现在灸量、刺激程度、艾炷大小、组合方式等方面。

1. 灸量大而灸时长

大病宜灸五六百壮，周而复始，病愈为度。作者举一些病案"治一伤寒，亦昏睡谵语，用烈火灸关元穴，初灸病人觉痛，至七十壮遂昏睡不疼，灸至三鼓"。而对于因卧风湿地处受风湿毒邪侵袭所致患者"先灸肺俞，次心俞、脾俞，再肝俞、肾俞，各五十壮，周而复始，病愈为度"。"将脱也……灸气海、丹田、关元各三百壮"。按现在时长，大多灸十几个小时乃至二十四小时、四十八小时或更长时间。这在当今灸法上是绝无仅有的。

2. 灸法刺激量大而强

现代人用灸比较温和，灸出瘢痕、化脓的就很少有，偶尔有之或是不小心操作烫伤，或是病人皮肤本身就有问题，更不敢想象把人麻醉了再灸的，但古人就有。灸上几百壮，怕疼或"惟膏粱之人，不能忍耐痛楚，当服睡圣散，即昏不知痛"。睡圣散是当时的麻醉剂，"人难忍艾火灸痛，服此即昏睡，不知痛，亦不伤人"。其组成为山茄花、火麻花研为末，每服三钱，小儿只一钱，茶酒任下，一服后即昏睡，可灸五十壮，醒后再服再灸。窦材灸法令今人感叹！反观当今灸法治病，有谁去服止痛药来防止灸法带给的疼痛呢？

3. 艾炷大小上有区别

《扁鹊心书》中"凡灸大人艾炷须如莲子,底阔三分,灸二十壮后却减一分,务要紧实。

若灸四肢及小儿,艾炷如苍耳子大。灸头面,艾炷如麦粒大。其灰以鹅毛扫去,不可口吹"。现代教科书中艾炷大小如苍耳子大,而没有莲子大的艾炷记载,古今之用量相差悬殊。

《扁鹊心书》是我国古代灸法最盛行时艾灸用于治病保健的总结,无论从其思想价值、技术性、医案分析都具有代表性,反映了当时及宋之前我国灸法治疗的境界,对于灸法的传承具有重要的参考价值。今天在国家大力发展中医药,振兴中医药的大好环境下,我们首先要发掘和继承古代中医药灸法治病的精华,在灸法传承上就是要继承灸法可以治疗急危重病思想,把传承做实,在传承上创新,为现代疑难病治疗提供有效的灸法治疗方案。

三、窦材灸法治疗脾胃病的具体体现

窦材认为:"三焦暖热,方能腐熟水谷。""故知热之养人,时刻不可缺也。"窦材在《扁鹊心书》中用灸法治疗的脾胃病有鼓胀、暴注、休息痢、霍乱、内伤、暑月伤湿泄泻;呕吐反胃、痞闷、伤脾发潮热、两胁连心痛、脾疟、胃疟、心痛、黄疸、肠癖下血、肠痔、噎病、脾劳、老人便滑吐泻等。在现代的慢性胃炎、慢性腹泻用灸法治疗是很有效的方法,特别是显示虚弱、虚寒症状明显的功能性胃肠病,灸法治疗常能获得良好效果。这里需提醒大家的是应注意选好穴位,适当延长每次施灸时间,增加刺激强度,这些都是段素社主任所强调灸法治疗消化病保证临床效果的重要方面。段素社主任讲:"之所以强调选好穴位,是因为当今一些保健机构在用艾灸治疗疾病,但是其中的从业者很多人没有学历,没有跟名师学徒,不懂得经络腧穴;我讲的延长施灸时间,增加刺激强度,是因为我在一些医院看到施灸的时间太短,刺激量也不够,医院为什么这样做,因为教科书教的就是这么短的施灸时间,根本就治不了什么重症、危证。"的确如此,现在的灸法要么用于调养保健,要么仅作为其他治疗方法的辅助手段。学习窦材的灸法,对改善现代灸法,找回古代医家利用灸法治疗大病重病具有重要意义。另外,段素社主任还发扬了药物灸治疗疾病,即在艾绒中渗入不同的药物,制成具有不同作用的药物艾条治疗不同的疾病,发挥艾条与药物熏疗的双重作用,使灸法的作用更强大。

第四节　张从正丰富和发展了吐下两法

张从正，生于1156，卒于1228年，字子和，号戴人，河南兰考人。张氏之学，本于《内经》《难经》《伤寒杂病论》，私淑刘河间。著有《儒门事亲》一书，共15卷，为其代表作。提出了"先论攻其邪，邪去而元气自复也"的新见解。在理论方面，他丰富和发展了《内经》"其高者，引而越之"，"其下者，引而竭之"的治疗原则，善用汗、吐、下三法以攻邪，被后世誉为攻邪派的宗师，是金元四大家之一的攻邪派。清代医家王孟英对其评价甚高，称"亘古以来，善治病者，莫如戴人"。

一、论病重邪

张氏论病，首重邪气。他在《儒门事亲·汗下吐三法该尽治病诠》说："夫病之一物，非人身素有之，或自外而入，或由内而生，皆邪气也。"对于邪气的由来，张氏也有相当的研究，他将邪气分为天邪、地邪、人邪三类，并指出由于邪气性质的不同，而有天邪发病多袭乎上，地邪发病多袭乎下，人邪发病多袭乎中的部位差异，因而治疗上采用汗、吐、下三法以攻邪，反映了张氏重视邪气致病的观点。

张氏治病以攻邪为主，在《灵枢》"刺与污虽久，犹可拔而雪，结与闭虽久，犹可解而决"的启示下，他认识到疾病的形成、转归、预后都系于邪气之进退，故治疗之首务当为攻邪，他在《儒门事亲·汗下吐三法该尽治病诠》说："邪气加诸身，速攻之可也，速去之可也，若先论固其元气，以补剂补之，真气未胜，而邪已交驰横鹜而不可制矣。"

二、对《内经》补泻理论的发展

张氏认为："经云'虚则补其母，实则泻其子者'，此欲权衡之得平也。"人身以气血流通为贵，若"积聚陈莝于中，留结寒热于内"，用其下法荡其邪积，虽曰攻邪实则为补。因"陈莝去而肠胃洁，癥瘕尽而荣卫昌，不补之中有真补存焉"。故治疗"取其气偏胜者，其不胜自平矣"。"损有余乃所以补其不足也。"张氏这种以泻为补、以通为补、寓补于攻的治疗原则，体现于他对人身气血"贵流不贵滞，贵平不贵强"的观点，是对《内经》补泻理论的一大发展。

三、提倡食疗养生

张子和认为："养生当论食补,治病当论药攻。"在《儒门事亲·推原补法利害非轻说》云："凡药有毒也,非止大毒、小毒谓之毒,虽甘草、人参不可不谓之毒。久服必有偏胜,气增而久,夭之由也。"莫若"以五谷养之,五果助之,五畜益之,五菜充之。相五脏所宜,毋使偏倾可也。"这种主张至今仍有一定的现实意义。

段素社主任临床上每与病人交谈都不主张用保健品。用保健品可引起药物性肝炎、结肠黑变病、药物依赖性便秘等,警示患者远离保健品,但主张用国家公布的药食同源类物品作为保健所需,并主张饮食多样化,不宜偏食,发挥不同食物的灵性以促进健康。

四、在脾胃疾病治疗上,突出了吐下两法的应用

张从正在《儒门事亲·偶有所遇厥疾或瘳记》说："世人欲论治大病,舍汗、下、吐三法,其余何足言哉。"他平生对三法的运用,积累了丰富的经验,所以他在《儒门事亲·汗下吐三法该尽治病诠》说："所论三法,至精至熟,有得无失,所以敢为来者言。"并以"三法兼众法",综合运用多种手段攻邪,丰富了三法的内涵。

1. 吐法

吐法是应用催吐药物内服或以物理机械刺激咽喉部引起呕吐,使停留于咽喉、胸膈、胃脘等部的痰涎、宿食、毒物等排出的一种简单实用、疗效显著的方法。吐法导源于《内经》"其高者引而越之"。但由于吐法从上而越,其势较剧,吐之不当,则易变生他病,患者不愿接受,几乎绝灭。正如张氏在《儒门事亲·凡在上者皆可吐式》指出："夫吐者,人之所畏,且顺而下,尚犹不乐,况逆而上,不悦者多矣。然自胸以上,大满大实,痰如胶粥,微丸微散,皆儿戏也,非吐,痰焉能出?"力倡吐法攻邪的重要性。且在实践中对吐法的应用"渐臻精妙,过则能止,少则能加,一吐之中,变态无穷,屡用屡验,以至不疑"。

他认为:"凡在上者,皆宜吐之。"痰饮、宿食、酒积等在膈或上脘所致的大满大实之证宜吐。伤寒或杂病中的某些头痛、痰饮病胁肋刺痛、眩晕、恶心、口疮、牙痛等四十余症,皆宜吐之。

张氏临证使用吐法有催吐、探吐、鼻饲、取嚏等。催吐常用方剂有三圣散(防风、瓜蒂、藜芦)、独圣散、茶调散(瓜蒂末、茶叶末)、郁金散(郁金、滑石、川芎)等。如治沉积水气,胁肋刺痛,投郁金散可驱水湿之邪自上而出。吐后,上焦之气开,肺得宣降,水道通调,小便通利,水湿之邪从下而出。木郁则达之,用瓜蒂散吐之则具疏肝

行气、清热之功，此实为疏肝理气的又一门径。若"伤寒三下不通，不可再攻，便当涌之"，用瓜蒂散吐之，上焦之气开，下焦自得通也，此为攻下之又一法也。他常用于吐法的药物有三十六味，其中属于催吐的药物只有瓜蒂、常山、胆矾、藜芦、铜绿五味。

此外，张氏临证时，吐法常和下法相兼而用，一般是先吐后下。如治失眠，心下闷硬，先涌胶痰一二升，又下脓血数升而愈，并指出吐法转归有四：顿快、轻快、反闭闷、反发热。前两者为病邪已解；反闭闷为邪未尽，可再吐；反发热者为上邪已去，下邪犹存，故应当继续攻下。由此可见，张氏应用吐法，有常有变，以切中病情为要。

张氏用吐法甚为审慎，强调使用吐法，应先予小剂，不效则逐渐增量，或配合钗股、鸡羽、手指、藿汁探引催吐。体质壮实者，可一吐而安；体弱者可小量多次轻吐；吐不尽者，可隔数日再吐。同时，吐后应注意避免饱食、房事或七情刺激，对性情刚暴、好怒喜淫及病势危重、老弱气衰、自吐不止、亡阳血虚、各种出血疾病则禁用吐法。若吐后口渴、眩晕者，可进凉水、瓜果等冷物，不必服药。若呕吐不止，因于藜芦的，可用葱白汤解；因于瓜蒂或其他草木药者，可用麝香汤解；因于矿石类药物者，可用甘草贯众汤解。体虚，用理中汤；气逆者，宜服大黄甘草汤，随证治之，进行解救。

段素社主任用消食导滞法代替吐法，尤其是用于儿科的食积症，常见老师临证时使用枳术丸加消食导滞的药物及芳香醒脾的药物组成方剂，形成了独特的治疗特色。段素社主任认为：现在人们的生活条件优越，有很多儿童靠吃零食果腹，殊不知当今商品中的零食为延长保质期和满足口味要求添加了多种食品添加剂，这些化学物质对人体有害，特别是长期食用，危害会逐渐显现，这也是邪，应当节制。

2. 下法

导源于《内经》"土郁夺之""因其重而减之""其下者引而竭之"，其后张仲景创制了寒下的"大承气汤"，温下的"大黄附子汤"及峻泻的"十枣汤"和润下的"蜜导煎"等36方，为下法奠定了临床基础。张氏则本《内经》《伤寒》之旨，更有发挥。

张氏指出："夫下与吐一理也，但病有上下，故用药有逆顺耳。"吐、下之目的皆在于"令无壅碍"，但下法主要用于邪滞宿食蕴结胃脘、杂病腹满拒按、黄疸、食劳等。

张氏攻下法，在辨清热壅，或寒结，或水聚，或痰滞，或血瘀的前提下，针对病机分别投以寒下、温下、峻下、缓下之剂，其中尤以寒凉之剂为多。如治外感四时不正之气，邪入胃腑所致便秘、谵语、脉实则投以调胃承气及大、小承气汤。若肠中燥垢，则用导水丸（大黄、黄芩、滑石、黑白丑）。若三焦闭塞，水道通不行，则以八正散、石韦散清利。停饮肿满，轻则用五苓散分利水道，重则用三花神佑丸（甘遂、大戟、芫花、黑白丑、大黄）。足痿，投舟车丸，浚川散大下，因"诸痿独取阳明"；阳明者，胃与大肠也，荡涤肠胃积热，则疾可得愈。

张氏还对三十味常用攻下药的性味、主治进行了辨析。认为大黄虽然苦寒，却有通利九窍、利大小便、除五脏六腑积滞之功。近年来，对大黄药物作用机制的大量研究，证实了张氏的见解有一定的科学性。

张氏使用下法很有法度。他在《儒门事亲·凡在下者皆可下式》指出："急则用汤，缓则用丸，或以汤送丸；中病即止，不必尽剂，过而生衍；沉积多年羸劣者，不可服陡动之药；虚中积聚者，只可五日一服。"

可见，张氏通过临床实践而总结出的一套治疗方法。不仅极大地丰富了中医学的发病及治则理论，而且对后世医学的发展具有极其深远的影响。其对吐下之法的独特应用，在临床上具有很高的实用价值。但吐法治疗，自张氏以后，未得到应有的重视，历代医家应用甚少，迫切需要更好地继承和发扬。

段素社主任发扬了张从正的下法，常告诫我们下法要急则治标、缓则治本、急则攻下、缓则养阴润下，助运使下（补气）。如治疗便秘，起病较急，病情紧急时宜使用攻下之法以缓解急迫之势，但不能常用，因这些药物大多含蒽醌类物质，以防损及肠道的推动功能；而对于急下后或遇不急的便秘病人而用养阴润下或助运使下。段素社主任所创治疗功能性便秘的畅泰Ⅰ号、畅泰Ⅱ号方，所选药物没有一味含蒽醌类物质，不会产生药物依赖，更不会引起结肠黑变病。

第二章　易水学派对脾胃病的贡献

张元素创易水学派，其脏腑辨证及扶养胃气思想形成以后，总结出较为完整的、系统的治疗脾胃病的方法，他根据脾喜温运、胃宜润降的生理特点，分别确定治脾宜守、宜补、宜升，治胃宜和、宜攻、宜降等治则，为他的学生李东垣、王好古、罗天益等进一步形成和发展脾胃学说奠定了基础。李东垣在张元素老师的基础上不断总结创新，形成了成体系的脾胃学说，后又经其学生王好古、罗天益的补充下，才形成易水学派李东垣师徒的更为完整的脾胃学说。

现将易水学派脾胃学术成就分述如下。

第一节　张元素的脏腑辨证说与遣药制方论

张元素，生于 1131 年，卒于 1234 年，字洁古，宋金时期易州（今河北省易县）人。其 27 岁考中进士，因触犯庙讳落第，于是放弃仕途，潜心医学。在学术上，他受《内经》《金匮要略》《中藏经》《千金方》《小儿药证直诀》等的影响，重视五脏六腑病证的研究，而成为一派的开山。

张氏的著作主要有《医学启源》《脏腑标本寒热虚实用药式》《洁古家珍》《珍珠囊》等，后两种今仅见于元代杜思敬所辑《济生拔萃》中，可惜已残缺不全，而前两种则保存得比较完好，系张元素的代表作。

《医学启源》是张氏为教授其门人而撰写的一部医学入门书籍，上卷主要阐述脏腑、经络、病因、病机及主治心法，中卷主要论述五运六气之为病及主治之方，下卷主要发挥药物的升降浮沉、虚实补泻及其临床应用。

段素社主任 1978 年刚入大学就购买了张元素的《医学启源》。几十年爱不释手，反复拜读无数遍，张氏的学术思想一直指导段素社主任的临证发挥。如吐酸中说："酸者，肝本之味也，由火实制金，不能平木，则肝自甚，故为酸也。法宜温药散之，亦有解表之意也，使肠胃结滞开通，怫热散而和之。苦久喜酸而不已，不宜温之，宜以寒药下之，以后凉药调之，结散热去，则气和也。"《医学启源·吐酸》认为酸由肝木所主，肝气旺而产酸。治法当以温散药，使肝气平和，胃肠结滞得通，而酸自消；如苦久酸不愈不宜用温药，当用寒药下之，以治疗肝气郁结，郁而化热，结散热去则酸止矣。段素社主任治疗胃酸患者至今不离张氏的治法，常常看到他用五行中木与土的关系，通过抑肝扶脾来治疗胃酸。对反酸经久不愈，用清泻肝火的方法往往能收良效。值得一提的是，段素社主任在治疗胃酸时发展了张氏的治法，如结合现代药理研究选用玉竹、煅瓦楞、海蛸、浙贝母等有制酸或中和胃酸作用的中药。

《脏腑标本寒热虚实用药式》主要论述了五脏六腑标、本、虚、实诸病的治疗原则与用药经验，具有临床参考价值。

一、创立了更加完善的脏腑辨证说

张元素在《内经》脏腑理论的启示下，结合自己数十年的临床经验，总结了以脏腑寒热虚实以言病机的学说，将脏腑的生理、病理、辨证和治疗各成系统，较前又有提高，使脏腑辨证说由此而渐被众多医家所重视，脏腑病机理论也被不少医家所研究。张元素的脏腑辨证说对中医学的发展做出了重要的贡献。除心包络之外，对于每一脏腑，张元素均从生理、病理、演变、预后以及治疗方药等方面进行阐述，各成体系，较为系统。此外，张氏还对药物学研究颇有发挥，尤其在药物学的理论认识和临床脏腑用药方面，更为突出。张氏根据《内经》的理论，强调药物的四气五味之厚薄，是影响药物作用的重要方面。正由于药物有四气五味厚薄的不同，因此药物作用才会出现升降浮沉的区别。因此，对于每一药物功用的解释，他强调首先应明确其气味厚薄，然后再进一步阐发其功效，使中药学的理论与其临床效用紧密结合起来，推动了中药学理论的发展。

二、药物归经和引经报使说

张元素在药物学上的另一贡献，是发明药物的归经学说及引经报使说。他认为，只有取各药性之长，使之各归其经，才能力专用宏，疗效更著。因此，其在《珍珠囊》一书中，一一注明药物的归经，在《医学启源》中亦有所记载，并以泻火药为例，说明同一类药，由于归经不同，则作用不尽相同，如"黄连泻心火，黄芩泻肺火，白芍药泻肝火，知母泻肾火，木通泻小肠火，黄芩泻大肠火，石膏泻胃火。柴胡泻三焦火，须用黄芩佐之；柴胡泻肝火，须用黄连佐之，胆经亦然。黄柏泻膀胱火。"若不明归经，无的放矢，就难以获得理想的疗效。

除此而外，张氏还认为组方必须引经报使，才能更好地发挥作用，故其在上述著作中，还记述了药物的引经报使功效，如指出十二经的引经药分别为：太阳小肠与膀胱经，在上为羌活，在下则为黄柏；阳明胃与大肠经，在上为升麻、白芷，在下则为石膏；少阳胆与三焦经，在上为柴胡，在下则为青皮；太阴脾与肺经，为白芍药；少阴心与肾经，为知母；厥阴肝与心包络，在上为青皮，在下则为柴胡。又如明确了六经头痛的引经药，其云："头痛须用川芎，如不愈，各加引经药，太阳蔓荆，阳明白芷，少阳柴胡，太阴苍术，少阴细辛，厥阴吴茱萸。"段素社主任称张元素的引经报使理论开了靶向治疗的先河。

总之，归经是遣用每味药物的专司，引经是向导全方主治的效用。药性有专司，制方有专主，则临证疗效必将得到更大的提高。可见张氏发明归经、引经之说，其功大矣。

三、对脾胃病的贡献

张元素对脾胃颇为重视，指出："脾者土也……消磨五谷，寄在胸中，养于四旁"；"胃者，脾之腑也……人之根本，胃气壮五脏六腑皆壮也。"并用"补气"和"补血"法治疗脾胃虚弱，对后人论之脾胃病很有启示。

张元素对于脾胃病的治疗，有着比较系统、完整的方法。他将脾胃病的治疗总结为土实泻之，土虚补之；本湿除之，标湿渗之；胃实泻之，胃虚补之；本热寒之，标热解之等具体治疗原则。土实泻之，包括泻子、涌吐、泻下。土虚补之，包括补母、补气、补血。本湿除之，包括燥中宫、洁净府。标湿渗之，包括开鬼门。胃实泻之，包括泻湿热，消饮食。胃虚补之，包括补胃气以化湿热、散寒湿。本热寒之，主要是降火。标热解之，主要是解肌等。他根据脾喜温运、胃宜润降的生理特点，分别确定了治脾宜守、宜补、宜升，治胃宜和、宜攻、宜降等治则，为后世进一步完善与深化脾胃病辨治纲领起到了不可忽视的作用。

段素社主任根据张元素脾喜温运、胃宜润降的生理特点，20世纪90年代创立了运胃汤，治疗脾胃病一举成名，治疗经验发表在《中国中西医结合杂志》上，并在全国会议上交流，后不断优化成为现在的运胃合剂。方中所用药物既能温中行气，又能理气和胃，用于治疗慢性胃炎、胃动力障碍。

此外，张元素还创制了治疗脾胃病的代表方剂——枳术丸。该方具有治痞、消食、强胃的功效。用白术二两，枳实麸炒黄色去穰一两。同为极细末，用荷叶裹烧饭为丸，如梧桐子大，每服五十丸。多用白汤下，不拘时日。本方系从《金匮要略》中枳术汤演变而来。《金匮要略》此方是枳实用量重于白术，以消化水饮为主，兼顾脾胃。张氏改汤为丸，白术用量多于枳实，则以补养脾胃为主，兼治痞消食。配荷叶芬芳升清，以之裹烧。又用米饭为丸，与术协力，则更能增强其养胃气的作用。于此可见，张氏对于脾胃病的治疗，其主导思想，乃是以扶养后天之本为先，而辅之以治痞消食，此即张氏所谓"养正积自除"的治疗观点。

张元素以研究脏腑病机为中心，成为一派医家之开山。对于脾胃病的治疗方法成为易水学派师弟相传的家法，其弟子李东垣、罗天益、王好古均为中国医学史上青史留名的人物。

张元素作为易水学派的开创者，他的学术成就主要表现在对脏腑辨证学说的研究方面，其继承前人之说，做了更为系统深刻的阐述，使这一体系更加完善，为日后的深入发展奠定了基础。其次在遣药制方上，他运用《内经》的理论，阐发药物的气味厚薄、升降浮沉及制方大法，并发明了药物的归经引经学说，对中药方剂学的发展做出重要贡献。此外，他倡导的养正除积的治疗思想与方法，不仅被后世医家所推崇和发展，而且亦为弟子李杲所本，成为脾胃论的学术渊源。所有这些，足以说明张元素是宋金时期继刘完素之后又一杰出的医学家。

第二节　李杲创脾胃学说确立脾胃病的治法与方药

李杲，生于1180年，卒于1251年，字明之，晚号东垣老人，宋金时真定（今河北正定县）人，所处时代正值金元混战，人民疲于奔命，恐惧忧伤，饥困劳役，致损伤脾胃。而时医执古不化，或滥用《局方》温燥，或不善师仲景、河间，妄用发表、寒凉，重损胃气，因此患脾胃病的人很多。他在老师张元素的脏腑辨证思想影响下，总结《黄帝内经》《难经》等古典医著和仲景、钱乙、元素等前辈医学的经验，结合自己的临床实践，提出了"内伤脾胃，百病由生"的著名论点，并创立了脾胃学说，充实和发展了祖国医学。

其著作颇多，鼎足而立的代表作有：《内外伤辨惑论》3卷，着重论述内伤脾胃病与外感病的鉴别诊断。《脾胃论》3卷，全书论说36篇，处方63首，论述精当，颇有见地。《兰室秘藏》3卷，分21门，是李杲逝世20年后，罗天益整理遗稿而成。该书实是李氏平生临证的记录，后世脾胃科医生无不对其著作奉为至宝。

一、提出"脾胃气伤，诸病由生"的观点

脾胃为滋养元气的本源，因此，脾胃损伤必然导致元气不足而产生各种病变。李东垣说："脾胃之气既伤，而元气亦不能充，而诸病之所由生也。"这是其脾胃内伤学说的基本观点。

脾胃内伤致病，是由于人体升降浮沉的气化活动发生障碍或被破坏所致。李氏谓："或下泄而久不能升，是有秋冬而无春夏，乃生长之用，陷于阴杀之气，而百病皆起；或久升而不降，亦病焉。"由于升浮的失常，便影响了正常的沉降，以致"清气不升，浊气不降，清浊相干，乱于胸中，使周身气血逆行而乱"，所以脾胃气虚，升降失常，便会产生种种病变。

二、对脾胃的生理功能的论述

1. 脾胃为滋养元气之本

人身元气由先天所生，后天所长。李氏对此有着充分的认识，并特别重视脾胃对元气的滋养作用。他说："真气又名元气，乃先身生之精气，非胃气不能滋之。"同时，他还认为人身诸气莫不由胃气所化，故又谓："夫元气、谷气、营气、清气、卫气、上升之气，此数者，皆饮食入胃，谷气上行，胃气之异名，其实一也。"李氏引用了《五癃津液别》《海论》等篇有关论述，说明在正常情况下，人受水谷，由脾胃输布精微，化生元气。

因此，脾胃的盛衰直接决定元气的盛衰。如果脾胃有病，则必致气血俱弱。因此，东垣所称由胃气所化的元气，不仅指先天之精气，实也概括了阴阳气血而言。所以，他明确指出"脾胃为血气阴阳之根蒂也"。

2. 脾胃为人体气机升降之枢纽

《内经》云："升、降、出、入，无器不有。"升降浮沉是自然界事物的基本运动形式，在正常情况下，升降相替，沉浮更变，周而复始。如以天地四时之气而言，春夏主升浮，万物由初萌而趋郁茂，秋冬主沉降，万物由收敛而致潜藏。

所以，李氏说："经言岁半以前天气主之，在乎升浮也……岁半以后地气主之，在乎降沉也……升已而降，降已而升，如环无端，运化万物，其实一气也。"可知气机升降，有了春夏之气的正常升浮，才有秋冬之气的正常沉降。由于脾胃属中土，土旺于四时，

在四时中皆有土气，所以，土在升降浮沉和万物的生长收藏过程中，居于非常重要的地位。

推及于人体，亦是同理。脾胃属土，在脏腑精气的升降运动中起着重要作用。东垣指出："盖胃为水谷之海，饮食入胃，而精气先输脾归肺，上行春夏之令，以滋养周身，乃清气为天者也；升已而下输膀胱，行秋冬之令，为传化糟粕，转味而出，乃浊阴为地者也。"

又说："地气者，人之脾胃也。脾主五脏之气，肾主五脏之精，皆上奉于天，两者俱主生化之奉升浮，是知春生夏长皆从胃中出也。"说明脾胃不仅将水谷之精气灌溉四脏，滋养周身，同时排泄废物，还推动了脏腑精气的上下流行，循环化生。总之，脾胃是人体气机升降的枢纽。

在论述脾胃之气上升的同时，东垣还重视胆气的升发作用。他说："胆者，少阳春升之气，春气升则万物化安，故胆气春升，则余脏从之"，并认为，"食入胃，营气上升，即少阳甲胆之气也。"

人身精气升而复降，降而复升，是正常的生理现象。李氏所言升降，侧重在于升发的一面，但并非忽视潜降，在他看来，整个气机升降的过程中，脾气的升发是居于主导地位的，有升然后才有降。如果没有脾气上升，则水谷之精气无从化生气血，更谈不上精气的正常升降运行。总之，脾气升发是元气充盛的必要条件。

由此可见，元气是健康之本，而脾胃是元气之本，人们无论在日常生活或治病过程中，都必须注意脾胃，借以护养元气。

三、对病因病机的阐发

1. 病因

病因主要归纳为四种。

（1）情志内伤："此因喜怒忧恐，损耗元气，资助心火。火与元气不两立，火胜则乘其土位，此所以病也。"（《脾胃论·卷上·脾胃虚实传变论》）情志不遂，则心火偏盛，心火盛则必乘土位而损元气。这里，李氏以心火为阴火，为壮火，能食气。李氏情志所伤引起胃气不行说与当今功能性胃肠病为情志所致，脑－肠轴功能紊乱的理论丝丝入扣。

（2）劳役过度："形体劳役则脾病，脾病则怠惰嗜卧，四肢不收，大便泄泻，脾既病则其胃不能独行津液，故亦从而病焉。"（《脾胃论·卷上·脾胃胜衰论》）李氏认为"劳倦伤脾"，劳役过度，累及肌肉、四肢，先伤及脾。因津液须赖脾的运化，今脾虚则不能为胃行其津液，故脾病而胃亦同时受病。

（3）饮食不节："夫饮食不节则胃病，胃病则气短精神少，而生大热，有时而显火上行，独燎其面。……胃既病则脾无所禀受……故亦从而病焉"。（《脾胃论·卷上·脾胃胜衰论》）

（4）外感时邪："肠胃为市，无物不受，无物不入，若风寒暑湿燥一气偏胜亦能伤脾损胃。"（《脾胃论·卷下·脾胃损在调饮食适寒温》）

以上四种病因，李氏颇为重视情志因素在发病过程中的先导作用。他说："皆先由喜怒悲忧恐，为五贼所伤，而后胃气不行，劳役饮食不节继之，则元气乃伤。"（《脾胃论·卷中·阴病治阳阳病治阴》）元气既伤，则易感受外邪。由上可见，李氏认为内伤病的形成，常是上述因素相互影响综合作用的结果。

2. 病机

根据《内经》有关理论，东垣论述脾胃元气不足的发病机制大致有以下方面。

（1）劳伤阳气，汗泄精绝，身热心烦，甚而昏厥。

（2）脾胃不和，谷气下流，阳气沉降，阴精失奉，令人病夭。

（3）胆气不生，饮食不化，飧泄肠澼。

（4）五味不藏，五气失养，津衰神少，气或乖错。

（5）脾胃衰弱，形气俱虚，乃受外邪。

脾胃内伤，必然破坏脏腑之间的制约平衡。其中最受其累的是肺，所谓"脾胃一虚，肺最受病"，此外，还招致心火、肝木及肾水的各种病变。同时，脾胃虚弱，元气不足，必然使脏腑、经络、四肢、九窍均失所养，故李氏指出"胃虚则脏腑经络皆无所受气而俱病"，"脾胃虚则九窍不通"。总之，内伤元气不足的发病情况颇为复杂，而脾胃虚弱，阳气不升是其根本，这就不同于一般情况下的脏腑病变。

四、对临床表现的描述

东垣在《脾胃论·脾胃虚损论》指出："脾胃一伤，五乱互作。其始病，遍身壮热，头痛目眩，肢体沉重，四肢不收，怠惰嗜卧。"如阴火上冲于肺，则气高而喘，烦热，渴而脉洪；如阴火灼伤阴血，心无所养，则心乱而烦；如肝木挟心火妄行，则胸胁痛，口苦舌干，往来寒热而呕，或多怒，夜梦亡人，淋溲，腹中急痛；如肾中伏火则躁烦不欲去衣，足不任身，脚下隐痛等。

五、首创内外伤鉴别诊断

内伤热中证有异于外感热病，除去其病因、病机方面的不同外，气虚不足的证候是一个明显特征。为了能使内伤热中证的头痛、发热、烦渴等症与外感症状有所区别，东垣专著《内外伤辨惑论》以示后人。《内外伤辨惑论》对内伤、外感各个方面，诸如病因、症状、脉象、疑似证及治法等进行了辨析；对内伤饮食劳倦，从理论上进行了探讨，并创造了培补脾胃、升阳补气之治法及方药。重视脾胃元气，创立了甘温补中、升举阳气的补中益气汤。书中论述了内伤饮食之治法、用药。具体有辨内伤饮食用药所宜所禁、临病制方、随时用药、说病形有余不足当补当泻之理。

书中论述饮食不节、劳役过度，则心脉变见于气口，气口脉急大而涩数，时有代脉。病人畏风恶寒，得温则止；蒸蒸燥热，得凉则止。手心热而手背不热；头痛时作时止；伤之重者必渴，口不知味，恶食；清涕虽或有或无，但不鼻塞；此外，尚有声低气短，少气不足以息，怠惰嗜卧，四肢沉重不收等症，均需与外感区别。这些临床经验，具有一定的实用意义。

六、创立论治脾胃内伤大法和方药

由于气火失调之根本原因在于脾胃元气之不足，升降失常的主要方面在于阳气之升发不足。因此，对脾胃内伤的治疗，李杲主张益气泻火，升清降浊。

1. 益气泻火

李氏认为，治疗脾胃内伤，气火失调，内伤热中之证，"唯当以辛甘温之剂，补其中而升其阳，甘寒以泻其火则愈矣"。具体治疗方法，大体可分为三类。

（1）益气泻火并重：脾胃气虚，阴火内盛，壮火食气，脾胃愈虚，两者一盛则一衰。此时不补脾胃元气，无以制约阴火；不泻阴火，阴火更耗元气，因此治疗之时，应益气与泻火并用。

如补脾胃泻阴火升阳汤。方中黄芪、人参、苍术、炙甘草益气健脾；柴胡、羌活、升麻升举清阳之气，共合以益气升阳、助脾胃元气。更用黄芩、黄连、石膏以泻火，保护脾胃元气。

加减法："如见胃火旺及督、任、冲三脉盛，则用黄柏、知母。"该方在《脾胃论》一书中，是李氏的第一张方剂，李杲在说明该方时，特别写明"后之处方者，当从此法"。

李氏认为，气火失调是脾胃内伤病变的主要病机之一，因此益气泻火是治疗的根本法则之一。正如李杲所说："今所立方中，有辛甘温药者，非独用也；复有甘苦大寒之剂，亦非独用也。"

（2）益气升阳，甘温除热：若气火失调，以脾胃元气虚为主，阴火内盛始得之时，又当以益气升阳为主，兼以泻火。李杲对甘温除热的机制论述颇详。

正如李杲所云："《经》曰：劳者温之，损者益之。盖温能除大热，大忌苦寒之药，损其脾胃。脾胃之证，始得则热中。今立治始得之证。"

在原文下，立补中益气汤以治疗。方中黄芪最多，益肺为气之本，重用之以补脾肺之气，益皮毛而固腠理，不使自汗以损其元气，又可助人参以益脾胃之气。人参、甘草可补脾胃元气，再用白术、当归除湿和阴，升麻、柴胡以升清阳之气，并引黄芪、甘草、人参等甘温之性上升，以补脾中元气而实肌表，共合益气升阳之剂。

值得提及的一点是，甘温除热法，"应该说是辛甘温除热法，有一'辛'字才反映为升阳除热的主要论据。其'温'字是滋养之义，非指药温也"（《溯洄集·内伤余议》）。这样，就做了进一步的阐述。同时，"温能除大热"容易使人误解为凡是温药都能除大热，必须冠以"甘"字；甘药多补，怎能除热？当然是虚得补而热收。正如李杲所言："内伤脾胃，乃伤其气；外感风寒，乃伤其形。伤外为有余，有余者泻之；伤内为不足，不足者补之"，"内伤不足之病……惟当以甘温之剂，补其中，升其阳……盖温能除大热，大忌苦寒之药泻胃土耳"（《内外伤寒辨惑论》），即体现虚则补之，陷者升之及甘温除热之法。

段素社主任从李杲甘温除热法得到启发，并根据现代药理研究，对补中益气汤加以改造，临证治疗非感染性发热，经久不愈，面色萎黄或㿠白，神疲乏力，少气懒言，不思饮食等属于中气疲惫者，柴胡用量增加至 15 ~ 20g，且加薄荷，后二味中药经现代药理研究具有退热作用，每能收到良效，体现了段素社主任对甘温除热法的继承与发展。

在益气升阳治法范围内，李氏还创制升阳散火汤治疗血虚或胃衰过食生冷，遏郁阳气所致的发热证；制当归补血汤治疗饥困劳役所致的血虚发热，均为后人树立了典范。

（3）泻火为主，以治其标：对于火盛为主之证，李氏亦不偏执甘温，而以泻火为主，先治其标，泻火热以保护元气。如李氏治疗饮食劳倦，损伤脾胃，心火乘脾时，"若心气浮心乱，则以朱砂安神丸镇固之"。此正是先镇心安神以泻心火之亢，急则治标之法。故接着李氏认为朱砂安神丸服后，"得烦减，止勿服"。

以上是李氏益气泻火治法之大略。但必须注意，泻阴火除燥热，选用苦寒之药，只能适可而止，不宜久服。盖阴火之产生，根本原因在于脾胃虚衰，苦寒过用，易伤脾胃，不仅不能保护脾胃元气，反有损伤元气之弊。

2. 升清降浊

脾胃为升降之枢,升降失常亦是内伤病机的重要方面。因此,李氏治疗脾胃内伤病证,升清降浊亦是其重要治疗法则。

治疗"幽门不通,上冲,吸门不开,噎塞,气不得上下,治在幽门闭,大便难"用通幽汤,方用桃仁、红花、生地黄、熟地、当归身、炙甘草、升麻。其中桃仁、当归、地黄养血润肠通便,更佐以升麻以升清阳,降中有升,升降相因,寓意降浊必佐以升清。

四时之气的升降浮沉对脾胃内伤患者多有一定影响。他认为脾胃虚弱,随时为病,故当随病制方。其中尤其重视长夏季节对脾胃病的影响,制清暑益气汤治疗暑热之邪乘脾胃损伤而发病。

脾胃气虚所致的其他脏腑疾病,李氏都求其本而治之,提出"治肝、心、肺、肾,有余不足,或补或泻,唯益脾胃之药为切"。如治疗"肺之脾胃虚",用升阳益胃汤,使胃气升发则肺气自复等。

在其他各科的治疗中,也同样讲究补益脾胃,升发元气,降纳阴火。如阴血不足、心火旺盛所致的瞳子散大,视物昏花,制熟干地黄丸治疗,方中补气升阳与滋阴养血降火之品同用。在妇科方面,如以黄芪当归人参汤治经水暴崩。凡此等,均体现了东垣的治疗特点。

在用药过程中,不仅忌寒凉淡渗及辛热之品,以免重泻阳气,更助阴火,而且在饮食方面也注意及此,提出温食、减食、美食等食养事宜。尤其强调省言养气,安养心神,以助元气恢复。

东垣的脾胃学说是较为全面的,在他重点阐发的脾胃内伤证论治中,还化裁了张洁古的枳术丸,制成橘皮枳术丸、半夏枳术丸、木香人参生姜枳术丸等,以治脾胃虚弱兼有积滞诸证。

段素社主任讲升、降、出、入是中医之魂,也是遣方用药的理论基础,升已而降,降已而升,升降相因,清浊各走其道,出入有序,人体自然康健。脾胃位于中焦,是三焦上下、脏腑内外升降之枢。治疗全身疾病都离不开升降,治疗脾胃病更要注意脾胃在生理上的升降属性。段素社主任所创运胃合剂是治疗胃脘痛、呕吐病、嘈杂等消化疾病的著名方剂,其功能为辛开苦降、通腑泻浊,其立法就是以李杲的升清降浊理论为依据,参照《中药学》的升降沉浮理论遣方用药,结合西医对胃的生理功能的蠕动机制,取名运胃合剂,强调的是一个"运"字,该方具有升脾降胃、升清降浊的作用,临床应用30余年,治疗慢性胃炎、功能性消化不良等,被临床各科所广泛使用。

3. 峻剂攻下

他对脾胃实证，也不废峻剂攻下，如备急丸、神应丸等，均为他所习用。可见，李氏不仅精于论治脾胃虚证，也善治脾胃实证，只是他在大作中重点发挥了前人之未备而已。

李氏用药的特点是，用量轻，主次分明，立法严谨，是以轻取胜的代表医家，并有病禁、时禁和药禁，很有可取之处。对于脾胃病，李氏还提倡食养，他说："须薄味之食或美食助其药力，益升浮之气而滋其胃气，慎不可淡食以损药力，而助邪气之降沉也。"若有食积，则主张控制饮食，"损其谷，此最为妙也"（《脾胃论•卷上•用药宜禁论》），这些都是十分有见地的。

4. 胃火宜清

李东垣用清胃散治疗"因服用补胃热药而致上下牙痛不可忍，牵引头脑满热，发大痛，此足阳明别络入脑也。喜寒恶热，此阳明经中热盛而作也"。东垣所创清胃散由生地、当归身、牡丹皮、黄连、升麻组成，本方以苦寒清胃为主，辅以升阳发散，清泻与升散并用，苦寒得升散而不凉遏，升散辅苦寒而不助热。兼顾胃为多气多血之腑的特点，又辅以凉血滋阴之品，养阴与泻火兼顾，但以清降为主。

段素社主任治疗胃热炽盛常用此方，也有时用此方治疗口中异味、口臭等属于胃腑有热者。对于顽固性口腔溃疡，段素社主任在清胃散中加生石膏，以增加清泻胃热作用，其理论依据是"痈疽原是火毒生，经络阻塞气血凝，清热解毒活气血，更看部位属何经"。段素社主任用经文讲病机，用清胃散治疗口腔溃疡恰如其分。值得一提的是，对于复发性口腔溃疡，段素社主任在上方的基础上再加黄芪、白芷以托毒外出。现代医学研究认为复发性口腔溃疡与免疫有关，加用具有调整免疫作用的黄芪，不论从中医理论讲还是从西医认识看，都是合理恰当的，所以能被临床效果证实其合理性。

总之，李杲是金元四大家之一，独重脾胃，被后世称为"补土派"的鼻祖。他提出"内伤脾胃，百病由生"的论点，对脾胃内伤病的病因、病机、诊断、治疗独具见地，卓然成家。段素社主任讲：凡想以治脾胃病为见长的中医人，必须熟读李东垣的《脾胃论》和《兰室秘藏》，并领会其要义，否则难成脾胃病大家。

第三节　王好古倡言阴证论与用药精粹

王好古，约生于1200年，卒于1268年，字进之，号海藏，元代赵州（今河北赵县）人，曾与金元四大家之一的李东垣共同学医于易水名医张元素，后又师事李东垣，尽得其传。

王氏的学术思想，渊于《内经》《伤寒论》等经典，因师从张元素和李杲，受其影响很深。王氏著有《汤液本草》《此事难知》《阴证略例》等书，其中《阴证略例》和《汤液本草》是其代表作。对脾胃学说发展的主要贡献如下。

一、提出阴证论，阐发阴证理、法、方、药，补充了李氏脾胃学说之未备

《阴证略例》对阴证的病因、诊断和治疗等都做了详细的分析，对病证做了鉴别。他认为造成阴证的原因有二：一是"内伤冷物"；二是人体气虚。两者之中，人体脾胃气虚、阴邪内伏是发病与否的关键。他说："有单衣而感于外者，有空腹而感于内者，有单衣、空腹而内外俱感者，所察轻重不一，在人本气虚实之所得耳！岂特内寒饮冷、误服凉药，而独得阴证哉？重而不可治者，以其虚人内已伏阴，外又感寒，内外俱病，所以不可治也。"（《阴证略例·扁鹊仲景例》）

二、内伤三阴，各有主方

《阴证略例·海藏老人内伤三阴例》中伤在厥阴讲："若面青或黑，或青黑，俱见脉浮沉不一，弦而弱，伤在厥阴肝之经也。"

伤在厥阴用当归四逆汤。若其人病内有久寒者，宜当归四逆汤内加吴茱萸生姜汤主之。

伤在少阴中讲："若面红或赤，或红赤俱见，脉浮沉不一，细而微者，伤在少阴，肾之经也。伤在少阴用通脉四逆汤。"

伤在太阴中讲："若面黄或洁，或黄洁俱见，脉浮沉不一，缓而迟者，脾之经也。伤在太阴用理中丸。"

从以上看出，王好古对三阴证不管从脉证的描述，还是对应的方药，都是非常清晰的，对临证学习很有帮助。我们再来看一看《阴证略例·阴阳寒热各从类生服药同象》："假令附子与大黄合而服之，昼服则阳药成功多于阴药，夜服则阴药成功多于阳药，是从其类也。况人之疾，独不然乎？若病阳症，昼则增剧，夜则少宁；若病阴症，昼则少宁，

夜则增剧。是人之阴阳寒热，从天地之行阴行阳也，寒热之化，以此随之。故前人治阴证用阳药续于夜半之后者，所以却类化之阴而接身与子所生之阳也。"

段素社主任让我们从中悟两个问题：一是从一个疾病症在昼夜轻重变化来提示阴证阳证的诊断；二是阴证阳证的不同，在服药治疗时区分是昼间服还是夜间服。细节决定成败，注意到每个细节并恰当解决，才能得到最佳治疗效果。

三、同一疾病，在不同时节用药有别

请看《阴证略例》中的两段描述，体现出王好古的治学态度是多么的严谨，这也是对中医因时制宜的最好诠释。

"病人两手脉沉迟，或缓或紧，皆是胃中寒也。若寸脉短及力小于关尺者，此阴盛阳虚也。或胸膈塞闷，腹中胀满，身体拘急者，手足逆冷，急宜温之。"

"若立春以后至清明以前，宜温中汤主之；清明以后至芒种以前，宜橘皮汤主之；芒种以后至立秋以前，宜七物理中丸主之。此皆随时也。"

"病人两手脉沉细无力，虽三部脉力停，亦是阴气盛也，更不须候寸脉短治之，或胸胁满闷，身体拘急疼痛，手足逆冷，速宜温中药和之。"

"上此一条，不须候寸脉短一句，然当不若曰三部既沉，便是无寸口也。"

"若立春以后至清明以前，宜厚朴丸主之；清明以后至芒种以前，宜白术汤主之；芒种以后至立秋以前，宜橘皮汤主之。"

四、便秘当分阳结阴结，阴证便秘不能用下法

王好古在《阴证略例·论阴证大便秘》中论道："阴阳二结，寒热不同，为燥一也。盛暑烁金，严冬凝海是也。""举阳证经云：其脉浮而数，能食不大便者，此为实，名阳结；其脉沉而迟，不能食，身体重，大便反硬者，名曰阴结。又云：无阳阴强，大便硬者，不可下，下之则清谷腹满，宜理中丸主之。叔和云：弦冷肠中结。洁古云：脉沉弦，不能食而不大便，则为阴冷结也。"王好古认为阴证便秘为阴结，阴结不能用下法，他推崇用温法的理中丸治之。段素社主任认为，下法治疗便秘最易起效，然而便秘患者中应该用下法者十之不足一二，老年性便秘、功能性便秘占便秘患者的绝大多数，他们的表现多为气虚、津亏，气虚当温补，津亏当温润，如用清热攻下法治之必伤气伤津，如用温润补气之药，虽显效缓慢但疗效持久，愈后不易复发。段素社主任创立的治疗功能性便秘、老年性便秘、体弱者便秘用温阳润便的肉苁蓉、锁阳，辛温行气的枳实配以滋养补虚的火麻仁、黄芪、当归等，而不用大黄、芦荟等寒凉之品。反观当今治疗这类

疾病的中成药：麻仁滋脾丸、芦荟胶囊、通便灵等，哪个不含攻下药物！这正是产生药物依赖的原因。

五、治疗方面主张温养脾肾

收集的验方如返阴丹、回阳丹、火焰散、霹雳散、正阳散等，都是以附子为主药的温肾方剂，甚至有的还是同硫黄并用，如附子散、白术散、肉桂散等，成为脾肾双补之峻剂。此外，王氏还自拟有治疗内伤饮冷（冷物）兼外感风寒的方剂，如神术汤、白术汤、黄芪汤、调中丸等（上述方剂均见于《阴证略例》）。

六、创立多种病的中医外治方法

中医外治疗法为脾胃病的一大法宝。王好古的治病方法是多种多样的，除内服药物外，不乏熨法、灸法、汤沐法、药泥法、穴位疗法、局部外治法等。如灰包熨法："病人服前药，胸膈不满闷者，此上焦有阳也，或药力太过，上焦有热，腹满虚鸣，时时疼痛。此是被阳药消逐，得上焦阴气并入下焦也。虽是下焦积寒冷，上焦阳盛，更难投温下焦药也。当用灰包法：炭灰或桑柴灰二三升许，入好醋拌和，干湿得所，铫内炒令灰热，以帛包裹，置脐下熨之，频换灰包令常热，以腹不满痛为度。或初熨时，病人不受者，勿听，但令极熨之，不住灰包可也。如灰包熨后，得下利一两行，或小便二三升，或微似有汗，此是阴气外出，或下泄也，无疑之，病轻者乃得愈也。后出余气而解，举此为例。""古人谓少阴、厥阴、阴毒三证则宜灸，或用葱熨等法，皆为身表凉故也。若阴气在内，阳气在外，身表壮热，手足大温或热不等，则不宜灸之。若遇前三证，用热醋炒麸注布袋中，脐下熏蒸熨极妙。又云，三阴证，陷骨歧骨间三三七壮灸，足温生。"

"《活人》阴证，诸药不效，并汤水不下，身冷脉绝，气息短，不知人，用葱熨法，本为上热下寒也。二法虽妙，莫若用上醋拌麸炒热，注布袋中，脐下熏蒸，比上法尤速。若更以葱白煎浆作汤，以沐四肢亦可，若病人服药后，欲作汗时，用汤沐以接四肢阳气尤佳。"

外接法："干姜二，炮为细末，石决明一，另研细，秤拌匀，每用二三钱匕，手心中以津唾调如泥，以手奄其阴，至暖汗出为度。以牡蛎代决明亦可，牡蛎烧粉用。一法丁香、荜茇、干姜、牡蛎。一法治水癫偏大，上下不定，疼痛不止，牡蛎不以少多，盐泥固济，炭三斤，煅令火尽，冷取二两，干姜一两，炮为细末，二味和匀，冷水调得所，涂病处，小便大利即愈。"

由上可知，王好古的外治法是多么的丰富，对当今中医外治有很好的启迪作用。段素社主任继承王好古外治法，创造了像热奄包治疗胃痛、泄泻，穴位贴敷治疗功能性胃肠病等外治法，形成了消化病中医外治特色疗法的一大亮点。

七、《汤液本草》对临证组方的指导意义非凡

《汤液本草》为王好古所撰的本草学专著。本书共三卷，上卷为总论，载文5篇；中下卷载常用药物，计242种。该书总论首列"五脏苦欲补泻药味"，说明药的性味与人体脏腑的关系；次录东垣《药类法象》《用药心法》。因东垣药物学的论著已佚，唯赖此书得以保存。王氏继承张元素、李东垣之说，根据各药所入三阴、三阳经特点，结合其气味厚薄、升降浮沉等性能，进行阐述发挥。如风升生、热浮长、湿化成、燥降收、寒沉藏的五行分类及引经报使等均宗元素之学。《汤液本草》中的"五宜""五伤""七方""十剂"等均为王氏用药的心得体会，这是王好古对老师中药知识的发展。书中把引经报使药物编成歌诀，记起来非常容易，方便在不同疾病组方用药时加入引经报使的药物，使方药趋经达的而发挥药效。如：

小腹膀胱属太阳，藁本羌活是本方。

三焦胆与肝包络，少阳厥阴柴胡强。

阳明大肠兼足胃，葛根白芷升麻当。

太阴肺脉中焦起，白芷升麻葱白乡。

脾经少与肺经异，升麻芍药白者详。

少阴心经独活主，肾经独活加桂良。

通经用此药为使，更有何病到膏肓。

以上的引经报使知识常被段素社主任采用。王好古讲："夫药有寒热温凉之性，酸苦辛咸甘淡之味。各有所能，不可不通也。药之气味，不比同时之物，味皆咸，其气皆寒之类是也。凡同气之物必有诸味，同味之物必有诸气。互相气味，各有厚薄，性用不等。制其方者，必且明其为用。"段素社主任讲，吃透每味药物气味，比较相近、相同药物间的差异，详细辨清疾病的特点细节，精准选药组方，再考量煎药服药方法，方能喜获良效，即所谓细节决定成败。医之用药，犹如将之用兵，善用药者，必先广读诸家本草，再经反复临床实践应用，反复体味和观察验证，方能真知药性，灼见药效。

王好古不仅重视制方组方，在汤药煎药服药方法等也有精辟的论述，如汤药煎造一节中讲道："病人服药，必择人煎药。能识煎熬制度，须令亲信恭诚至意者煎药。铫器除油垢腥秽，必用新净甜水为上，量水大小，斟酌以慢火煎熬分数。用纱滤去渣，取清汁服之，无不效也。"如今药房代煎药物又有何讲究？医生又能对煎药者提出过

什么要求？

古人服药活法："在上不厌频而少，在下不厌顿而多，少服则滋荣于上，多服则峻补于下。"段素社主任所创复方地榆煎治疗反流性食管炎就是由此得到启发，让病人分多次频饮，让药物停留在病变部位，收到的成效与一次服下有明显不同。

古人服药有法："病在心上者，先食而后药；病在心下者，先药而后食。病在四肢者，宜饥食而在旦；病在骨髓者，宜饱食而在夜。"段素社主任治病的服药时间又有了新的发展，如在治疗反流性食管炎，不仅让病人饭后服用，而且频饮，服药后不饮水不让水把药物从食管冲走，以便让药物在局部停留而发挥疗效，真是细之又细。

察病轻重："凡欲疗病，先察其源，先候其机。五脏未虚，六腑未竭，血脉未乱，精神未散，服药必效。若病已成，可得半愈；病势已过，命将难存。自非明医，听声察色，至于诊脉，孰能知未病之病乎？"

段素社主任临证每于处方后都不厌其烦地给病人讲述药物煎煮的注意事项，如浸泡时间，先煎后下，文火武火，从开锅到出药的时间，二煎如何，怎样服药等。段素社主任讲方药对证只是医生做对了第一步；药物的质量有保证是第二步；煎药方法正确，保证药效成分充裕是第三步；服药方法正确是保证疗效的第四步。各个环节都做到准确无误，方能取得较好临床效果。

有必要补充说一下王好古在诊治疾病时对医患双方的要求："病患拱默，惟令切脉，试其知否。夫热则脉数，寒则脉迟，实则有力，虚则无力，可以脉知也。若得病之由，及所伤之物，岂能以脉知哉！故医者不可不问其由，病者不可不说其故。"段素社主任讲究诊病时必须四诊合参，有时还要借助于现代的诊疗手段，以求诊断的精准，他常把内镜的诊断所见作为望诊的内容。但同时他也强调，不能单纯用现代诊疗手段代替中医的四诊，只有将两者有机结合，才能发挥最佳效果。

第四节　罗天益以"三焦"论治脾胃

罗天益，字谦甫，号容斋，生于1220年，卒于1290年，元代真定藁城（今河北藁城县）人，另一种说法是真定（今河北正定）人，元代著名医学家。罗天益师从名医李东垣，向他学医数年，尽得其术。李东垣死后，他整理刊出了多部李东垣的医学著作，对传播"东垣之学"起到了重要作用。1251年后，他自师门回乡行医，以善治疗疮疡而显名，先随元兵南下，后为元太医。罗天益一再随军征战，他在军中，还四处访师问贤，以提高医术。

晚年诊务之余，他以《内经》理论及洁古、东垣之说为宗，旁搜博采众家，结合自己的体会，于1281年撰写了《卫生宝鉴》二十四卷，补遗一卷。从《卫生宝鉴》一书内容可知，罗天益师从李东垣，其脾胃病思想及论治法则、所用方药与其老师一脉相承而略有发挥，他人在为《卫生宝鉴》作序时说："谦甫盖升其堂而入其室，发言造诣，酷类其师，有裨于前人之未备。"因为其有军中行医经历和后升为太医，他的实践经历涉及多门类多学科，这是老师所不能及的。

一、发扬李东垣学说，在病因上有所创新

1. 对李氏饮食不节分列食伤和饮伤

在论述脾胃为饮食所伤的病机时，李东垣笼统指出："饮食不节则胃病。"（《脾胃论•卷上•脾胃胜衰论》）罗氏认为："盖食物饱甚，耗气非一。"（《卫生宝鉴•卷四•饮食自倍肠胃乃伤论》）而且又分别提出《食伤脾胃论》和《饮伤脾胃论》，在《饮伤脾胃论》告诫人们："酒味苦甘辛，火热有毒，久饮伤身损寿，若耽嗜过度，其酷裂之性，挠扰于外；沉注于体，淹滞于中。面脉沸腾，七神秘乱。"告诫人们："食物无务十多，贵在能节，所以保冲和而遂颐养也。若贪多务饱，饫塞难消，徒积暗伤，以召疾患。""如能节满意之食，省爽口之味，常不至于饱甚者，即顿顿必无伤，物物皆为益。糟粕变化，早晚溲便按时；精华和凝，上下津液含蓄。神藏内守，荣卫外固，邪毒不能犯，疾疢无由作。故圣人立言垂教，为养生之大经也。"

2. 对劳倦所伤，分列出"虚中有寒热之分"

在论述脾胃为劳倦所伤的病机时，李东垣着重阐述内伤热中证，而罗氏则结合临证治验，在《卫生宝鉴》中分别列出"劳倦所伤虚中有寒"和"劳倦所伤虚中有热"，从而强调了脾胃为劳倦所伤有虚寒与虚热之辨，较之李氏所说更为全面。对虚劳辨证用药加减更有帮助，提醒临证时注意药物的寒热温凉属性。

具体来看，李东垣在劳倦所伤始为热中论的治疗"惟当以辛甘温之剂，补其中而升其阳，甘寒以泻其火则愈矣。……温能除大热，大忌苦寒之药损其脾胃"。所用方剂为他所创的补中益气汤。补中益气汤为甘温除热第一方，临证时依临床表现不同而加减治疗。罗天益是李东垣的学生，在继承老师劳倦内伤学术思想和治疗经验的基础上，有了自己的创新和发展，即上面提到的把劳倦内伤又细分为劳倦内伤虚中有寒和劳倦内伤虚中有热，这非常符合临床实际。

罗天益在劳倦内伤虚中有寒的治疗选方为理中丸，并用《内经》的理论对理中丸所用药物的君、臣、佐、使进行分析：心肺在膈上为阳，肾肝在膈下为阴，此上下脏也。脾胃属土，处在中州，在五脏曰孤脏，在三焦曰中焦。因中焦独治在中，一有不调，此丸专主，故名曰理中。人参味甘温，《内经》曰：脾欲缓，急食甘以缓之。缓中益脾，必以甘为主，是以人参为君；白术味甘温，《内经》曰：脾恶湿，甘胜湿。温中胜湿，必以甘为助，是以白术为臣；甘草味甘平，《内经》曰：五味所入，甘先入脾，脾不足者以甘补之。补中助脾，必须甘剂，是以甘草为佐；干姜味辛热，喜温而恶寒者，胃也，寒则中焦不治。《内经》曰：寒淫所胜，平以辛热。散寒温胃，必先辛剂，是以干姜为使。

治疗劳倦内伤虚中有寒除了理中丸外，建中汤也是他选用的重要方剂之一，这些方剂至今都为临床所常用。

罗天益在治疗劳倦内伤虚中有热时选用的方子有桂枝加龙骨牡蛎汤、秦艽鳖甲散等，用一系列的方子对应不同的临床表现，这一点与其老师用加减药物对应所不一致。值得强调的是，罗天益在他的《卫生宝鉴》中还有不少验案，验案非常精练，但阐述验案中的医理则非常详尽，段素社主任对罗天益的《卫生宝鉴》称赞有加，提醒我们要认真拜读。

二、分析病证，详于三焦气机

罗氏在《饮食自倍肠胃乃伤治验》中，他说："《内经》曰：'水谷入口，则胃实而肠虚，食下则肠实而胃虚。更虚更实，此肠胃传化之理也。'今饮食过节，肠胃俱实，胃气不能腐熟，脾气不能运化，三焦之气不能升降，故成伤也。"所以，投以备急丸、无忧散，使患者得吐又利，三焦气机渐复调畅而愈。审证用药时，又有辨治上、中、下三焦之不同。他在《卫生宝鉴》的《泻热门》篇中阐明了辨治热病有"上焦热""中焦热""下焦热"之分，在《除寒门》篇中又论述了辨治寒病有"上焦寒""下焦寒"之别，并都提出了各自施治的方药。清朝胡珏的三焦气化与此一脉相承。

三、治疗脾胃病，重在甘辛温补

罗氏用药特点是：重在甘辛温补，慎用寒凉，反对滥用下法。他在《卫生宝鉴·劳倦所伤虚中有寒》中说："建脾者必以甘为主……《黄帝针经》云：荣出中焦，卫出上焦是也。卫为阳，不足者益之必以辛；荣为阴，不足者补之必以甘。甘辛相合，脾胃健而荣卫通。"如桂枝汤、小建中汤。

在《卫生宝鉴·卷三·轻易服药戒》又说："凡人之脾胃，喜温而恶冷。"这与当今胃多喜温怕凉，与凉食或受凉易烧心胃痛相一致。所以，他治脾胃病时善用甘辛温补，慎用寒凉，这与李东垣的学术主张是一致的。如他治气虚头痛，汗后头越痛，痛甚不得安卧，恶风寒而不喜饮食，气短而促，少语懒言之证，以升阳补气之法，在李东垣创制的补中益气汤中加入白芍、川芎、蔓荆子、细辛之品，拟为顺气和中汤，二服痊愈（《卫生宝鉴·卷九·气虚头痛治验》）。他所拟益胃升阳汤一方，也是在补中益气汤中加入炒曲、生黄芩，改当归为当归身而成（《卫生宝鉴·卷十八·崩漏带下》）。

四、不主张无病服药

罗氏在《卫生宝鉴·无病服药辨》中说："无病服药，如壁里安柱，此无稽之说，为害甚大。夫天之生物五味备焉，食之以调五脏，过则生疾。""倘用之不时，食之不节，犹或生疾，况药乃攻邪之物，无病而可服焉？""人之养身，幸五脏之安泰，六腑之和平，谨于摄生。春夏奉以生长之道，秋冬奉以收藏之理，饮食之有节，起居而有常。少思寡欲，恬淡虚无，精神内守。此无病之时，不药之药也。"他在《古方名实辨》篇中说："饥则损气，饱则伤胃，劳则气耗，逸则气滞。其证不同，治法亦异。盖劳者温之，损者补之，逸者行之，内伤者消导之。"罗氏认为，无病服药非但无益，反受其害。就是赖以生存的食物，如果不加以节制同样对健康不利。人的养生当靠慎起居，节饮食，顺四时，保持心情舒畅，这就是最好的养生方法，又何必靠药物和保健品呢。段素社主任提醒我们：当下人们多以吃保健品来通便，时间一久吃出结肠黑变病，还产生依赖性，保健品保不了健康，最好还是生活饮食调整，不能突破药食同源这个底线。

罗氏对李东垣的学术思想理解深透，并有所长。他既继承了李东垣脾胃学说又发扬之，并善于汇通张、李之说而自成一体。清初喻嘉言说："见过于师，方堪传授，见与师齐，减师半德，谦甫真不愧东垣弟子矣。"这是十分正确的评论。

第三章　明清医家对脾胃学说的充实与发展

虽说脾胃学说不断发展，到李东垣师徒时代已形成了完备的脾胃学说，但随着时代的变迁，人们对脾胃病的认识有了进一步的提高。金元以后诸家对脾胃学说也有不少发挥，明清时期是中医药学理论与实践发展的鼎盛时期之一，名家辈出。他们根据其理论造诣和临床经验，对于脾胃学说各有发挥，促使脾胃学说进一步发展。

第一节　薛己倡"人以脾胃为本"

薛己，生于1487年，卒于1559年，字新甫，号立斋。明代"精通十三科"医家，著作甚多，以《内科摘要》为代表。薛己的学术观点源于《内经》，并深受李东垣脾胃学说的影响。他援引经旨，潜心研究，成一家之言，临证注重脾与肾之辨证，治疗用药以温补著称，对后世医家之温养理虚颇多启发。

一、补充脾胃病病因

薛己对脾胃病病因除赞同李东垣的论点外，还认识到命门火衰亦能导致脾胃虚损。从先天与后天的关系他提出："命门火衰，不能生土，土虚寒使之然也"（《内科摘要·命门火衰不能生土等症》）、"命门火衰而脾土虚寒"（《明医杂著·泄泻》）。

二、强调"人以脾胃为本"

薛己对于脾胃生理的认识，多从脾胃与气血的生化立论。他认为："人以脾胃为本，纳五谷，化精液，其清者入荣，浊者入卫，阴阳得此，是谓橐籥，故阳则发于四肢，阴则行于五脏。土旺于四时，善载乎万物，人得土以养百骸，身失土以枯四肢。"（《明医杂著·丹溪治病不出乎气血痰郁》）他不但强调脾胃对肾命的濡润营养作用，而且还提出肾命对脾胃的温煦作用，并将脾胃分开论述，即胃有胃气、胃血；脾有脾气、脾血。段素社主任把人比作一台运行的机器，机器的运行需要消耗能量。机器的持续运行必须要得以不间地的补充能量，人也一样。能量的获得渠道正是通过胃的受纳，脾的运化，不间断地为人体供应能量，人才能维持正常的生命活动，所以说"人以脾胃为本"。

三、滋补化源，慎用苦寒

薛己对脾胃病的治疗，选药精当，药少力专，疗效显著。补脾化裁于四君子或六君子；补肾惯用六味、八味。深得治本之要领。薛己认为，虚寒者，宜温补，主张用六君子汤为主方。如"若阳气虚弱而不能生阴血者，宜用六君子汤"；"阳气虚寒而不能生阴血者，亦用前汤加炮姜、肉桂"（《明医杂著·医论·丹溪治病不出乎气血痰郁》）。脾胃虚弱者宜补益，多选用四君子、六君子等方剂；若脾胃虚寒者，用四君子或六君子加炮姜、肉桂；脾虚饮食停滞者，用六君子汤送香连丸；脾胃气虚而痰积滞者，用六君子汤加枳壳、木香；若因脾胃气虚而食积滞者，用六君子汤加神曲、麦芽等。若劳倦所伤而中气下陷者，用补中益气汤升补之。段素社主任受薛己启发，主张诊治疾病要抓主要矛盾，少分型，多加减，便于掌握应用。

对于由命门火衰不能生脾土者，他多用八味丸补之。他说："此命门火衰，不能生土而脾病，当补火以生土"（《内科摘要·卷上·命门火衰不能生土等症》）、"命门火衰而脾土虚寒者，用八味丸……"（《明医杂著·卷之二·泄泻》）。可见，薛己论述脾胃是与肾和命门紧密联系起来的。

对于由脾胃虚损而产生的虚火，薛己对东垣以苦寒之药治标持有异议。他说："世以脾虚误为肾虚，辄用黄柏、知母之类，反伤胃中生气，害人多矣"（《内科摘要·饮食劳倦亏损元气等症》）、"不可认作有余之火，而用黄柏、知母之类也"。（《明医杂著·医论·劳热》）、"禁服黄柏、知母，恐多伤阳气耳"（《明医杂著·医论·内伤发热》）。

总之，明代薛己除倡导"胃为五脏之本源，人身之根蒂"外，在治疗上主张滋其化源，善用温补。滋化源者，一为补脾土；二为补肾命。脾为后天之本，肾为先天之本。脾之健运，化生精微，须借助于肾阳的温煦，故有"脾阳根于肾阳"之说。肾中精气亦有赖于水谷精微的培育和充养，才能不断充盈和成熟。因此，脾与肾在生理上是后天与先天的关系，它们是相互资助，相互促进。在病理上亦常相互影响，互为因果。如肾阳不足，不能温煦脾阳，则可见腹部冷痛，下利清谷，或五更泄泻，水肿等症。若脾阳久虚，进而可损及肾阳，而成脾肾阳虚之病证。

四、创新四神丸，治疗火不暖土之五更泻

五更泄为脾肾阳虚，命门火衰，火不暖土，以致脾失健运，肠失固摄，每至五更时分，正是阳气萌发之际，亦是一日阴寒最胜之时发生泄泻。薛己创四神丸治之，五更泻是脾胃病科常见病症，段素社主任在临床上常用薛己的四神丸为基础方，依据患者兼证不同而加减应用，每获良效。段素社主任认为五更泄不同于一般的泄泻，其特点为固定在五更时分的大便不实，急迫泄泻，此乃肾阳亏虚，阴寒内生，两阴相合，阳不胜阴，以致阳气当至不至，开阖失司，关门不固，致肠失固摄；加之肾阳虚弱，命门之火不能上暖脾土，脾阳不升，水液不行则水谷下趋。"清气在下则生飧泄"，故发生五更泄。薛氏四神丸所用补骨脂温肾暖脾，补中能涩，尤善补命门之火以温暖脾土，为治肾虚泄泻、壮火益土之要药。臣以能温中行气、涩肠止泻之肉豆蔻以暖脾胃、固大肠。与补骨脂相配发挥温暖脾胃、燥湿止泻、散寒止痛之功效。五味子既可固肠止泻，也能防泻久伤阴之弊。生姜、枣肉有散寒补中、鼓舞脾胃之运化的作用。诸药合用，可使火旺土强，阳复寒去，脾得运化，大肠始固，肾泄自愈。段素社主任称赞该方温涩并重，标本兼治，用于治疗五更泻，可谓得心应手。治疗五更泻轻症之人，可用丸药即可取效，但泄泻较重时，丸药力度稍显逊色，可加倍服用或改丸药为汤剂。可谓临证变通，师其意而不泥其迹。

第二节　张介宾倡"五脏之邪，皆通脾胃"

张介宾，生于 1563 年，卒于 1640 年，字会卿，号景岳，浙江绍兴人，明代著名医家。著有《类经》《类经图翼》《类经附翼》及《景岳全书》等，以《类经》和《景岳全书》为其代表作。以下所提到的学术观点皆出自《景岳全书·杂证谟·脾胃》。对脾胃的论述极其详尽，其主要贡献如下。

一、倡"五脏之邪，皆通脾胃"

张氏在调治脾胃疾病时，特别强调整体观念，既考虑到脾胃对其他脏腑的影响，又考虑到五脏对脾胃的影响。张氏说："脾为土脏，灌溉四旁，是以五脏中皆有脾气，而脾胃中亦皆有五脏之气，此其互为相使，有可分而不可分者在焉。"体现脏腑间的密切

关系和人是一个有机整体。所以他指出："善治脾者，能调五脏，即所以治脾胃也；能治脾胃而使食进胃强，即所以安五脏也。"他抨击当时一些医家，凡遇脾胃病，不考虑脏腑之间的整体关系，不考虑五行的生克乘侮，亦不考虑脾病的致病因素，统用参、苓、枳、术、山楂、麦芽、神曲之弊端。

他对六淫侵袭脾胃所致的疾病制定了一整套治疗脾胃病的大法："风邪胜者，宜散之"，多用麻黄、桂枝、柴胡之类治之；"寒邪胜者，宜温之"，多用肉桂、附子、干姜、丁香等药治之；"热邪胜者，宜寒之"，多用黄芩、黄连、知母、黄柏、栀子、石膏之药治之；"湿邪胜者，宜燥之"，多用苍术、白术、半夏、猪苓之药治之。能纳不能化，为脾虚，以健脾为主；既不能纳，又不能运，脾胃之气大亏，速回阳气，多用十全大补、八味丸之类。饮食停积者，宜行之，多用三棱、莪术、大黄、芒硝之类治之。劳倦内伤者，宜补之，多用人参、黄芪、白术、杜仲之类药治疗。段素社主任从张介宾"饮食停积者宜行之，用三棱、莪术、大黄、芒硝之类治之"受到启发，凡治因饮食不节的积滞，抑或脾胃虚弱的积滞都善用三棱、莪术。段素社主任讲：人知活血化瘀用三棱、莪术，不知饮食停滞用之效果更好，非独山楂、麦芽、鸡内金可治饮食停积。段素社主任治疗慢性萎缩性胃炎的著名方剂——九味饮中同样使用三棱、莪术，两味药物在治疗慢性萎缩性胃炎瘀血病机的同时兼能发挥消导助运的作用。

由于五脏邪气导致脾胃病的：心邪犯脾，分心火炽盛与心火不足。心火炽盛者，以清火为主；心火不足者，补脾土以生心火。肝邪犯脾，分肝脾俱实与肝强脾弱：肝脾俱实者，单平肝气即可；肝强脾弱者，舍肝而救脾。肺邪犯脾，分肺气壅塞与肺气不足：肺气壅塞者，泄肺以理脾之滞；肺气不足者，补肺以防脾虚。肾邪犯脾，有脾虚、肾虚之别：脾虚水克土者，以救脾为主；肾虚而启闭无权者，以壮肾为主。论述得详细而具体。

二、根据胃气，判断预后

景岳对"有胃气则生，无胃气则死"有其独到见解。一般认为，胃气是指人的脾胃之气，即功能表现。他十分强调胃气的重要性，无论是诊断疾病，还是治疗疾病，都必须顾护胃气。"凡欲察病者，必须先察胃气；凡欲治病者，必须常顾胃气；胃气无损，诸可无虑。"他认为，"凡胃气之关于人者，无所不至，即脏腑、声色、脉候、形体，无不皆有胃气，若失，便是凶候"。他还论述了依据胃气的盛衰判断五脏病变的吉凶，他认为："凡气短、气夺而声哑喘急者，此肺之胃败也"；"神昏失守，昏昧日甚，而畏寒异常者，此心之胃败也"；"躁扰烦剧、囊缩、痉强而恐惧无已者，此肝胆之胃败也"；"胀满不能运，饮食不能入，肉脱、痰壅而服药不应者，此脾之胃败也"；"关门不能禁，水泉不能化，热蒸不能退，骨痛至极不能解者，此肾之胃败也。"不管哪脏哪腑有病，都要注重调治脾胃，在治疗它脏它腑时，还要防止使用伤脾伤胃的药物，非用不可时应加强对脾胃的保护。

有胃气则生，无胃气则死，这也是段素社主任时常说给我们的一条格言。张景岳践行了这一格言，他才提出了"凡于察病者，必须先察胃气；凡欲治病者，必须常顾胃气"。段素社主任不仅在脾胃病科诊疗中是这样做的，他在给其他科会诊时同样重视脾胃，我们跟随段素社主任去病房为其他学科查房会诊，常常看到其他学科为治疗本科疾病，所用药物不是苦寒太甚，就是滋补太过。其结果是非但本科疾病没有治好，反给患者增添脾胃病症，段素社主任这时常教给年轻医生，治疗时要时刻不忘顾护胃气，脾胃不好，药物不进怎么治愈疾病，饮食不进怎么充养五脏。每当处方下药，都是在保证脾胃功能的前提下再酌情用一些针对原发病的药物，这样复诊时都能看到良好的疗效，每与段素社主任谈及此事，段素社主任讲正能胜邪，正气充足，阴阳调和，疾病向愈，正气从何而来？从饮食而来，脾胃功能正常，饮食的水谷能化作气血，有精微物质充养而正气充足，何有疾病不向愈之理！这才是人以水谷为本，水谷能变成精微物质又要以脾胃为本。治病不理脾胃非其治也。

张介宾一生成就巨大，"善补阳者必于阴中求阳，阳得阴助而生化无穷；善补阴者，必于阳中求阴，阴得阳升而泉源不竭"，段素社主任很推崇张介宾这一至理名言，这是他活用了《内经》阴阳互根理论，对独阴不生、独阳不长的引申发展，要求我们必须背熟。

第三节　李中梓首倡"脾为后天之本"论

李中梓，生于1588年，卒于1655年，字士材，号念莪，出身官宦之家。明末华亭（今上海市）人。《江南通志》曰："少年博学，习岐黄术。凡奇证遇无不立愈。"其治学主张兼通众家之长，不偏不倚；他勤求古训，博采众长，对诸家学说守其常者，他能通其变；古书中博而繁者，他能撮其要。李氏博览群书，积五十年之临证经验，治病无不灵验，常有奇效。其著作计有《内经知要》2卷、《医宗必读》10卷、《伤寒括要》2卷、《删补颐生微论》4卷、《诊家正眼》2卷等。

李氏对脾胃学说的论述主要有以下几方面。

一、首倡"肾为先天之本，脾为后天之本"论

李氏以自然界的现象，比喻人体的先后天根本的重要作用。他说："《内经》曰：'治病必求于本'，本之为言根也，源也。世未有无源之流，无根之木，澄其源而流自清，灌其根而枝乃茂，自然之经也。"（《医宗必读·卷一·肾为先天本脾为后天本论》）他从人的生理功能论述脾胃在人身的重要作用："脾何以为后天之本？盖婴儿既生，一日不食则饥，七日不食则肠胃涸绝而死。《内经》云：'安谷则昌，绝谷则亡。'犹兵家之饷道也，饷道一绝，万众立散。胃气一败，百药难施。一有此身，必资谷气，谷入于胃，洒陈于六腑而气至，和调于五脏而血生。而人资之以为生者也，故曰后天之本在脾。"（《医宗必读·卷一·肾为先天本脾为后天本论》）从而有力地论证了脾为什么为后天之本。另外，他以《内经》理论为依据，论述了阳气在人体中的重要作用。他说："余考之《内经》，'阴阳之要，阳密乃固'，此言阳密则阴亦固，而所重在阳也。又曰'阳气者，若天与日，失其所则折寿而不彰，故天运当以日光明'。此言天之运、人之命俱以阳为本也。"（《医宗必读·药性合四时论》）

二、诊断特点：强调四诊合参

李中梓在他的《不失人情论》中写道："有讳疾不言，有隐情难告，甚而故隐病状而试医以脉，不知自古神圣未有舍望闻问而独凭一脉者，且如气口脉盛则知伤食，至于何日受伤，所伤何物，岂能以脉知哉？"这是李中梓对神化脉诊，轻视其他诊察方法的一个有力批判。

李中梓十分重视脉诊，在他的《诊家正眼》中有一节叫"诊贵平旦"中这样说道："诊法常以平旦，阴气未动，阳气未散，饮食未进，经脉未盛，络脉调匀，气血未乱，乃可诊有过之脉"。文中讲到了为什么平旦诊断，这和现代测基础体温的时间是一致的，有它的科学性。但当时是请医生到家中为其诊治，而现在是病人到医院诊所找医生，无法做到平旦诊脉。段素社主任强调让病人静下来，心平静气时才诊脉。

《诊家正眼·必先问明然后诊脉》中认为诊察疾病应先问清病情而后诊脉，如果不问其证之所由起，先与切脉，未免模糊揣度，必不能切中病情矣。

段素社主任评价李中梓时这样说：虽然李中梓脉学造诣至深，然又不偏执一端，十分强调临证时要望、闻、问、切，四诊合参。《诊家正眼》一书均有扼要论述，他的观点至今仍很适用，尤其是对当今社会上唯凭脉测病之弊端，批评甚剧。由此可见李中梓实事求是的治学态度令我们敬佩。

段素社主任很推崇李中梓的行医技巧，临证强调四诊合参，不仅崇尚古代的诊断方法，而且还推出新的诊断理念，把望诊从传统推向借助现代化科学手段，借助内镜把传统望不到的部位，实现了望得到，并把通过现代仪器望诊所见的真实情况，作为诊断和分型的重要依据，使诊断更加客观化、标准化，真正做到了"望而知之谓之神"。通过胃镜诊断胃病，通过肠镜诊断肠道疾病，通过超声诊断实体器官疾病，这些都是段素社主任继承与创新的具体体现，实现了现代诊疗手段与传统中医诊断方法的完美融合。

三、治疗特点

他指出，治后天根本则有饮食、劳倦之分。饮食伤者，虚中有实，枳术丸消而补之；劳倦伤者，乃属纯虚之证，补中益气汤升而补之。他说："每见立斋治症多用前方，不知者妄议其偏，唯明于求本之说，而后可以窥立斋之微耳。"（《医宗必读·肾为先天本脾为后天本论》）

对于先后天的治疗，李中梓的特点是理脾不拘于辛燥升提，治肾不拘于滋腻呆滞。既反对时医滥用苦寒，又不赞成滥用桂、附，主张补肾与理脾兼行。如欲用辛温扶脾，须防愈耗肾水，扶脾之中参以五味、白芍等；欲甘寒补肾，恐滋腻不利于脾，故在滋肾之中佐以砂仁、沉香等。学好李中梓的用药配伍经验对一张中药处方的严谨性是很有帮助的。段素社主任强调，所开出的处方，必须对应病症认真审查，不能有一味多余的药物，每味药物都要符合配伍的原则，与病症病机相对应。

第四节　叶桂创立了胃阴学说及肝胃同病，醒胃必先制肝

叶桂，生于 1666 年，卒于 1745 年，字天士，号香岩。江苏吴县人，一生忙于诊务，无暇著述。以其门人总结的《温热论》和《临证指南医案》面世。《临证指南医案》是其门人华岫云等辑录整理的一部重要临床著作，每病列医案若干则，后附门人等撰写论治一篇。其记述周详，内容丰富，征引广博，依据经典，辨证精当，立法准确，处方中肯，用药灵动，切合临床，集中反映了叶天士的学术思想和诊疗经验。

一、提出脾胃分治理论

叶氏在强调胃阴学说的同时，在脾胃分治的观点上又有发挥。叶氏说："胃为阳土，非阴柔不肯协和"，"脾喜刚燥，胃喜柔润"，"盖胃腑为阳土，阳土喜柔，偏恶刚燥，

若四君、异功之类，竟是治脾之药，腑宜通即是补。"突出强调，对脾胃两者应加以区别，脾胃的属性不同：胃属戊土，脾属己土，戊阳己阴；脾胃的功用不同：脏宜藏，腑宜通，纳食主胃，运化主脾，脾宜升则健，胃宜降则和；治法上的不同：仲景急下存阴，其治在胃，东垣大补阳气，其治在脾。脾阳不足，胃有寒湿，一脏一腑皆宜温燥升运者，当遵东垣温阳益气之法；而脾阳不亏，胃有燥火，当用叶桂益阴养胃之法。

叶氏脾胃分治的认识，尤其提出胃阴宜养的学术观点，给后世医家很大启迪，至今对临床仍有重要指导意义。段素社主任讲："腑宜通即是补"讲得极为经典，六腑皆如此，不通即是病。但通之法各异，不能只是下法，润导、疏利、渗利、清利等应分别应用，也有助之使通者，还有消导使通者。

二、创立了胃阴学说

叶天士对李东垣的《脾胃论》推崇备至，叶氏临证也十分重视脾胃。他说："土旺四季之末，寒热温凉随时可用，故脾胃有心之脾胃、肺之脾胃、肝之脾胃以及肾之脾胃。"在温病的治疗中，他特别强调滋养脾胃之阴，认为温病存得一分阴液，便留得一分生机。形成胃阴虚的因素约有以下四种：禀质木火偏胜，烦劳郁怒，五志过极，阳升火炽，燔灼胃阴；素体阴虚，或年老液衰，复加外感温热燥邪，劫耗胃阴；五味偏胜，过食辛辣温燥之品；误治，如辛散劫阴，燥热助火。

叶氏明确提出"胃易燥"，"胃为阳明之土，非阴柔不肯协和"的论点。叶氏养胃阴多用甘平或甘凉濡润之品，使津液来复，通降自成，具体方法运用如下。

1. 甘凉濡润法

用于燥热灼烁胃阴的病证。

症见舌红或绛，咽干或咽痒干咳，气逆咯血，烦渴思饮，不寐，肌燥而热，虚痞不食，便秘燥结，或脘中觉热，脉数促。阴伤较甚，燥热不平急投甘凉濡润之品，如沙参、麦冬、石斛、花粉、玉竹、白芍、蔗浆、梨汁等。

2. 酸甘济阴法

用于肝阴虚耗，肝用太过，化热上扰，胃阴受伤者。症见废食不便，心烦热、渴，或喜酸甘，或眩晕，干呕恶心，舌干唇红或舌光剥。予酸甘济阴法，药如白芍、乌梅、石斛、沙参、麦冬、生地、五味子、木瓜等。如肝风震动、昏迷欲厥，另以生牡蛎、黑豆衣以祛风。

叶天士提出"胃为阳土，宜凉宜润""阳明阳土，得阴则安"等观点，治疗上创立了养胃阴法，以味甘、性凉药为主。段素社主任中医师据此在九味饮组方时使用了麦冬、石斛、黄精三味涵养胃阴、生津益胃的药物，三味药针对慢性萎缩性胃炎胃阴虚的病机丝丝入扣。通过养阴生津，胃得到阴液的滋养，萎缩得以恢复。

三、治疗脾胃病的特点

1. 温邪入里，到气清气。叶氏在《温热论》对邪在中焦气分的治疗，均有扼要的叙述："到气才可清气"，是对无形经热的主要治法，即以白虎汤辛寒清泄气分为主。如见大腹满痛、舌苔老黄等阳明热结证，叶氏指出："皆当下之，如小承气汤，用槟榔、青皮、枳实、元明粉、生首乌等。"

2. 治湿要招，利尿通阳。针对湿热之邪，"如油入面之难舍难分之势"，叶氏提出"通阳"的治则，他说："热病救阴犹易，通阳最难。救阴不在血，而在津与汗；通阳不在温，而在利小便。""通阳"是一种宣通气机、畅利三焦的方法。湿热阻遏气分，三焦失畅，小便不利，湿无出路。通过宣通气机使小便通利，湿随利去，这是治湿热之要招。

华岫云在总结叶天士治疗湿邪时说："人身若一小天地，今观先生治法，若湿阻上焦者，用开肺气，佐淡渗，通膀胱，是即启上闸，开支河，导水势下行之理也。若脾阳不运，湿滞中焦者，用术、朴、姜、半之属以温运之，以苓、泽、腹皮、滑石等渗泄之，亦犹低窊湿处，必得烈日晒之，或以刚燥之土培之，或开沟渠以泄之耳。其用药总以苦辛寒治湿热，以苦辛温治寒湿，概以淡渗佐之，或再加风药，甘酸腻浊，在所不用。总之，肾阳充旺，脾土健运，自无寒湿诸证。肺金清肃之气下降，膀胱之气化通调，自无湿火、湿热、暑湿诸证。"段素社主任讲：湿的特性重浊而黏滞，湿邪为病不宜速除，虽有"治湿不利小便非其治也"之说，但绝非唯一的治法，必须选对治法方可效验。

3. 治疗虚损，甘药培中。治疗虚损力倡甘药培中，旨在恢复胃气，因人身之精气资于水谷，而甘药能"培生生初阳，是劳损主治法则"。培中则主张脾胃分治，脾阳虚以温补为宜，升阳为要；胃阴虚以养阴为宜，降胃为先。胃阳虚，"通补为宜"，常用陈皮、半夏、茯苓、厚朴等，务使补中有通。脾胃两虚者，兼顾两者，常用黄芪建中汤去生姜或麦门冬汤去半夏治之。段素社主任治脾胃虚弱证用小建中汤、黄芪建中汤居多。

4. 久病通络，常用三法。叶天士说："初为气结在经，久则血伤入络"，"初病在经，久病入络，以经主气，络主血，则可知其治气治血之当然也。凡气既久阻，血亦应病，循经之脉络自痹，而辛香理气、辛柔和血之法，实为对待必然之理。"由气结到血伤，是一个病理变化发展的过程，故治疗非治气既治血，治血宜通络，"以经主气，络主血也"。

（1）络脉气虚，法宜补气通络：叶氏说："大凡络虚，通补最宜。"胃络气虚，或为胃痛，或为呕吐，或为泄泻，或为吐血，或为便血，或为积聚。治宜补气通络。常用药有黄芪、人参、云苓、白术、甘草、当归、桂枝、郁金、青葱管、旋覆花等。

（2）痰浊阻络，法宜祛痰通络。叶氏说："痰因气滞，气阻血瘀""胃痛久而屡发，必有凝痰聚瘀。"或为胃痛，或为积聚。治宜祛痰通络，即用"辛润苦滑，通胸中之阳，开涤浊涎结聚"。常用药有瓜蒌、薤白、半夏、茯苓、生姜、白芥子等。

（3）胃络瘀结，法宜化瘀通络。叶氏说："久病入络，气血皆窒。"又说，"久有胃痛，更加劳力，致络中血瘀，经气逆，其患总在络脉中痹窒耳。"或为胃痛，或为噎膈，或为吐血，或为便血，或为积聚。治宜化瘀通络，即"血无凝着，气可宣通"。常用药有蜣螂虫、全虫、五灵脂、桃仁、桂枝、当归、姜黄、郁金等。段素社主任创九味饮用三味活血药，正是叶桂"胃痛久，治在血分""久病胃痛淤血积于胃络"之实践。肝纤维化是漫长病史形成的久病，段素社主任尊叶天士"久则血伤入络"的思想治以活血通络，所创治疗肝硬化的专方软肝煎中就有大黄、三棱、莪术、赤芍、土鳖虫、丹参等活血通络之品，通过活血通络达到消症软坚的目的。

四、肝木克土，治肝为先

张仲景讲："见肝之病，知肝传脾，当先实脾"，讲的是木与土的疾病传变关系，也是重视脾胃，积极主动预防脾胃病的发生。叶桂对张仲景预防脾胃病发生，做了发扬和发展，对肝脾同病有了新的见解和方法，在《临证指南医案·木乘土》中讲到："盖肝为起病之源，胃为传病之所"，"醒胃必先制肝"。《临证指南医案》在治疗木乘土的医案中，这样来解释所用药物。"今胃被肝乘，法当补胃，但胃属腑阳，凡六腑以通为补。黄连味苦能降。……有姜、椒、归须气味之辛，得黄连、川楝之苦，仿《内经》苦与辛合，能降能通。"这其中除叶桂"醒脾必先制肝"外，又有了六腑以通为补、苦降辛开的治疗理念。这些理念和方法在脾胃病的辨治中，至今发挥着重要作用。

段素社主任运用辛开苦降、通腑泄浊的方法治疗功能性胃肠病中的功能性消化不良，研制出治疗功能性消化不良、胃炎、胃动力障碍的专药——胃新胶囊，其作为河北省食品药品监督管理局批准的院内制剂用于临床，为众多的患者解除了病痛，并获国家发明专利。

叶桂的一个医案："席，大便未结，腹中犹痛，食入有欲便之意，胃阳未复，肝木因时令尚横。用泄木安土法。"段素社主任在深入研究泄木安土法和便秘型肠易激综合征的发病机制后，对叶桂该医案所用药物进行调整，指导科室做科研立项和临床研究，取得良好成效。脾胃病科在段素社、周焕荣老师的带领下，由河北省中医药管理局立项的科研项目：柔肝醒脾法治疗便秘型肠易激综合征的论文已在核心期刊发表。功能性胃肠病是情志为病，是脑－肠轴出了问题。叶桂的肝脾胃理论，对指导多种功能性胃肠病的辨治有实用价值。段素社主任等所著的《功能性胃肠病中西医特色诊疗》一书，离不开叶桂的学说理论与临床经验。

第五节　吴塘创立三焦辨证，尤重中焦脾胃

吴塘，生于 1758 年，卒于 1836 年，江苏淮阴人，字鞠通，一生潜心研究温病，在继承历代医家的温病学说，尤其是叶天士卫气营血理论的基础上，结合自己丰富的临证经验，创立了三焦辨证纲领，著有《温病条辨》。他认为温病的发展演变是按"始于上焦，终于下焦"的规律进行的，即在层层深入的同时，病变由上焦向中焦、下焦发展，以纵向传变为主。无论伤寒之邪化热入里，或是温热、疫病、湿浊等邪，均可侵犯中焦脾胃。故温病之中，中焦病证最多，亦最为复杂，《温病条辨》全书共 238 条，中焦篇就占 102 条。可以说，吴鞠通论述中焦病证最为详细、最为深刻。

一、总结出温邪传入脾胃传变规律

吴氏善于将复杂的临床现象做高度概括，为中焦温病设立总纲以及针对中焦各个病证设立多个提纲，指导后人驾驭复杂的临床现象。《温病条辨》中焦篇第 37 条说："风温、温热、温疫、温毒、冬温之在中焦，阳明病居多；湿温之在中焦，太阴病居多；暑温则各半也。"这是中焦温病的总纲，说明所有温病之在中焦的总趋势。一般温热在中焦多归为阳明证，湿温在中焦多归为太阴证；而暑温虽暑热偏盛，多阳明证；但暑多兼湿，又兼有太阴证，故称"各半也"。

再如《温病条辨》中焦篇第 43 条说："湿之入中焦，有寒湿，有热湿，有自表传来，有水谷内蕴，有内外相合。其中伤也，有伤脾阳，有伤脾阴，有伤胃阳，有伤胃阴，有两伤脾胃。伤脾胃之阳者，十常八九；伤脾胃之阴者，十居一二。彼此混淆，治不中窾，遗患无穷，临证细推，不可泛论。"这是湿证在中焦的总纲，说明湿证病因病机总规律，以及其伤阴伤阳种种演变的规律。

在中焦篇第 1 条云："面目俱赤，语声重浊，呼吸俱粗，便闭，小便涩，舌苔老黄，甚则黑有芒刺，但恶热不恶寒，日晡益甚者，传至中焦，阳明温病也。脉浮洪躁甚者，白虎汤主之；脉沉数有力，甚则脉体反小而实者，大承气汤主之；暑温、湿温、温疟不在此例。"这是中焦温病的提纲，阐明了阳明热结的主要脉证与治法。

二、丰富了温病下法的方药

吴氏论中焦温病的治疗之法，针对温热和湿热之邪的不同，加以论述。

1. 温热之邪在中焦，或清或下，随证而定。热在气分，当用清法，无湿用白虎汤，有湿用三石汤（滑石、生石膏、寒水石、杏仁、竹茹、金银花、金汁、白通草）或白虎加苍术汤，热伤津气用白虎加人参汤等，论述甚详。

而其对中焦温病的突出贡献，在于大大扩大和丰富了下法。他将下法从《伤寒论》的三承气汤法发展到温热通下十二法。

温病大实大满用大承气；腑实轻证用小承气；"热结旁流"用调胃承气（中焦篇第1、3、6、7条）；温病三焦俱急用承气合小陷胸汤；"温病三焦俱急，大热大渴，舌燥，脉不浮而躁甚，舌色金黄，痰涎壅甚，不可单行承气者，承气合小陷胸汤主之"（中焦篇第10条），这是用小承气、小陷胸合方，用以治疗上焦、中焦同病，古方新用，甚为巧妙。温病液亏便秘用增液汤："阳明温病，无上焦证，数日不大便，当下之，若其人阴素虚，不可行承气者，增液汤主之"（中焦篇第10条），这是一种"增水行舟"法。这样，大承气、小承气、调胃承气以及增液汤形成该书的鼎足而立的三类下法。吴氏对此总结："本论于阳明下证，峙立三法，热结液干之大实证，则用大承气；偏于热结而液不干者，旁流是也，则用调胃承气；偏于液干而热结少者，则用增液，所以回护其虚，务存津液之心法也。"

此外，在中焦篇第17条，提出五个"下之不通"证和五种特殊下法："阳明温病，下之不通，其证有五，应下失下，正虚不能运药，不运药者死，新加黄龙汤主之。喘促不宁，痰涎壅滞，右寸实大，肺气不降者，宣白承气汤主之。左尺牢坚，小便赤痛，时烦渴甚，导赤承气汤主之。邪闭心包，神昏舌短，内窍不通，饮不解渴者，牛黄承气汤主之。津液不足，无水舟停者，间服增液，再不下者，增液承气汤主之。"所谓下之不通，意即用下法而大便不下，热结不除；或用一般下法，大便虽下而证候不除，甚或加剧而言。对此五种情况，分别用五种不同下法，其中"无水舟停"者，除用增液或增液承气汤以外，吴氏又提出"护胃承气汤"（增液承气去芒硝加知母、丹皮，中焦篇第5条）。如见下焦蓄血证，则用桃仁承气汤："少腹坚满，小便自利，夜热昼凉，大便闭，脉沉实者，蓄血也，桃仁承气汤主之，甚则抵当汤。"（下焦篇第21条）

以上凡十二法，针对中焦温病的种种变化，灵活而实用，甚为可贵。

脾胃为后天之本，气血生化之源泉在于脾的运化功能，将精微物质运化到机体各个部位，以供生命活动所需，脾还担任运化水湿的功能。吴鞠通在这里讲，"正虚不能运药，不运药者死"，说的是当疾病所致正气虚弱，脾失运化功能，所服药物不能通过脾运到需要的部位，发挥药物的治疗作用，人就会死亡，这是吴鞠通对"脾为后天之本"的一大贡献。段素社主任十分推崇吴鞠通所创增液汤、增液承气汤以及所创增水行舟的治疗理念，并用以此为鉴，化裁的方剂畅泰二号方治疗气虚津亏的功能性便秘，取得良好的疗效，在方中增加补气药，以增加肠动力。段素社主任治疗非急症的便秘不用含蒽醌类的中药，如大黄、虎杖、首乌、决明子、芦荟、番泻叶等，避开了用这些药物治疗便秘所产生的药物依赖。

2. 丰富了湿热之邪的治法和方药。吴氏在《温病条辨》上焦篇（第43条）云："头痛恶寒，身重疼痛，舌白不渴，脉弦细而濡，面色淡黄，胸闷不饥，午后身热状若阴虚，病难速已，名曰湿温。汗之则神昏耳聋，甚则目瞑不欲言，下之则洞泄，润之则病深不解。长夏深秋冬日同法，三仁汤主之。"此条提出湿温初起主要脉证、治法、禁忌及误治后果，文字精练，内容深刻，向为后人所推崇，可谓是湿温证的提纲。

段素社主任临床上凡遇胸膈满闷、呕恶不适、头身困倦、舌苔腻浊而厚等湿困中焦者，不管是哪个季节都用三仁汤治之，效如桴鼓。段素社主任讲：都说湿邪重浊，湿性黏滞，湿邪为病不易速除，那是没有开对方，用对药。吴鞠通的三仁汤就既好使，又管用。

湿热之邪在中焦以清化宣畅为原则：湿热在中焦，其证最为复杂，治法繁多。因湿热之邪，其性氤氲黏腻，湿热在气，常呈弥漫之象，上至清窍、中至脾胃、三焦，下及二阴，旁注四肢经脉，无处不到。如湿热之邪以阻遏中焦为主，吴氏设立五个加减正气散辨证治之，可谓经验丰富："三焦湿郁，升降失司，脘连腹胀，大便不爽，一加减正气散主之"；"湿郁三焦，脘闷便溏，身痛舌白，脉象模糊，二加减正气散主之"；"秽湿着里，舌黄脘闷，气机不宣，久则酿热，三加减正气散主之"；"秽湿着里，邪阻气分，舌白滑，脉右缓，四加减正气散主之"；"秽湿着里，脘闷便泄，五加减正气散主之"（中焦篇第59～62条）。以上五证，均以脾胃湿热、湿阻中焦为主，这是用藿香正气散加减治疗的共同基础，根据兼症不同而做不同的加减。因此，取正气散中的藿香（叶或梗）、厚朴、陈皮、茯苓作为基础药，如以湿阻气机、脘腹胀满为主，则加茵陈、杏仁、神曲、麦芽、大腹皮而成一加减正气散，以清利宣通为主；如出现身疼、脉象模糊，湿阻经脉，则加木防己、生薏米、大豆卷、通草而成二加减正气散，通利经络之湿；如湿郁化热，则加滑石、杏仁而成三加减正气散，以清热利湿；如湿阻气分而见苔白滑，脉缓，则加草果、山楂、神曲而成四加减正气散，加强化湿和升清降浊之功；如见泄泻，则加苍术、谷芽、大腹皮而成五加减正气散，以健脾燥湿止泻。此五证五法，辨证准确，加减灵活，给我们以很大启发。此与温热在中焦的"下之不通"五法相对照，温热、湿热两个治疗体系更为明了。这是对温病湿热证的一大贡献。

总之，中医脾胃学说导源于《内经》《难经》，发展于汉唐，成熟于金元，明清时期得到进一步完善与发展。先秦时期，《内经》《难经》对脾胃的形态、部位、特性、功能进行了详细阐述。东汉张仲景明确提出"四季脾旺不受邪"。金元时期李东垣提出"内伤脾胃，百病由生"，强调"调脾胃以安五脏"，可以说正式创立了脾胃学说。明清时期，薛己首倡"脾为人身之根蒂"；李中梓提出"脾为后天之本"论，主张脾肾并重；张景岳着重发挥"治五脏以调脾胃"的观点；叶天士则提倡"脾胃分治"，尤重"养胃阴"。吴鞠通总结出中焦温病的传变规律，共同形成和发展了脾胃学说。

第六节　严洁、施雯、洪炜药物学知识对脾胃病的贡献

清代严洁、施雯、洪炜共同编撰的《得配本草》是一部切合临床用药实际的药书。该书成书于 1761 年，它由三位具有丰富临床经验的医生相互切磋，共同纂成。该书简明实用，用药经验丰富，尤其是其中的药物配伍和药物作用比较，对临床运用中药颇多裨益。

三位医家是姚江（今浙江余姚）的严洁（字青莲，号西亭）、施雯（字文澍，号澹宁）、洪炜（字霞城，号缉庵），三位作者的生卒年份不详。他们的医学活动主要在康熙末乾隆初期（18 世纪上半叶）。他们虽同在一乡行医，但却毫无同行相忌之病，且"诊视遇险难者，三人必反复辨论，以故试其药，无不得心应手"。能在一起会诊疑难病症，且反复讨论用药之理，这在古代的医家中，堪称难能可贵。除切磋学问之外，三位医家还在一起合作撰写医药书籍。

一、强调药物的配伍应用

所谓"得配"，实际上就是药物的简单、适宜的配伍。"药独入一经，以治一病，亦随佐使而治百病，今著配偶于主治之后，使知寒热攻补，变化无穷。苟能触类旁通，运用自然入妙。"这就是这本药书的不同之处和价值所在。

换言之，作者希望读者能在了解药物的基本功能之后，立即能知道它们的配伍运用方式，从而能触类旁通，变化用药。

该书的最大学术特点就在于这一"得配"。为该书作序的魏阳最能体会到作者的苦

心，他认为，本草书专谈药，注重性味的寒温消补；方书则从方剂角度，讨论其君臣佐使。如此则"知药者不知方，知方者仍不知病"。《得配本草》的三位作者深知"药之不能独用，病之不可泛治"。药物一定要配伍之后才能发挥更大的作用，疾病也只能使用针对性很强的药才能取得良好的效果。因此，他们在该书单味药的主治之后，用非常简单的句式，提示该药物最佳的简单配伍，以及配伍所能发挥的功能和主治。

各药的配伍内容，一般都只配伍上 1 ~ 3 味药，不至于像记忆方剂那么复杂。但熟悉了这些简单配伍之后，如果能融会贯通，则又成为组成更大方剂的基础。从这个意义上来说，"得配"实际上是某些药物的基本配伍方式。也可以说，一般本草著作注重的是"辨性以明其体"，而该书的重点是"详治以达其用"。

所以，该书魏序中称赞："得一药而配数药，一药收数药之功；配数药而治数病，数病仍一药之效。以正为配，固倡而随；以反为配，亦克而生。运用之妙，殆无过此已。"该书对临床医生的意义，即在于可以发挥良好的指导药物配伍的作用。学习任何一本书的关键，是掌握该书最有特色的创新内容，而《得配本草》最值得临床医生注意的地方有两处，即熟悉掌握药物的配伍方法和横向比较药物的作用。

段素社主任认为，历代的本草著作都是讲单味药物的性味归经和功能主治，而能讲配伍后产生的作用变化仅《得配本草》一部，实属难得。段素社主任还讲起他在河北省中医院内科跟师于周桂芳老师学习中医，她正是当代《中药配伍应用》一书的作者，因为她非常懂得中药配伍后产生的新作用，所以临床效果明显，故而段素社主任很推崇《得配本草》和《中药配伍应用》两部著作。段素社主任擅长中药配伍应用，他的灵感源于这两部著作和跟师学习，他不仅创造了十余种治疗消化病的专方，还为其他科室的专病设立了专方。

二、芳香类药物有醒脾之功

木香"气滞于上，火郁于中，则脾气不醒。木香破滞而醒脾，使脾得淫气于心，散精于肝，气血调和，而肝脾之病自除"。红豆蔻"入手足太阴经。温肺醒脾，散寒燥湿，解酒毒，消食积"。缩砂仁"入手足太阴、阳明、足少阴经气分。醒脾胃通行结滞，引诸药归宿丹田"。甘松"芳香能开脾郁，少加入脾胃药中，甚醒脾气"。芳香的菜类，同样有醒脾之功，如香薷"醒脾益气"。

脾喜燥而恶湿，土爱暖而喜芳香，凡有辛香温燥特性的药物，主入脾胃之经，能促进脾胃运化，消除湿浊，前人谓之"醒脾"。同时，其辛能行气，香能通气，能行中焦之气机，以解除因湿而引起脾胃气滞症状。段素社主任研发的运胃合剂正是使用了有醒脾作用的木香、砂仁等芳香之品以达醒脾开胃之功效。

炒香醒脾与配伍后醒脾：酸枣仁"醋炒，醒脾"；香附"配檀香理气醒脾"。葛根"佐健脾药有醒脾之功"。像绿萼梅、藿香、佩兰、玫瑰花等具有芳香气味的中药都有醒脾之效，这些药物常常被段素社主任使用。段素社主任认为脾主运化，运者动也，香气走窜不定，最能解脾气壅滞，特别是脾为湿困时，更应配伍醒脾药来组方应用。

三、通过炮制改变药物的特性

如白术的炮制，"入风痹药中宜生用。一云补中气生用。燥脾胃，陈壁土拌炒；和胃，米泔浸炒；补气，蜜水拌炒；理气，枳壳汁炒。恐其性燥，乳拌蒸熟。去滞，姜汁炒。除胀，麸皮拌炒。去水，苍术拌炒。治泻痢，炒黑存性"。《得配本草》对多种药物都有详尽的炮制方法，只有丰富的炮制，才能为临床医生提供丰富的选药基础。

自古医药一体，而当今中医中药分制现象严重，发展中药临方炮制将使中医临床用药更加丰富，也使中医辨证论治、个性化给药的特色能够充分发扬，同时，也将加快中药炮制学科的发展步伐。中医临床专家、石家庄长城中西医结合医院前院长段素社认为，古代没有当今如此规模的中医医院，而是中医中药融合一体，中医师熟悉中药的产地、产季、加工、炮制，通过医与药的密切配合，发挥出突出的临床效果，形成了鲜明的中医特色。可以说，中药临方炮制，是保证中医特色的前提，是中医精准治疗的前提，也是提高中医疗效的前提。

然而，随着中医医疗机构医药分制，医师药师间相互交流减少，自古"医药一体"的状况不复存在，致使临方炮制这一中医特色的重要环节缺失。中医师不了解药房中药的炮制情况，甚至有些只了解教材中的药物功效，不懂得中药经炮制后药性的变化和作用的改变，导致在处方时提不出临方炮制要求；而不少中药师缺乏中医基础知识，炮制理论和技术等基本功不扎实，看不明白中医处方的功能主治，不能做相应的临方炮制，而影响临床效果。这是段素社主任就目前中医药发展状况的担忧之处！

四、细微之处显真功

对于白术的应用，《得配本草》的作者提醒说："脾本阴脏，固恶湿，又恶燥。太润未免泥泞，太燥反成顽土。如不审其燥湿，动以白术为补脾开胃之品而妄用之，脾阴虚乏，津液益耗。且令中气愈滞，胃口愈闭。肺金绝其元，肾水增其燥。阴受其害，不可胜数。若脾气虚乏，或因虚不能制湿者，用之乃为得当。"有道是细节决定成败，学习古人的认真态度，临证时把握好每个细节，养成严谨的治学态度，正如段素社主任所教导的"细微之处看高度"。

　　总之,《得配本草》是一部必读的药物学专著。现在临床很少见到单独用一味药治疗疾病而多为复方。复方不是每一味药的罗列,而是药物与药物通过配伍协同来治疗疾病。掌握中药配伍知识对提高疗效大有裨益。《得配本草》中对芳香醒脾类药物的论述,对指导脾胃病用药意义非凡,常被段素社主任所推崇。

下篇　段素社脾胃病临床经验

第四章 医理探索

第一节 发皇古义，创立新说

一、《素问·痿论》对慢性萎缩性胃炎诊断与治疗的指导意义

1. 《素问·痿论》对痿证的认知

《素问·痿论》以五脏与五体相结合为立论依据，论述了痿躄、脉痿、筋痿、肉痿、骨痿的病因病机，论述了"五脏使人痿"所分别产生相应的临床表现。指出："肺热叶焦，则皮毛虚弱急薄，著则生痿躄也。心气热，则下脉厥而上，上则下脉虚，虚则生脉痿，枢折挈胫纵而不任地也。肝气热，则胆泄口苦，筋膜干，筋膜干则筋急而挛，发为筋痿。脾气热，则胃干而渴，肌肉不仁，发为肉痿。肾气热，则腰脊不举，骨枯而髓减，发为骨痿。"

《素问·痿论》通篇提及肺心肝脾肾五脏致痿的病因病机为"热"，治疗"痿"提出"独取阳明"，体现了《内经》"治病必求于本"的思想。五脏因热致痿后的治疗应独取阳明胃腑进行施治，强调了胃腑在治疗痿症的重要地位。《医学从众录》："盖阳明为五脏六腑之海……若阳明虚，不能藏受水谷之气而布化，则五脏无所禀，宗筋无所养，而痿躄作矣。"胃为水谷之海，功用在于受纳和腐熟水谷。通过脾胃肺提供精微物质，而输布全身，使五脏六腑、四肢百骸得到涵养而发挥正常的生理功能。

"治痿独取阳明"为治疗痿症的治本之策。《素问·痿论》讲治痿独取阳明实为治疗痿症离不开治疗阳明。调治其他脏腑皆为治标之法。治标不忘治本，火热为病，阳明先虚，后累及主脏，五脏因热致痿产生相应的临床表现。热邪为病，则易致燥，胃喜润而恶燥。《症因脉治·痿症论》指出："阳明者，五脏六腑之海，主润宗筋，主束骨而

利关节。明言阳明广纳水谷，饮食热物，必先受之。五脏六腑，皆禀气于胃。若肠胃有积热，则阳明受热。肺受火刑，而成痿矣。"可见清阳明之热亦属"独取阳明"之范畴。对于"治痿独取阳明"，临床可以从以下三个方面来理解：一是不论选方用药，针灸取穴，都应重视补益脾胃。二是"独取阳明"尚包括清胃火、祛湿热，以调理脾胃。三是临证时要重视辨证施治。

2. 《素问·痿论》与肺痿

《素问·痿论》提及的痿症被公认为肢体筋脉迟缓，软弱无力，不能随意运动，或伴有肌肉萎缩的一种病症。《素问·痿论》影响意义深远，后世一提起痿证就局限于此，不敢越雷池半步。《中医内科学》还有肺痿一病。肺痿是指肺叶痿弱不用，临床以咳吐浊唾涎沫为主证，为肺脏的慢性虚损疾患。《金匮要略心典·肺痿肺痈咳嗽上气病脉证治》说："痿者萎也，如草木之萎而不荣。"用形象比喻的方法以释其义。肺痿的病名最早见于张仲景的《金匮要略·肺萎肺痈咳嗽上气病脉证治》，对肺痿的主证、特征、病因、病机、辨证，均做了较系统的介绍。《证治汇补·胸膈门》云："久嗽肺虚，寒热往来，皮毛枯燥，声音不清，或嗽血丝，口中有浊唾涎沫，脉数而虚，为肺痿之病。因津液重亡，火炎金燥，如草木亢旱而枝叶萎落也。治宜养血润肺、养气清金。初用二十二冬汤以滋阴，后用门冬清肺饮以收功。"以上列举了肺痿的症状脉象和"津液重亡，火炎金燥"的病因病机。"如草木之亢旱而枝叶萎落"的病理现象。"养血润肺，养血清金"的治疗方法和应用二十二冬汤、门冬清肺饮治疗肺痿的专门方剂，可谓对肺痿论述的详细完备。《临证指南医案·肺痿门》说："肺痿一症，概属津枯叶燥，多由汗下伤正所致。夫痿者，萎也，如草木之痿而不荣，为津亡而气竭也。"由上可知，自张仲景首提肺痿到后世医家的研究和发展，依据症状、病机和借助自然界草木之叶发生枯萎之象，运用取类比象的法则，把肺脏发生"肺叶枯萎"的形象展现我们面前。《内经》没有"肺痿"，自汉朝张仲景首提肺痿症未独立成篇，历代医家在临床实践中不断研究、不断完善，以至发展到当今《中医内科学》将肺痿独立成篇，在肺痿的定义、病因病机、诊查要点、辨证论治、预防调护、临床备要等全面系统地展现出来。

3. 慢性萎缩性胃炎当属中医的胃痿

慢性萎缩性胃炎临床多发而难治，被列为胃癌的癌前疾病之一，因可发展为胃癌而被医患所重视。西医无有效逆转方案，祖国医学将其勉强归属于"胃脘痛""痞满"等范畴，在辨证分型上，医家根据不同的临床表现各抒己见。但由于该病临床表现缺乏特异性，中医界尚未提出被广大医务工作者所接受，且用于临床实践的辨证分型规范。如有的将该病辨证为脾胃虚弱气失健运型、肝气不舒气机阻滞型、胃阴不足气机不利型、瘀血阻滞气机不畅型、胃热上亢胃气上逆型。而有的将该病分为气滞、血瘀、湿阻、热瘀、阴虚、气虚多达六个证型。如此证型林立且表述不一必然会导致后学者莫衷一是。要解决这些问题，必须先解决慢性萎缩性胃炎到底属于中医的什么病，病机是什么，上述两个问题确定之后才能针对病机确定治法和遣方用药。这是避免分型混乱，见仁见智的基础，是提高疗效的前提。

　　笔者深受从痿证到肺痿的启发，慢性萎缩性胃炎是胃镜的诊断，有时是体检中发现，患者并无任何症状，有了症状时表现不一，治疗难度较大。在无证可辨时中医认为它到底是不是一种病？如是，当为中医的什么病？这就启发作者把胃镜和病理所见作为慢性萎缩性胃炎的病名和辨证的依据进行研究。

　　慢性萎缩性胃炎是靠胃镜和病理确定诊断的。胃镜下表现是胃黏膜变薄，血管显露，可有结节、糜烂等；而病理表现胃黏膜固有腺体减少、萎缩增生等。内镜和病理所见可丰富中医的"望诊"内容，作为中医诊断辨证、确定证型以及病机的重要依据。"眼见为实"，依据中医借助于胃镜望诊所见，看到了慢性萎缩性胃炎胃黏膜的枯萎之象，能否像从《素问·痿论》到肺痿那样，可以认为慢性萎缩性胃炎属于中医的痿症——胃痿。如果说肺痿是从《素问·痿论》中发展而来，是历代医家经过取类比象逐步完善其病名、病因、病机、症状、治法、方药形成现在完整的体系。那么慢性萎缩性胃炎在肺痿的启发下，同样可以完成由《素问·痿论》到胃痿完整的体系。古人对该病是触之不及，望之不见，而只能靠传统诊断法则来"查其外、知其内"。由于历史条件限制，不能指望古人能解决中医的所有问题。历代医家对经文的解读有很多不同，应该理解。而随着社会的发展，时至今日，靠胃镜检查就可以真相大白。以同样的方法就可以通过内镜的望诊手段，通过取类比象的方法，推断慢性萎缩性胃炎属于中医的痿证——胃痿。

　　慢性萎缩性胃炎的临床表现多见胃脘部疼痛、胀满、嗳气、口干、神疲气短、倦怠乏力，严重时纳食减少、面色萎黄、形体消瘦、气短懒言、舌光无苔等。这些症状的产生是胃腑痿弱不用所引起，胃通过受纳与腐熟水谷化为精微物质以供养全身，全身禀受其营养而发挥各自的功能。痿躄的产生是筋脉迟缓软弱无力；肺痿是肺叶痿弱不用致慢性虚损的疾病；胃痿同样是胃的痿弱不用，纳食减少，消化功能低下，肢体乏力，面黄肌瘦，神疲懒言，都是由于胃发生萎缩后胃的消化功能、研磨（动力）功能降低，不能为周身提供营养而致。所以，从症状上看慢性萎缩性胃炎也属于中医的痿症——胃痿。

笔者根据胃镜下胃黏膜萎缩，黏膜皱襞变平坦甚至消失，部分黏膜血管显露，结节隆起或糜烂等表现，提出慢性萎缩性胃炎当以"胃痿"立论。对于慢性萎缩性胃炎，传统的中医诊察手段——望、闻、问、切，有时难以客观反映患者的疾病，主张对于慢性萎缩性胃炎，应辨病与辨证相结合，根据本病发展规律、患者症状、胃镜检查及病理所见，提出本病实为胃热阴伤，瘀血阻络所致之胃痿。

4. 慢性萎缩性胃炎的病因病机

如前所述《素问·痿论》认为痿证的病机为"热"，张子和强调"痿病无寒"，治疗上主张"清除积热"。《证治汇补》认为肺痿的病机为"津液重亡，火炎金燥"。治疗应"养血润肺、养气清金"。由此推断，胃痿的病机同样以热为主，热邪伤阴，病久致瘀为辅。慢性萎缩性胃炎多由幽门螺旋杆菌感染、过食肥甘、烟酒炙煿或辛辣刺激之品所致。胃热既成，消烁津液，日久则胃阴为之所伤。湿热之邪留而不去，阻滞气机，灼伤胃络，致瘀血内停。正如《临证指南医案·胃脘痛》所说："初病在经，久病入络，经主气，络主血。"经络气血不通，荣卫不行，胃阴受伤，水谷精微不能输布于胃，黏膜失以涵养而发生萎缩。

镜下观察所见，慢性萎缩性胃炎黏膜表现为红肿糜烂，当为火热；镜下黏膜萎缩之像及黏膜皱襞平坦甚至皱襞消失，乃胃阴亏虚、不能涵养黏膜之表现；患病日久，胃黏膜呈颗粒及痘疹样结节应属瘀血阻滞胃络。据此可知，慢性萎缩性胃炎病位在胃，可用胃热、血瘀、阴伤诠释其基本病机。

5. 慢性萎缩性胃炎的治疗

《素问·痿论》五脏使人痿的病机为火热伤阴，其治疗为"独取阳明"，使发生痿证之脏腑得以精微物质的涵养。治疗胃痿同样如是，"治痿独取阳明"对治疗慢性萎缩性胃炎之胃痿同样具有重要的指导意义。既然慢性萎缩性胃炎属于中医的痿症——胃痿，其病机为胃热阴伤、瘀血阻络，治则就应清热养阴、活血通络。笔者针对胃痿形成的病机治疗慢性萎缩性胃炎，创九味饮，由黄连、大黄、蒲公英、土鳖虫、莪术、三棱、麦冬、黄精、石斛九种中药组成。每三种为一组，每组药物都针对慢性萎缩性胃炎的一条病机，真可谓"谨守病机，各司其属"。故临床应用，疗效颇佳。

黄连、大黄、蒲公英是针对湿浊热毒的病机而清热解毒、化湿泄浊。黄连清热燥湿、泻火解毒，能清中焦湿热。黄连所含小檗碱对多种细菌有杀灭作用。大黄凉血解毒，清热泻火，推陈致新，调中化食，能泄除胃中蕴热瘀毒。蒲公英乃清热解毒、消痈散结之品，用其针对热的病机亦为贴切。慢性萎缩性胃炎的形成与幽门螺旋杆菌感染（属外邪）有高度相关性，黄连、大黄、蒲公英三者经现代药理研究发现均有抗幽门螺旋杆菌作用，三药合用切中胃痿形成的火热之病机。

土鳖虫破血逐瘀，性善走窜，能搜剔瘀阻之经络，治疗沉疴旧疾非其莫属；配以莪术、三棱破血行气，消积止痛。现代药理研究三味药均有抗凝、抗血栓形成作用，通过血流改善，使组织得到更多的氧气和营养物质，有利于组织恢复。瘀血清除，脉络通畅，水谷精微物质被输布于胃黏膜，胃痿才能重获生机。三种药物切中瘀血阻络之病机。

麦冬、黄精、石斛针对胃阴被灼而滋养胃津，起"壮水之主，以制阳光"之作用。麦冬养阴生津，其味甘柔润，以涵养胃阴，使胃黏膜得于阴液之滋润而得以新生，同时可缓解因胃阴虚有热之口干舌裂、脘腹灼痛、饥不欲食等胃阴干涸之象。黄精既补脾胃之气，又养脾胃之阴，对脾胃虚弱、胃脘部嘈杂不适、纳呆乏味有较好疗效。石斛性微寒，味甘，滋养胃阴、生津止渴、兼能清胃热而疗虚厚胃，适用于治疗慢性萎缩性胃炎。三味药合用，用于治疗慢性萎缩性胃炎胃阴虚之病机可谓恰到好处。

九味饮为治疗胃痿而设。笔者临证应用时在服药方法上也十分考究，嘱患者在上午及睡前服药，以使药物较久停留于胃部作用于胃黏膜，以增加疗效。经用九味饮联合叶酸治疗慢性萎缩性胃炎总有效率高于对照组，在一定程度上可逆转胃黏膜腺体萎缩。

二、卧不安则胃不和的理念提出与临床实践

功能性胃肠病是一组表现为慢性或反复发作的胃肠道综合征，是消化系统高发病率、高就诊率、耗费大量临床资源、难治且易复发的疑难病，西医无确切疗效，而中医中药治疗有明显优势的慢性疾病。该病的特点是排除器质性或代谢性疾病的一组症状，且疾病诊断的条件为持续或反复发作 6 个月以上。功能性胃肠病与人们生活方式、工作环境、精神心理因素密切相关。近年来，合并焦虑失眠的功能性胃肠病发病率超过 40%，并逐年增高。

1. 卧不安则胃不和理念的提出

中医在论及睡眠与脾胃的关系时都知道"胃不和则卧不安"，而鲜有提及"卧不安则胃不和"者，因为"胃不和则卧不安"出自《素问·逆调论》："帝曰：人有逆气不得卧而息有音者……愿闻其故。岐伯曰：……阳明者，胃脉也。胃者，五脏之海，其气亦下行。阳明逆，不得从其道，故不得卧也。《下经》曰：胃不和则卧不安。"《内经》是中医的经典，《内经》"胃不和则卧不安"已把中医人的思维固化在胃肠疾病导致睡

眠不佳的结论上。功能性胃肠病从罗马Ⅰ到罗马Ⅳ经过从 20 世纪 80 年代到现在，在长达 40 年的研究中，对其病因的研究清楚地注意到社会心理因素在发病中的重要性，强调了胃肠道动力和功能、感知、中枢神经脑 – 肠轴及肠神经网络的关系，揭示了心理因素对局部反射活动和脑 – 肠轴传导通路对胃肠功能及症状的影响等。这些成果被我们在中医角度去认识功能性胃肠病的成因所利用，故提出"卧不安则胃不和"的论断。《内经》提出的"胃不和则卧不安"是指因胃的原因影响安稳入睡而产生失眠焦虑等症状；而"卧不安则胃不和"则是因社会心理因素等产生失眠焦虑进而引起胃肠道不适的症状。两者是互为因果，同行而不背的，只是在对病机分析时应分清谁为因，谁为果，不同疾病因果不同，治疗的关注点也不同。

历史的发展，时代的变迁，使得人们的生活方式产生了极大变化。现代化的生活方式与古代的农耕劳作方式也发生了很大变化，工人的三班四运转的劳作方式以及生活方式的改变：社会竞争压力大；夜间不睡觉、早晨起来匆匆上班，弃食早餐；整天处于睡眠不足、焦虑紧张状态，久而久之导致消化功能紊乱，内脏敏感性发生改变出现胃脘部痞满、烧心、嗳气、反酸、腹部嘈杂不适、厌食、胁痛、便秘、腹泻、腹痛、排便不畅等，这些现象正符合"卧不安则胃不和"。

2. 卧不安则胃不和的中医分析

《内经》有"胃不和则卧不安"，而我们从罗马Ⅲ、罗马Ⅳ对功能性胃肠病病因的研究，由于失眠焦虑可引起功能性胃肠病中的多种疾病得出的结论是"卧不安则胃不和"。虽然两者看似相反，其实是在不同疾病时的孰因孰果的问题。与《内经》理论并非背道而驰，并非离经背道的叛逆。《灵枢·邪客》曰："心者，五脏六腑之大主也，精神之所舍也"；《素问·灵兰秘典论》曰："心者，君主之官，神明出焉，……主明则下安……主不明则十二官危"，指出心主神明和对各脏腑的统领作用。人们的心理活动正常，其他脏腑才能在心脑的统一指挥下发挥各自的功能。徐灵胎也认为："心者君主之官焉，心为一身之主，脏腑百骸皆听命于心，故为君主。神明出焉，心藏神，而主神明之用。"如果因心理活动异常、焦虑抑郁、紧张等会影响睡眠而"卧不安"势必会使脾胃无主而不能发挥正常的生理功能，产生一系列消化系统症状。

从五行学说看，心属火，脾胃属土，火与土是相生的母子关系，胃的受纳和腐熟水谷，脾的运化水谷精微、运化水湿以及脾胃的升清降浊功能都赖于心火的温煦。若焦虑失眠，夜卧不宁，劳心费神，久则心神受伤而"卧不安"，继而阴阳失调，气血失和，君失统领，母病及子，土失火暖，"胃不和"症状必然显现。由此可见，"卧不安则胃不和"符合中医思想。

3. 对卧不安则胃不和的治疗

功能性胃肠病合并焦虑失眠者超过40%且逐年增高，有的疾病是由焦虑失眠而引起，先有"卧不安"后出现"胃不和"。像癔球症、功能性吞咽困难、反流高敏感、功能性消化不良、嗳气症、反刍综合征、肠易激综合征、功能性腹泻、中枢介导的腹痛综合征等都有明确的病因，那就是因心情不适、焦虑抑郁、社会压力大、应急事件致"卧不安"，继而出现消化道一系列症状，这些症状的发作与缓解和心情睡眠是好是坏有明确的相关性。对这类疾病的治疗，应遵守"治病必求于本"的中医治疗原则而"审因论治"。针对"卧不安"的原因，首先要调节神志改善睡眠，勿令神志太过与不及，"以平为期"。

心主神志，肝主疏泄，脾主思，三者都与情志关系密切，故功能性胃肠病应从心肝脾入手。临证时重点审查疾病的起因，弄清病机何在，针对起因施以治疗，不忘调理病机，恰当选用药物，令卧安而胃和。

功能性胃肠病多存在心理问题。虽然为功能性，不危及生命，但这类病人反复更换医生，长年累月治疗，花费大量医疗资源的同时患者也时常有很多疑虑，疑神疑鬼，怀疑得了不治之症，对医生能否医治也是忧心忡忡。所以除施以药物外，心理治疗是必不可少的。《素问·五脏别论》："病不许治者，病必不治，治之无功矣。"医生临证时，应与患者交朋友，详细了解其患病医治的全过程，与病人进行深入细致的交流，找出问题症结，化解患者疑虑，树立起患者可治愈的信心，患者愿主动配合治疗，往往能受到满意疗效，也就是"心病需从心来医。"对因心理因素导致的疾病，要进行心理干预，重视内在精神调养，做到"志闲而少欲，心安而不惧……美其食，任其服，乐其俗，高下不相慕"则能很好地预防和调理慢性病。

4. 典型病例

孔某，女，38岁。2017年6月26日初诊，上腹部疼痛，情绪低落时出现或加重，上腹部撑胀，嗳气频作，不思饮食，瘦乏无力，面色无华2年余，经在湖南长沙市多家医院反复查胃镜，均诊断为慢性非萎缩性胃炎，反复应用中西药物治疗不效。经邢台南宫市老家介绍邀我诊治。首诊：病人述做生意压力大，整日心绪不定，睡眠差，睡不实，一天睡眠时间为3～4个小时，总有害怕感觉，每天都口服抗焦虑类药物，脉细数，诊断为上腹痛综合征。治以养心安神：枣仁40g，夜交藤30g，牡蛎30g，龙骨30g，太子参6g，合欢花15g，合欢皮10g，远志10g，水煎取汁300ml，嘱晚饭后及睡前各服药一次。

2017年7月3日：复诊：患者诉服药7天，服药间停用一切西药，睡眠明显见好，胃脘部疼痛、撑胀及焦虑也明显减轻，舌淡有齿痕，脉弦，太子参加至10g。

2017年7月10日：病人诉无任何症状，嘱继续服药2周停药。

2017年8月7日：已停药2周，睡眠及饮食正常，准备回长沙，担心今后是否会复发，嘱患者注意体育锻炼，释放压力，不再用任何药物。

按语：该患者是以消化系症状来就诊，以往多家医院都把关注点放在消化病的诊治上，故未取效。当把治疗的重心移到"卧不安则胃不和"上，以治疗失眠为主，失眠改善后，消化道症状迎刃而解。

三、清胆和胃、通腑泄浊、从痈论治胆汁反流性胃炎理论探讨

胆汁反流性胃炎是指由幽门括约肌功能失调或行降低幽门功能的手术等原因造成含有胆汁、胰液等十二指肠内容物反流入胃，在胃酸作用下，破坏胃黏膜屏障，引起H^+弥散增加，导致的胃黏膜慢性炎症。该病是临床常见病、多发病，严重影响患者生活质量，胃镜是确诊本病的主要手段。望诊是中医四诊的重要组成部分，借助胃镜观察胃黏膜的形态，进一步丰富了中医望诊内容。目前中西药治疗本病虽取得一定疗效，但停药后易复发。我们在临床实践中运用清胆和胃、通腑泄浊，从痈论治胆汁反流性胃炎取得了较好的疗效。现从中医角度探讨胆汁反流性胃炎的发病机制。

胆汁反流性胃炎以腹部饱胀不适，中上腹持续烧灼感，胸骨后痛，腹胀、嗳气、烧心、反酸、恶心、呕吐为主证，属中医"呕胆""胃脘痛"范畴。病位在胃，与肝、胆、脾密切相关。其辨证目前尚未取得公认的一致见解，查阅临床文献有肝胃不和、湿热阻胃、痰浊中阻、气虚血瘀、脾胃虚弱、气滞血瘀型、寒热错杂型、肝胃郁热型、脾胃湿热型、痰气交阻型、脾胃虚寒型、肝气郁结型、胃阴不足型十三型之多。如此证型繁多不一，这表明了本病病因病机的复杂性，治疗不应简化为一病一方，但也不利于重点突出辨证的基本规律。本病病位在胃，与肝、胆、脾密切相关。依据胆汁反流性胃炎胃镜下黏膜充血、水肿、糜烂的特点，类似中医"内痈"，提出从痈论治本病，热毒是本病发生、发展的关键。应以清热解毒、消肿生肌为主，结合胆胃为腑，以降为顺，以通为用特性，确立了清胆和胃、通腑泄浊治法治疗胆汁反流性胃炎，起到执简驭繁，切中病机的目的。

临床观察胃病患者多是恣食辛甘厚味，饮酒过度，损伤脾胃，胃气壅滞，郁而化热，再复进寒凉生冷，或外感寒邪郁闭气机，助热为毒，复加情志不畅，肝气郁结，气郁化火，大热不止，热盛肉腐，肉腐则为脓。《黄帝内经》云："营气不从，逆于肉理，乃生痈肿"。胆汁反流性胃炎胃黏膜红肿、糜烂、出血，胃内有胆汁与胃黏膜糜烂渗出物混合的黄绿

色物质，又似中医"浊气"。《金匮要略》："热之所过，血为之凝滞，蓄结痈脓"，《黄帝内经》有："诸转反戾，水液浑浊，皆属于热"，充分证明了热毒壅盛这一点。为清热解毒、通腑泄浊从痈论治本病提供理论依据。

胃为水谷之腑，六腑者传化物而不藏，实而不满，以通为用，以降为和。不降则滞，反升则逆，通降是胃的生理功能的集中体现。脾胃以膜相连，互为表里，共居中焦，为气机阴阳升降之枢，气血生化之源。脾升胃降，共同完成饮食物的消化吸收功能。若邪气犯胃，胃失通降，气机壅滞，则脾亦从之，则水反为湿，谷停为滞，可形成气滞、血瘀、湿停、痰阻、食积等病理产物。叶天士云："脾胃之病，虚实寒热，宜燥宜润，故当详辨，其与升降二字大为紧要"，脾主升清，胃主降浊，胃逆则浊气上填，仓廪不纳，恶心呕吐之病生焉，脾陷则清气下郁，水谷得消，胀泄利之病生焉。足见通降对于胃腑功能的重要性，然就胃腑而言，所谓通就是调畅气血，疏通其壅塞，消其郁滞，并承胃腑下降之性，推陈出新，导引食浊瘀滞下降，给邪以出路。

胆附于肝，内藏精汁，为中精之腑，内寄相火，同主疏泄。胃主受纳，磨化，腐熟水谷，以降为和，胆随胃降，胆汁排泄到小肠以助脾胃运化水谷精微。若饮食不节、情志不畅等病均可引起胆与胃之疾病。胆与胃病，皆有气滞的病理基础，腑宜通，气机宜畅，肝胆气滞，疏泄不及，胃中气滞，升降失司。黄坤载深明其理谓："肝气宜升，胆火宜降，然非脾气之上行，则肝气不升；非胃气之下行，则胆火不降。"《灵枢·四时气》："邪在胆，逆在胃，胆液泄，则口苦，胃气逆，则呕苦，名曰呕胆"，亦如《血证论》："木之性，主于疏泄，食气入胃，全赖肝木之气，以疏泄之，而水谷乃化，设肝清阳不升，则不能疏泄水谷，渗泄中满之证，在所难免。"

以清胆和胃、通腑泄浊、从痈论治为法则研制的运胃合剂以黄连、大黄为主药，黄连苦寒，清热燥湿，泻火解毒，主要用于湿热痞满，呕吐吞酸；大黄苦寒沉降，擅荡涤肠胃，峻下实热，推陈致新，通利水谷，安和五脏，直降下行，走而不守，有斩关夺门之功；黄连配大黄，二药相须为用，一走一守，降火泻热，凉血解毒之力大增，既能清气分实热，又能泻血分火毒，清胆和胃，通腑泄浊治疗本病切中病机。以旋覆花化痰行水，降逆止呕；莱菔子消食除胀降气化痰；木香行气止痛，辅以草豆蔻燥湿行气，温中止呕；吴茱萸疏肝下气，温中止呕为佐使。现代药理分析，黄连具有利胆、抑制胃液分泌、具有较强的抗菌作用；大黄能增加肠蠕动且有利胆和健胃作用；木香有促进胃排空、利胆作用；莱菔子有收缩离体胃、十二指肠平滑肌的作用。诸药合用清热胆和胃、通腑泄浊之功，具有抑制胆汁反流，保护和修复胃黏膜，故取得较好的临床疗效。同时将120例胆汁反流性胃炎患者随机分为治疗组和对照组，治疗组给予纯中药运胃合剂治疗，对照组给予奥美拉唑治疗，治疗 4 周后分析比较两组疗效，结果治疗组总有效率为 98.3%，对照组有效率为 89.5%，两组比较 $P < 0.05$，有显著差异，从而显示出清胆和胃、通腑泄浊、从痈论治胆汁反流性胃炎的有效合理性。

四、《内经》升降理论对脾胃病辨治的指导意义

生命在于运动，升降是气机运动的基本形式。《素问·六微旨大论》曰："出入废则神机化灭，升降息则气立孤危。"自然界的万事万物都离不开升、降、出、入，人生活在自然界，同样离不开气机的升降，有升降人才有生命活动，升、降、出、入正常，机体才会健康，升、降、出、入失常则疾病由生，升、降、出、入停止，人的生命也将终止。《内经》升降理论的提出，对于研究自然界生长化收藏的变化规律、人体脏腑经络的生理功能、病理变化以及指导生活养生、疾病的治疗等都有重要的意义。

1. 《内经》首提升降理论

《内经》通过对自然现象升降规律的描述，生动地阐述了升降运动的重要作用。《素问·六微旨大论》曰："气之升降，天地之更用也……升已而降，降者为天，降已而升，升者为地。天气下降，气流于地；地气上升，气腾于天。故高下相召，升降相因，而变作矣。"本文阐明了升降运动推动了事物的发展变化。气机的升降，从自然界现象到人体脏腑的生理功能、病理变化及疾病的产生，无不可用其说明。人生活在天地之间，必然受天地的影响，正如《灵枢·岁露》说："人与天地相参也"，人的一切生理活动和病理变化，也都可以用升降理论来解释。

关于脾胃升降理论，最早见于《内经》。《素问·经脉别论》曰："饮入于胃，游溢精气，上输于脾，脾气散精，上归于肺，通调水道，下输膀胱，水精四布，五经并行。"《素问·逆调论》曰："胃者六腑之海，其气亦下行。"以上两段经文从生理上阐述了脾升胃降的现象。《素问·阴阳应象大论》曰："清阳出上窍，浊阴出下窍，清阳发腠理，浊阴走五脏，清阳实四肢，浊阴归六腑。"这段话概括了人体清阳与浊阴的不同运行规律，反映出升降有序。《素问·阴阳应象大论》曰："清气在下，则生飧泄；浊气在上，则生䐜胀。"当升降发生逆乱时则出现病理现象而呈现病态。由上可见，《内经》升降理论不仅为脾胃病的生理现象做了阐明，也为脾胃病后的调治方法指明了方向。

2. 后世对《内经》升降理论不断发展

《伤寒论》《金匮要略》将《内经》脾胃气机升降理论具体用于脾胃病的施治之中，

仲景创三泻心汤以调理脾胃气机升降。药物的配伍善于辛开苦降法，即应用一苦一辛、一升一降的药物性味，配伍成有升有降的药式，并作用于脾胃，使其升降功能恢复正常，体现了仲景脾胃升降学说的独到之处。脾胃同居中焦，为气机升降的枢纽，脾升胃降，枢纽运转，清阳上升，浊阴下降，共同维持人体气机的运行。

金元时期，在脾胃理论全面发展的基础上，李东垣独树一帜，开脾胃论之先河，对脾胃气机升降理论做了具体论述。《脾胃论》指出："盖胃为水谷之海，饮入于胃，而精气先输脾归肺，上行春夏之令，以滋养周身，乃清气为天者也；升已而下输膀胱，行秋冬之令，为传化糟粕，转味而出，乃浊阴为地者也。"可见脾胃在将水谷之精气灌溉四脏的同时，还排泄废物，推动脏腑精气的上下运行，充分体现了其枢纽作用。

治疗脾胃病，当调其升降。《临证指南医案》讲："纳食主胃，运化主脾，脾宜升则健，胃宜降则和。"《吴医汇讲》说："治脾胃之法莫精于升降……俾升降失宜，则脾胃伤。脾胃伤则出纳之机失其常度，而后天之生气已息，鲜不夭扎生民者已。"这些论述对应用升降理论治疗脾胃病更具体、更具实操性。

3. 用升降理论指导脾胃病辨治

段素社主任中医师应用升降理论指导脾胃病临证时遣方用药取得了可喜的疗效，举例如下。

（1）以升降理论为指导创胃新胶囊治疗胃动力障碍：用辛开苦降、通腑泻浊法为指导，创胃新胶囊，药物由莱菔子、高良姜、草豆蔻、丁香、木香、大黄、黄连、牡蛎、甘草组成，用于治疗胃动力障碍之痞满证并与多潘立酮做对照，胃新胶囊组总有效率为89.8%；多潘立酮总有效率为71.9%，两组对比有显著性差异。胃新胶囊被河北省食品药品监督管理局批准为院内制剂，胃新胶囊获国家专利（专利号：2010.1.0506327·8）。

（2）九味饮治疗慢性萎缩性胃炎：依据电子胃镜的"望诊"所见作为慢性萎缩性胃炎的辨治依据，确定其病机为热毒伤阴、瘀血阻络。针对病机施以清热养阴、活血通络治疗创九味饮。九味饮由三组药物组成，分别针对热毒、阴伤、瘀血，恰对病机施治，因而临床疗效突出。在组方时，根据慢性萎缩性胃炎常伴有胃排空延迟，符合胃萎缩后胃的肌肉萎缩不用的"痿症"特点。从药物组成上，辛味药与苦味药合用，同样具有辛开苦降、通腑泻浊的作用，有利于脾胃气机升降功能的恢复，缓解症状。九味饮治疗慢性萎缩性胃炎经河北省医学情报研究所科研立项查新报告："国内未查到治疗慢性萎缩性胃炎所用中药方剂与课题九味饮（黄连、大黄、蒲公英、土元、三棱、莪术、石斛、黄精、麦冬）药物完全相同的文献报道"。"未查到应用清热养阴、活血通络法的报道。"

段素社认为，治疗脾胃病立法不离升降，从九味饮的方药组成看，苦味药大黄、黄连与辛味药莪术、三棱相配，寓意以辛开苦降，通腑泄浊。

（3）运胃合剂治疗胆汁反流性胃炎：将120例胆汁反流性胃炎患者随机分为治疗组和对照组，治疗组给予纯中药运胃合剂治疗，对照组给予奥美拉唑治疗，治疗4周后分析比较两组疗效，结果：治疗组内镜疗效有效率91.53%，对照组有效率75.44%，两组比较 $P < 0.01$，差异有显著性。结论：两种方法均能改善胆汁反流性胃炎临床症状和胃镜下表现，治疗组优于对照组。笔者在运胃合剂组方时针对胆汁反流性胃炎胃镜下表现"火""热"的一面，用大黄、黄连等苦味药以泻火，同时用木香、草豆蔻等辛味药以醒脾开胃，正如《本草纲目》所云："木香乃三焦气分之药，能升降诸气。"体现了通过运用辛开苦降治法，恢复脾胃升降功能，从而消除痞满。

（4）调肝脾、通阳气治疗非特异性功能性肠病：非特异性功能性肠病是指不伴有可以诊断某一综合征的胃肠道症状，这些症状被定义为非特异性。非特异性功能性肠病罗马Ⅳ诊断标准为：没有器质性肠道症状，不符合其他定义的任何一类的诊断标准。须在诊断前6个月出现症状，在最近的3个月满足诊断标准。这些病人腹部或胀或满，或痞塞不通，或大便异常，或腹部疼痛，或肠鸣漉漉，排除器质性腹部症状也对应不了其他功能性胃肠病。患者可以是一个症状反复不愈，也可以是一组症状交替或同时出现，这些病人多见于女性，且多有情绪不稳，手足不温。从症状看，极其符合《临证指南医案》肝脾不和、清阳痹结案。叶天士对这类的病人有"细推病属肝脾，气血不通，则为郁遏，久则阳微痹结，上下不行"。叶天士用薤白、桂枝、瓜蒌仁、生姜、半夏、茯苓，又用薤白、桂枝、瓜蒌、川楝子、半夏、茯苓、当归、桃仁、元胡、姜汁治疗，调理肝脾、疏通阳气，临床应用，每能取效。

由上可见，《内经》开升降理论之先河，经过历代发挥发展，应用经验不断丰富，升降理论对脾胃病的诊断和用药有重要的指导意义。

五、伤寒论少阳病辨治思想对脾胃病的指导意义

医圣张仲景在《伤寒论》中对脾胃病的论述极多，如承气汤证、泻心汤证等，这些辨治思想和方药至今仍在临床广泛应用且效果可证。笔者在从事脾胃科临床工作中，学习运用《伤寒论》少阳病经文，将其学术思想用于指导临床实践并得以发挥，颇有体会。

1. 少阳病辨治是在辨病机

"伤寒五六日，中风，往来寒热，胸胁苦满，默默不欲饮食，心烦喜呕。或胸中烦

而不呕，或渴，或胸中痛，或胁下痞硬，或心下悸，或小便不利，或不渴，小柴胡汤主之。"该条文列举了"往来寒热、胸胁苦满、默默不欲饮食、心烦喜呕"及7个或然症，在这种情况下用小柴胡汤。而在下面的经文"血弱气尽，腠理开，邪气因入，与正气相搏，结于胁下，正邪分争"等，明确阐述了少阳病的病理机制，这个机制是病在少阳半表半里，正邪分争，枢机不利，因而派生出少阳病主症和或然症。虽然少阳病症状繁多，只要病机是邪在半表半里，正邪分争，少阳枢机不利，都可用小柴胡汤和解少阳。这一点从《伤寒论》第96条、第97条、第266条、第99条、第100条都可以证明。《伤寒论》第101条讲得更明白："伤寒中风，有柴胡证，但见一证便是，不必悉具。""证"与"症"在中华人民共和国成立之前是通用的，第五版《中医诊断学》有很好的说明："证与症文字学上两者通用。现已严格区分，症是一个个症状，而证是证候，是辨证所得的结果。"《伤寒论》中的"证"指主要症状，这个主要症状代表了少阳病的病机。不管症状如何，只要病机相同，即可用同一方药治之。

辨证是手段，通过辨证辨出病机才是目的。仲景辨病机确立治法、方药的思想同样在少阴病中得到体现，如《伤寒论》第317条："少阳病，下利清谷，里寒外热，手足厥逆，脉微欲绝，身反不恶寒，其人面色赤，或腹痛，或干呕，或咽痛，或利止脉不出者，通脉四逆汤主之。"本条脉为"脉微欲绝"或"脉不出"，症状为"下利清谷"，"手足厥逆，脉微欲绝，身反不恶寒，其人面色赤，或腹痛，或干呕，或咽痛"，通过辨脉、辨证，得出里寒外热的病机，针对病机用通脉四逆汤治之。只有辨出病机，才有针对病机的准确治疗方案。疾病不同，病机相同，可用同一治法，同一方药，即所谓异病同治。同一疾病，病机不同，治法也应有别。

2. 少阳病主症思想指导捕捉病机

《伤寒论》第101条："伤寒中风，有柴胡证，但见一证便是，不必悉具。"所谓一证，应为少阳病主症之一。那么什么是少阳病的主症呢？目前公认的主症应是少阳病提纲的"口苦、咽干、目眩"和第96条的"往来寒热，胸胁苦满，默默不欲饮食，心烦喜呕"。汪苓友说："柴胡证者，为邪入少阳，在半表半里之间也。但见一证，谓或口苦，或咽干目眩，或耳聋无闻，或胁下硬满，或呕不能食，往来寒热等，便宜与柴胡汤。故曰：呕而发热者，小柴胡汤与之，不必待其症候全具也。"中医诊断疾病关键在于捕捉病机，抓主症就是为了找准病机，不为兼证所惑。针对病机施以不同的治疗方法，在治法的指导下遣方用药，或针灸或内治，或外治，只要是针对病机，都能收到良效。

3. 用少阳病主症思想指导慢性萎缩性胃炎的辨治

"伤寒中风，有柴胡证，但见一证便是，不必悉具。"这段经文指导我们临证时抓主症、抓关键、寻求疾病的真正病机，以确定最有效的针对病机的治疗方法和药物。慢性萎缩性胃炎是西医病名，西医无有效治疗手段；中医对该病的诊断分型也是见仁见智，证型林立，莫衷一是。如卫新国认为此病可辨证为脾胃虚弱气失健运型、肝气不舒气机阻滞型、胃阴不足气机不利型、瘀血阻滞气机不畅型、胃热上亢胃气上逆型。而黎军则将此病分为气滞、血瘀、湿阻、热郁、阴虚、气虚多达六个证型。产生当前的局面是因为慢性萎缩性胃炎所表现的症状各式各样，有的人在健康体检时发现，病人无任何症状，落入无证可辨的尴尬境地；有的症状繁杂，同一病人在不同医生面前，由于关注点不同，辨出的结果相差甚远；也有各家对该病的中医分型就不统一，更别说能辨出什么病机让人信服。到底慢性萎缩性胃炎的主症是什么？病机是什么？从《伤寒论》少阳病辨治经验受到启发，笔者经过30多年的临床研究，逐渐把胃镜下的"望诊"所见，作为慢性萎缩性胃炎的主证，这样既避免了有的无症可辨的尴尬；也避免了症状繁杂林立时由于关注点不同，同一病人、同一阶段、不同医生辨出的结果相差甚远的现象。可见只要应用得当，现代科学技术成果完全可以作为传统中医四诊的延伸，纳入中医辨病、辨证论治之中。

中医历来非常重视望诊，"望而知之谓之神""眼见为实"。但是，受历史条件所限，古代是望不见消化管内部的，而当今借助电子胃镜看清消化道的任何部位已成为现实。段素社主任中医师根据慢性萎缩性胃炎在内镜下表现为黏膜变薄，黏膜下血管裸露，局部黏膜呈现颗粒样增生、糜烂等，根据所望见的现象，经过取类比象认为与中医痿证的痿弱不用很相似，当属"胃痿"。我们从《伤寒论》少阳病主症思想"但见一证便是，不必悉具"为指导，抓住通过内镜的"望诊"所见这一主证，辨出慢性萎缩性胃炎的病机是热毒伤阴，瘀血阻络。针对病机遣方用药，创立了九味饮，用于治疗该病，取得良好疗效。九味饮用黄连、大黄、蒲公英清热解毒；土元、莪术、三棱活血通络；石斛、黄精、麦冬养阴益胃，紧扣胃痿的病机，同时也体现了"胃喜润恶燥""治痿独取阳明"的思想。九味饮治疗慢性萎缩性胃炎经河北省医学情报研究所科技项目查新咨询报告："未查到应用清热解毒、活血通络法的报道"，"国内未查到治疗慢性萎缩性胃炎所用中药方剂与该课题九味饮（黄连、大黄、蒲公英、土元、三棱、莪术、石斛、黄精、麦冬）药物组成完全相同的文献报道。"研究结果表明，九味饮联合叶酸片治疗慢性萎缩性胃炎总有效率高于对照组，在一定程度上可逆转胃黏膜腺体萎缩。

4. 用少阳病主症思想指导功能性胃肠病的辨治

功能性胃肠病是一类独立的临床疾病，由于遗传及心理因素的作用，导致胃肠功能的易感性，出现胃肠道运动异常，内脏高敏感性及黏膜免疫的变化，临床表现为疼痛、恶心呕吐、腹胀、腹泻、便秘和粪便或食物通过困难等消化道症状，但影像学、内镜检查、生化检查等均未发现器质性病变，即无法用解剖、生化和组织学来解释患者明显的消化道症状。功能性胃肠病是以症状为主要表现的疾病，疾病的诊断多是由一个或几个症状表现特点，包括症状持续的时间、发作特点等，没有可供诊断的体征及生化指标异常，这种靠症状为主的疾病与《伤寒论》少阳病的主症思想和辨证方式极其吻合。用少阳症主症思想及辨证方式指导功能性胃肠病的辨治，只要是方证对应，往往能收到奇效。

笔者曾用小柴胡汤加味治疗多例反流高敏感病人，这些病人都应用大量质子泵抑制药、H_2受体拮抗药及中药治疗无效。根据患者发病时有焦虑感、情绪不稳等特点，考虑存在反流高敏感。反流高敏感是指患者存在烧心和（或）胸痛，无病理性食管的暴露证据，但患者与生理性反流有关。该患者以胸骨后烧灼感、精神烦乱苦闷，因经中医西医治疗常年难以治愈，长期为病痛困扰。《伤寒论》少阳病篇小柴胡汤经文提到："伤寒五六日，中风，往来寒热，胸胁苦满，默默不欲饮食，心烦苦呕，或胸中烦而不呕，或渴，或胸中痛，或胁下痞硬，或心下悸，小便不利，或不渴，小柴胡汤主之。"小柴胡汤的四大主症为往来寒热、胸胁苦满、默默不欲饮食、心烦喜呕，本患者对应上的主症虽仅有胸胁苦满，"伤寒中风，有柴胡症，但见一证便是，不必悉具"，只要病机是少阳枢机不利即可用是方治之。小柴胡汤和解少阳枢机，正是针对主症形成病机所用，切中疾病之本，用后少阳枢机得以疏利，脾胃升降运化有序，十余年沉疴治疗4周获瘥。正如《金匮要略方论·序》所言："尝以方证对者，施之于人，其效若神。"

总之，《伤寒论》少阳病辨治思想用于指导脾胃病临床时应抓主证，内镜所见可作为脾胃病的主证，但凭主证确定病机对临床诊治疾病有重要意义。

参考文献

[1] 谢华. 精编黄帝内经. 内蒙古：内蒙古文化出版社，2005：133.

[2] 陈念祖. 医学从众录. 天津：天津科学技术出版社，2013：122.

[3] （明）秦昌遇. 症因脉治. 北京：中国中医药出版社，2008：239.

[4] 周仲瑛.中医内科学.北京：中国中医药出版社，2007.

[5] 尤在泾.《尤在泾医学全书·金匮要略心典》.北京：中国中医药出版社，2015：120.

[6]（清）李用粹.证治汇补.北京：中国中医药出版社，1999：194.

[7] 叶天士.临证指南医案.北京：中国中医药出版社，2008：109.

[8] 段浩博，赵艳，周焕荣.九味饮治疗慢性萎缩性胃炎组方分析.国际中医中药杂志，2016，3（38）：274-275.

[9] 梅全喜.现代中药药理与临床应用手册.北京：中国中医药出版社，2008：849.

[10] 周焕荣，宫倩倩.段素社经验方的服药时间撷菁.国际中医中药杂志，2017，39（2）：174.

[11] 秦光利，马汴梁，牛月花.功能性胃肠病诊治与调理.北京：人民军医出版社，2008：49.

[12] 柯美云，方秀才.罗马Ⅲ·功能性胃肠病解读.北京：科学出版社，2012.

[13] 梁谷，梁列新，覃江，等.我国不同人群功能性胃肠病患病率及其影响因素研究进展.中国全科医学，2011，14（11）：1275-1278.

[14] 王利营，杨云生，张雷，等.农村地区功能性胃肠病及其相关因素的调查研究.解放军医学杂志，2012，37（9）：876-878.

[15] 徐灵胎.徐灵胎医学全书.太原：山西科学技术出版社，2014：514.

[16] 杨乐，周春祥.中医指导慢性病防治的思路与方法.中医研究，2013，9（15）：2037-2040.

[17] 程士德，孟景春.内经讲义.上海：上海科学技术出版社，1984：90、101.

[18] 李克光.金匮要略讲义.上海：上海科学技术出版社，1985：77.

[19]（清）叶天士.临证指南医案.北京：科学卫生出版社，1959：118.

[20] 张锡纯.医学衷中参西录.石家庄：河北技术出版社，1990：307.

[21] 王洪图.黄帝内经灵枢.北京：人民卫生出版社，2004.

[22] 印会河.中医基础理论.上海：上海科学技术出版社，1990：37.

[23] 高学敏.中药学.北京：中国中医药出版社，2006：108、181、292.

[24] 侯家玉，方泰惠.中药药理学.北京：中国中医药出版社，2007：134.

[25] 胡建华，李敬华.脾胃升降理论的传承、创新、应用与发展.广州中医药大学学报，2015，32（1）：171.

[26] 王捷虹，沈舒文，刘力，等.脾胃气机升降理论在慢性萎缩性胃炎中的应用.中

医药信息，2014，31（3）：33.

[27] 段素社，赵巍，刘玉玲，等.胃新胶囊治疗胃动力障碍研究.中国医药指南，2005，3（7）：795-797.

[28] 焦卫东.脾胃气机升降理论的探讨与应用.中医研究，2010，23（2）：20.

[29] 张学林，段素社，王素平，等.清胆和胃从痈论治胆汁反流性胃炎胃镜下疗效分析.河北中医药学报，2013，28（4）：10-11.

[30] 柯美云.罗马Ⅳ功能性胃肠病.北京：科学出版社，2016.

[31] 蔡罗平，卫新国.卫新国治疗慢性萎缩性胃炎经验.光明中医，2014：1988-1989.

[32] 黎军.中医辨证治疗慢性萎缩性胃炎66例.中国医药指南，2012（17）：301-302.

[33] 严晓红，段素社，周焕荣，等.九味饮联合叶酸片治疗慢性萎缩性胃炎疗效观察.现代中西医结合杂志，2017，26（1）：39-41.

第二节　执简驭繁，力推主方主症辨病为主的中西医结合组方模式

一、用现代科学诊查手段丰富中医的四诊

中医治病讲求四诊合参、辨证论治。辨证是以四诊为基础的，四诊所得的信息翔实，辨证才可准确，治疗才有可能得当。如果四诊信息不准，辨证出的结果一定是错误的，治疗也会失当。由于历史原因，古人诊疗疾病主观因素占主导地位，靠"查其外，知其内"。就中医的望诊而言，虽说被列为四诊之首，有"望而知之谓之神"之说，但古人望诊只能望到体表皮毛，望不见人体内部，能不能"查其外，知其内"呢？诊断疾病的重要信息丢失，依据四诊信息做出的辨证结果也一定与盲人摸象所得出的结论一样。要解决这个问题，中医就不能再因循守旧，而应敞开胸怀接纳现代科学，利用现代科技，借助于CT、超声、核磁、内镜等诊查手段，丰富中医的望诊内容，可以把通过仪器设备诊查到的现象作为中医的望诊所见，作为四诊收集到的信息，作为辨证的依据。笔者利用胃镜的镜下表现作为疾病的诊断依据、辨证的重要依据、组方遣药的依据，先后对反流性食管炎、胆汁反流性胃炎进行的科研研究，均获河北省科技厅优秀成果奖。

二、辨证的最高境界是辨出疾病的基本病机

中医最显著的特点是整体观念和辨证论治，辨证是分析疾病、认识疾病、辨别疾病的手段，是方法。中医辨证是将收集到的符合实际的"四诊"材料，取得对疾病客观情况的完整认识，运用中医独有的，在中医理论指导下的分析辨别方法，不仅要看到病症，还必须重视病人的整体和不同病人的特点，以及自然环境对人体的影响，从整体观念出发，全面考虑问题、分析问题，取得符合实际的辨证结论。由此可见，中医辨证论治不是辨出什么证，而是审证求机。审证求机以往一般称为审证求因，但进而看之，所谓求因实是求机，就是分析疾病的各种复杂征象，归纳推演出疾病发生的病变机制。病机是疾病的关键所在，是疾病本质的反映，是疾病的主要矛盾，它犹如枪的扳机。

三、针对病机组方遣药

治疗疾病应遵从审证求机的原则，抓住病机这个关键所在，从疾病的本质入手，顺从病机这条主线，施以相应的治疗。中医"根据证的病机和中药性味功能依'君臣佐使'配伍原理组方，是中医组方的基本原则"。郭明冬、翁维良在研究《医林改错》活血化瘀方组方规律时说："根据病情的轻重缓急，在组方中或以活血化瘀为主配合它法，或以益气、行气、温阳、化痰等为主配合活血化瘀，务求切中病机，适合病情需要"，可见疾病的根本是病机，主要矛盾是病机，针对病机组方遣药，只要解决了疾病的主要矛盾和关键环节——病机，一切复杂的问题都会迎刃而解。"遣药组方首先是建立在辨证正确的基础上……方从法出。法即治法，治法是在辨清证候，审明病因病机之后，有针对性地采取治疗方法。"

四、现代药理研究作为组方时精选药物的重要依据

针对疾病病机组方最符合中医辨证论治思想，是中医治疗的最高境界。近年来，"中医药理的研究取得了极为壮观的蓬勃发展，取得了累累硕果，对中医药临床进一步合理用药起到了指导作用，因此以现代药理研究结果为依据的组方模式应运而生……这种组方模式既符合中医学理论，又结合现代药理研究成果，组方有现代科学为基础，又可避免使用西药产生的某些副作用，临床具有明显的优越性"。笔者自创复方地榆煎治疗反流性食管炎，在中医清热解毒、生肌敛疮治则指导下所选药物时，就是参照现代药理研究成果，选用地榆、白及、海螵蛸，正是因为现代药理研究这些药物含有黏液质，能黏附在食管糜烂面和溃疡面上，形成保护膜，免受胃液侵蚀，减轻组织水肿，减轻致病因子对病变部位的攻击，长期作用于病灶上发挥其清热解毒、生肌敛疮的作用。

五、慢性萎缩性胃炎组方遣药思路

慢性萎缩性胃炎多发而难治，是胃癌的癌前疾病。目前中医治疗该病辨证分型不一且证型林立，让人莫衷一是。诊断靠胃镜和病理，也就是借助于现代科学手段的望诊作为该疾病的唯一的诊断依据。依据胃镜下的胃黏膜皱襞平坦，变薄，疣状增生、发红、糜烂，血管显露，显微镜下病理见腺体减少等，笔者认为属于中医的痿证，当为胃痿，其病机为热毒、阴伤、瘀血阻络，针对病机立法，给予清热养阴、活血通络，再依法遣药组方，取方名为九味饮，药物组成有黄连、大黄、蒲公英、土鳖虫、莪术、三棱、麦冬、黄精、石斛。

黄连、大黄、蒲公英针对萎缩性胃炎热毒的病机而设，用以清热燥湿、泻火解毒。现代药理研究三味药具有杀灭幽门螺杆菌的作用，用治此病切合病机。土鳖虫、莪术、三棱针对脉络瘀阻的病机而设，用以活血逐瘀、通络助运。现代药理研究慢性萎缩性胃炎易合并肠上皮化生和非典型增生，这些被视为癌前病变，三味药能抑制血小板聚集，促进微动脉血流恢复，明显促进和改善微循环，莪术、三棱有逆转肠上皮化生和非典型增生的作用；麦冬、黄精、石斛针对胃阴受伤而设，用以涵养阴液、生津益胃。三味药针对慢性萎缩性胃炎胃阴虚的病机可谓丝丝入扣。现代药理研究，石斛促进胃液分泌而助消化使胃蠕动增加，三味药均可提高免疫功能。由上可知，九味饮依病机立法，依法组方遣药，组方原则在符合中医理论的前提下，精选与配对该病的认识相一致的药物，可谓组方精当。慢性萎缩性胃炎的诊断靠内镜和病理，病机高度概括，针对病机的治疗方法和方药固定，临床疗效可靠，重复性强。

六、段素社主任抓主症、辨病机、立主方治疗脾胃病经验

1. 抓主症

中医治疗讲四诊合参、辨证论治。四诊是搜集病人症状的过程。在四诊过程中，以主症为中心，收集病情资料，可使病情资料条理清晰、重点突出、主次分明；到了辨证阶段，仍应抓主症并以主症为中心进行。若不能辨清主症、次症、兼症，势必将辨证引入歧途。主症就是疾病的主要脉症，是疾病内部病理变化的外在反映，是透过现象看本质的主要抓手。不同疾病有着不同的主症，主症可以是一个主要症状，也可以是几个症状。段素社主任认为，抓主症是避免走弯路，执简驭繁，直接切中疾病要害的主要途径。段素社主任讲：把疾病看作是一个矛盾的统一体，不管症状有多少，有多繁杂，抓住了主症就等于抓住了关键少数，抓住了纲。抓住主症进行辨证施治，其精准性会大大提高，临床

疗效也会提高。伤寒中风，有柴胡证，但见一证便是，不必悉具。段素社主任讲仲景这句话很是经典，小柴胡汤证表现复杂，可见到往来寒热、胸胁苦满、不欲饮食、心烦喜呕以及少阳病提纲的口苦、咽干、目眩等症状，但见一证便是，不必悉具，讲的就是只要见到能反映少阳病枢机不利的一个症状，就可以用小柴胡汤来治疗，就等于找准了靶标。段素社主任在治疗脾胃病时，往往在患者诸多的纷繁复杂的症状中提炼出一个到几个主症，去伪存真，把复杂的问题简单化，把疾病的本质提炼出来，为下一步辨病机提供素材。段素社主任中医师讲：症状繁杂时抓主症需要临床经验的积淀，一般较难掌握应仔细揣摩。中医最怕疾病很严重时，甚至发生了危及生命时病人都没有症状，无证可辨。例如体检中发现胃癌、肝癌、结肠癌而病人却毫无症状。段素社主任对这类病人把镜下描述或超声、CT等影像描述作为中医的症状，这些传统中医四诊不能诊察的疾病，靠影像或内镜就是利用现代科技手段引申中医的望诊，同样可作为主症，作为下一步辨证的素材。

2. 辨病机

辨病机就是阐明症状发生发展变化的机制。病因、病位、病势等都只是侧重于查明疾病过程中某一侧面的病理因素，而证候的病机综合概括了这些要素，因而能全面地解释所有临床表现产生的总机制，揭示疾病现阶段的病理实质及其特征。段素社主任在脾胃病辨证中依据主症（在无证可辨时把现代诊察手段的结果作为主症）辨出核心病机（基本病机），这样做可避免对一个疾病的过度分型，避免见仁见智难以统一、可重复性差的现象。核心病机辨证思路是从证候入手，分析其核心症状，得出核心病机，根据核心病机运用相应药物组成方剂并进行加减治疗，即"证候－核心症状－药串"辨证模式。段素社主任运用依核心症状辨核心病机，依核心病机遣方用药的模式创立了很多脾胃病方剂，一般都是专方治专病，特别是以症状的特点作为诊断依据的功能性胃肠病的辨证，体现得尤为具体，且屡验屡效。如段素社主任对功能性消化不良依据早饱、嗳气等主症，辨其核心病机为气机阻滞，升降失常，针对病机施以辛开苦降通腑泻浊，组成方药胃新胶囊，被河北省食品药品监督管理局获准为院内制剂，并获国家专利。

3. 立主方

段素社主任治疗脾胃病创立了许多专病专方。方剂则是在治法的指导下，针对所主病症的病机，根据药物的性能及配伍关系，按照一定组方原则，将多味药物合并在一起运用的形式。段素社主任认为组方必须针对基本病机（核心病机），针对基本病机的治疗才是高层次的治疗。因为基本病机是概括了疾病的实质，是纲，是本，具有很高的方向性和涵盖性，避免了重复的分型而不易掌握。段素社主任一日应诊患者众多，如不是执简驭繁，应用所创胃新胶囊、运胃合剂、九味饮、昌荣、畅泰三金利胆饮、复方地榆煎等专病专方专药，怎么能接诊大量患者且疗效突出？以九味饮为例，段素社主任依据胃镜表现作为慢性萎缩性胃炎的主症，提出慢性萎缩性胃炎当以"胃痿"立论，提出胃热阴伤，瘀血阻络为基本病机，选取黄连、大黄、蒲公英、三棱、莪术、土鳖虫、麦冬、石斛、黄精组成自拟方九味饮，该方紧扣胃痿的基本病机。

段素社主任抓主症、辨病机、立主方的诊疗方法具有针对性强，脉络清晰，为中医临床辨证论治提供了新思路、新方法，便于学习和掌握，为患者和医生节约了时间，值得大家学习和推广应用。

参考文献

[1] 陈家旭，邹晓涓. 中医诊断学. 北京：人民卫生出版社，2017：191、197.

[2] 李家庚. 伤寒论讲义. 北京：科学出版社，2017：147.

[3] 温建炫，等. 基于"动 - 定序贯八法"临床思维的核心病机内涵探讨. 中华中医药杂志，2015，30（6）：1930.

[4] 段素社，周焕荣，段浩博，等. 消化病中医特色诊疗. 北京：科学技术文献出版社，2016：147.

[5] 李冀，谢明. 方剂学总论. 北京：人民卫生出版社，2017：274.

[6] 段浩博，赵艳，周焕荣，等. 九味饮治疗慢性萎缩性胃炎组方分析. 国际中医中药杂志，2016，3（38）：274.

第三节 发挥优势，辨治功能性胃肠病

一、中医辨治消化系统心身疾病实践

随着医学模式的改变和功能性胃肠病罗马Ⅳ诊断标准的推出，消化系统心身疾病越来越受到临床医师的重视。石家庄长城中西医结合医院消化内科段素社主任中医师认为，消化系统疾病特别是功能性胃肠病的发生、发展与患者的心理因素、社会背景、性格特点等密切相关。2016 年《罗马 IV：功能性胃肠病肠脑互动异常》的推出特别是脑 – 肠互动理论可以帮助医生和研读者：①做出这些基本的确切诊断；②理解其病理生理；③在良好的医患关系的范围内做出有效的治疗决策。脑 – 肠互动理论，从生物、心理、社会角度理解功能性胃肠病提供了一个基本框架，诊断标准备受重视。然而医学界对功能性胃肠病的提出才有短短 20 余年的历史，对其中多种病症没有有效的治疗药物，而中医辨治的方法对消化系统心身疾病的治疗有很好的疗效，现把中医辨治方法和经验介绍如下。

1. 消化系统心身疾病与心、肝、脾三脏的关系

随着社会的发展和现代高科技的发展，人们在享受着高科技给人类带来便利的同时，也带来了学习压力的增加和生活节奏的加快，各种应激事件的频繁发生，罹患消化系统心身疾病的患者也在不断增加，就成人功能性胃肠病而言，临床十分常见，普通人群患病率为 21.9%。调查显示约半数功能性胃肠病患者存在着精神心理障碍，精神心理障碍在功能性胃肠病发病和治疗中的影响已经得到了公认。

胃肠道是人体内唯一由大脑中枢、自主神经、胃肠神经系统共同支配的器官。脑 – 肠轴理论可解释消化系统疾病属心身疾病的事实。脑 – 肠轴将中枢神经系统与胃肠道连接起来形成双环路，双环路以胃肠激素的生理作用为基础，调节着消化器官的功能，脑肠肽概念的提出揭示了神经系统与消化道之间存在密切的内在联系，这种联系实际上也是中医的心与脑的联系。因心主神志，现代医学的心理活动、社会因素都与心主神志的功能相关，如果心理活动反应过于激烈，心神失养、心火亢盛、心气虚弱、心血瘀阻都可以产生消化系的症状，这就是说消化系统心身疾病与中医之心有关。

肝主疏泄，肝属木；脾主运化，胃主受纳，脾胃属土，肝与脾的关系是相克关系。如果心情抑郁，情绪不宁，情志不遂，肝木之气逆行犯胃则出现呕吐膈胀，胸胁胀满，脘闷嗳气，不思饮食，大便不调等消化系症状，故《临证指南医案•木乘土》曰："肝为起病之源，胃为传病之所。"

脾在志为思，过思则脾伤。若谋虑不遂，或忧思过度，久郁伤脾，脾失健运，清气不升，则心下痞满；脾不运湿则泄泻；脾虚则气血生化无源，营不养意，可出现情志异常的症状，如精神萎靡不振、心情抑郁、倦怠懒言、失眠等。故情志疾病常与脾胃相关，脾胃病常表现出情志症状。

2. 消化系统心身疾病的核心病机

核心病机也常被称之为基本病机，是中医辨证论治的最重要环节。依据疾病发生的原因，涉及的脏腑，中医四诊所获得的信息等运用中医的理论，辨出某病的核心病机，针对核心病机就可以确立治法和方药以及其他治法，也就是说，核心病机不仅是辨出疾病的关键所在，也为下一步施治明确了更为精准的目标。王建东认为消化系统心身疾病的发病往往首先作用于肝，随人之刚柔秉性而发展，其病性为肝之刚柔不能相济。中医认为，心主神，肝藏魂，与神志活动关系密切，各种消化系统心身疾病的发生、发展与不良情绪的刺激密不可分。但也要看到这种不良情绪导致消化系统疾病的同时，也会导致不同程度的神志活动异常，如睡眠障碍、情绪异常，其临床表现为失眠、多梦、急躁易怒、多虑善疑、焦虑抑郁等。可以说这些神志活动异常，既是患者肝之刚柔不能相济这一核心病机的基本表现，也是导致消化系统疾病的因素之一，使疾病更趋复杂。梁海凌认为情志与脾胃关系密切，思维活动与情志产生以精、气、血为物质基础。脾主思，为情志之本，思则气结，脾失健运出现纳呆、腹胀、泄泻等症。脾不主升清，气血生化无源，营不养意，可出现情志异常的症状，如精神萎靡不振、心情抑郁、倦怠懒言，故情志疾病常与脾胃相关，脾胃病常表现出情志症状。张守刚等认为心为神之主，肝失疏泄则影响心主神明而致精神情志异常，且两者互为因果，进而影响到血液正常运行。如《临证指南医案·郁证》所述："情怀失畅，肝脾气血多郁"；《太平圣惠方》云："思虑烦多则损心，心虚故邪乘之"；《内经》讲："胃不和，卧不安"，讲的是胃的疾病影响睡眠，而睡眠不好也常常影响到脾胃的运化和受纳功能。段素社主任中医师将这类患者说是"卧不安则胃不和"，说明心神与消化系统心身疾病的互为因果、密不可分。

从以上看出，消化系统心身疾病的核心病机为情志所伤导致的肝失疏泄，脾失健运，心失所养，脏腑气机失调。

3. 消化系统心身疾病的治疗

消化系统心身疾病涉及范围广，《罗马Ⅳ：功能性胃肠病肠脑互动异常》认为，功能性胃肠病其中大部分与心理因素有关。"早期生活事件之间存在密切关系，它可影响个人心理社会情绪、生理功能，并相互影响（脑－肠轴），这些因素影响疾病的临床表现和转归，与这种生物－心理－社会模式概念相一致的是这些因素的影响是双向的，而且是互相的影响。"该类疾病，上从食管，中有胃肠、胆囊，下到直肠、肛门，分布于上、中、下三焦，可见范围之广，疾病之多。所以治疗上不能复杂化，否则让人莫衷一是，无所适从。怎样才能使中医对消化系统心身疾病的辨治简单直接而有效呢？那还得从抓住本病的核心病机入手。心身疾病从中医上讲，主要以心、肝、脾三脏的病症为多，故治疗上针对该病的核心病机，以调和脏腑为主，通过安神定志来调和五脏，健、温、补、和、通药物的使用对消化系统心身疾病能够起到很好的效果。值得一提的是，针对核心病机的治疗是前提，遣方用药时根据情志在发病中的不同影响而选用针对性的药物。消化系统心身疾病多位于腑，腑以通为用，故选药时还应注意升、降、出、入，具体方药不再列举。掌握针对病机的基本大法和辨证特点选药是基本原则，只要不失基本原则，运用好两个用药注意，都能收到良效。段素社主任中医师在临床上常常根据现代药理研究选用降低内脏敏感性的中药，如吴茱萸、薤白、乌梅、防风等。

中医治疗消化系心身疾病时除药物内服之外，有的疾病还要配合针灸、推拿、热奄包、埋线、水针等传统中医方法和干扰电等穴位治疗。内服之外的治疗可单独应用，也可以与内服药物合用。

心理调适也很重要，给患者一个愉快的心理环境，医生应耐心向患者说服开导，"以识遣识，以理遣情"，让患者真正了解自己所患疾病并非不治之症，培养患者战胜疾病的思想，掌握有利于疾病恢复的生活方式，树立正确对待所患疾病的世界观，激发患者勇于面对疾病的勇气和能够战胜疾病的信心，积极配合医生，改变自己业已形成的不利于疾病恢复的行为模式。心理调适能对消化系心身疾病的治愈起到重要作用。

4. 结论

消化系统心身疾病临床十分常见，在功能性胃肠病罗马Ⅲ和罗马Ⅳ诊断标准相继问世后，消化病学界对消化系统心身疾病产生了飞跃的认识，中医认为该病与心、肝、脾三脏关系密切，临床辨治时应辨出核心病机，治疗时应紧扣核心病机，遣方用药应注意调畅气机和调畅情志。如能结合现代药理研究应用降低内脏敏感性药物和改善消化道动力药物效果更好。心理调适、非药物治疗也是重要的取效手段，临床可选择应用，不应偏废。

二、中医治疗功能性胃肠病优势突出

功能性胃肠病是最常见的消化系统心身疾病，该类疾病以主要症状的特征为核心，加上症状的时限要求而做出诊断，临床十分常见，普通人群患病率为21.9%，调查显示约半数功能性胃肠病患者存在精神心理障碍，精神心理障碍在功能性胃肠病发病和治疗中的作用已经得到了公认。精神心理障碍有可能使患者放大胃肠症状，夸大病情，过度关注检查未发现异常的特殊性，担心有严重的疾病遗漏，治疗依从性差，并影响治疗效果。

这类患者常常多处就医，反复检查，浪费医疗资源。中医对该病已有明确的记载，从历史文献中可以求证相关理论与治疗方法，且应用于指导临床能收到良效。现将中医对该病的优势讨论如下。

1. 现代医学对功能性胃肠病的认识

胃肠道是人体内唯一由大脑中枢、自主神经、肠神经系统共同支配的器官。胃肠道中的肠神经系统，是一种独立于中枢神经系统之外的神经结构，它能合成和释放多种脑肠肽，将中枢神经系统与胃肠道连接起来并形成双向的环路，这个双环路被称作脑-肠轴。一方面，异常的精神状态、情绪活动及应激，通过这一途径引起不同的脑肠肽反应，造成胃肠运动功能失调，致内脏高敏性；另一方面，内脏感受器捕获的刺激信息又上行传入中枢神经系统，由其调控并产生反应。由此可见，功能性胃肠病是典型的心身疾病，是消化系统症状与中枢神经系统思维情绪变化互为影响的疾病。随着生活节奏的加快，人们精神活动高度紧张，这就使得功能性胃肠病在消化内科非常多见，但由于该病的提出才有短短20余年的历史，临床医师往往把功能性胃肠病诊断为冠心病、慢性咽炎、慢性胃炎、慢性胆囊炎、慢性肠炎、习惯性便秘、慢性直肠炎等，从而影响对该病的正确治疗。随着医学模式从生物模式向生物-心理-社会模式的转变，我们必须注意到郁证、焦虑、性格特点、社会背景、生活节奏、工作紧张、心理状态等社会心理因素对功能性胃肠病的影响关系。

2. 中医对功能性胃肠病的认识

功能性胃肠病是发生在上至咽喉食管，下至直肠、肛门，中为胃肠，旁及胆囊、胰腺、胆管、Oddi 括约肌的功能性疾病。这类疾病由多种因素引起，最突出的特点是与情志不遂、心情不畅、思虑过度密切相关。病位在脏属脾，与心肝关系密切。

七情致病与内脏的关系是暴怒伤肝，惊喜伤心，思虑伤脾，悲忧伤肺，恐惧伤肾。情志过激可引起脏腑气机的逆乱，以致脏腑功能失常，气血不和，而出现一系列的病理现象。所以，《素问·举病论》说："怒则气上，喜则气缓，悲则气消，恐则气下，思则气结。"心身疾病在中医上讲，主要以心、肝、脾三脏的病症为多，在功能性消化病更是如此。心主神志，过度的心理活动可影响消化道功能活动异常，而发生胸闷、胸痛、不思饮食、睡眠障碍等心身同病的症状。《柳州医话》："七情之病，必由肝起"，说明肝通过其疏泄功能对气机的调畅作用，可协助心共同调节情志活动。肝与脾的关系在五行中是相克关系，肝气太旺，疏泄不利，肝气郁结，木旺克土。《临证指南医案·木乘土》："肝为风木之脏，又为将军之官，其性急而动，故肝脏之病，较之他脏为多，而于妇女尤甚。肝病必犯土，是侮其所胜也。……若一犯胃，则恶心干呕，脘痞不食，吐酸水涎沫。克脾则腹胀，或便溏不爽，肢冷肌麻。"正所谓"肝为起病之源，胃为传病之所"。西医认为，功能性胃肠病与心理因素关系密切，从中医肝与脾、木与土的关系可见一斑。肝与脾虽为相克关系，但脾胃正常功能的发挥有赖于肝的正常疏泄，正所谓"木赖土培，土赖木疏"，肝气郁结，木不疏土，则嗳气吞酸、胸胁胀满；中焦失运，肝失所养，其气横逆，则性情急躁、心烦易怒、郁郁不乐。功能性胃肠病关系最为密切的另一个脏就是脾。脾主运化，在志为思。中医认为，情志与脾关系密切，思维活动与情志的产生以精、气、血为物质基础。精秉受于先天之精，赖后天水谷之精的不断充养，虽五脏皆藏精，但脾主运化、升清，胃主收纳、降浊，为后天之本，气血生化之源。因此，脑与五脏皆赖脾胃化生水谷之精的充养，才能使五脏所藏之神产生活动。此外，脾胃是脏腑气机之枢，脾胃功能正常则脏腑气机通畅，气化正常，从而所藏之神正常，故情志与脾胃关系密切。过思则气结，脾失健运，可见纳谷不香、胃脘胀满、泄泻不止等症。气机郁滞，脾不升清，气血生化无源，营不舍意，则见精神萎靡、少气懒言、郁郁寡欢、倦怠乏力、失眠多梦等。

3. 中医对功能性胃肠病的治疗

功能性胃肠病患者除有消化系症状外，还多伴有多疑多虑、多愁善感、精神萎靡、郁郁寡欢、情绪不稳、情绪低落、性格脆弱等精神心理症状，这就告诉我们功能性胃肠病是心身疾病，既然是心身疾病，心理疏导是重要的治疗手段，让患者参与治疗之中，使医患双方产生互动，调动患者共同参与、努力配合的积极性，树立可治愈的信心。《内经》云："拘于鬼神者，不可与言至德；恶于针石者，不可与言至巧；病不许治者，病必不治，治之无功矣。"患者对医生的信任、依赖、仰慕是取得良好效果的必备条件，良好的沟通有胜过服药的效果。医生应把所患疾病发生、发展、转归的真实情况告知患者，把治疗的方法、治疗的疗程告知患者，把患者配合治疗的行为方法告知患者，这些都是取得疗效不可或缺的手段。

还有是药物治疗。在使用中药治疗时，应从主症对应脏腑辨证入手，因功能性胃肠病是以症状特点为诊断依据的，辨证就是辨症状的特点。辨出的基本病机也相对单一，药物选择应紧扣基本病机。同一疾病药物治疗的不同之处在于个别药物、药量的调整，而不是治疗大法的改变。治疗时抓住心、肝、脾三脏与情志为病的关系这个关键点，选用调节情志的药物。结合现代药理研究，选择有降低内脏敏感性的药物和应用改善消化道运动功能的药物。根据脏腑以通为用的特点，在方剂配伍结构中应用药物的升、降、出、入精心选药。治疗功能性胃肠病，虽说有针对基本病机用药，针对神志选药，结合药理研究选药，针对升、降、出、入特性选药4个方面，但每个方面选1～3味药即可，不必应用大方，以免药物互相牵制而影响疗效。

然后，依据疾病的不同，可酌情选用或配合应用中医适宜技术，病在上焦可用针灸、水针、埋线；病在中焦可用热奄包、针灸、埋线、穴位电疗；病在下焦可用灌肠、坐浴、生物反馈等。总之，治疗方法依病情而定。中医适宜技术应辨证使用，不能千人一方。同时还应注意施术部位应准确，治疗过程中诱导和强化患者感受。

4. 体会

功能性胃肠病是典型的心身疾病，是消化器官与心（脑）共病后产生的以症状特点为诊断依据的疾病。西医尚无特效药物，中医辨证治疗优势突出，临证时应根据功能性胃肠病是心身疾病的这一事实，在调治时把握身心同治这一总则，既要针对消化道症状，也要针对心理因素。中医治疗包括心理疏导、中药辨证治疗。需要强调的是，在组方时应从针对基本病机、针对情志心理、针对内脏敏感性、针对脏腑以通为用四方面合理科学配伍。中医适宜技术是不可或缺的治疗功能性消化病的有效手段，临证时应依据经验选择应用。

三、功能性胃肠病中医组方模式探讨

功能性胃肠病是以症状命名疾病病名的。根据功能性胃肠病罗马Ⅲ诊断标准，该类疾病列出了28项成人及17项儿童的功能性胃肠病，这些都是以症状为依据的诊断标准。这类疾病不仅涉及广泛，而且临床非常常见，只不过由于临床医生的认识不足，往往给这些疾病冠以其他病名。其实功能性胃肠病临床发病率极高，普通人群患病率为21.9%，患者表现为持续或反复出现的消化道症状，无法找到形态学或生化异常来解释这些症状。罗马Ⅲ诊断标准是"基于症状学的排除性诊断标准"，虽说得到了世界范围内的认可，但西医对该病缺乏有效的治疗药物。中医虽无功能性胃肠病之病名，但治疗方法丰富，有很多古代方剂适用于该病的治疗，且效果良好。笔者就功能性胃肠病的中医组方模式做一探讨。

1. 以主要症状为辨证要素辨出基本病机

功能性胃肠病是以主要症状的表现特点为诊断依据，每一个疾病的主要症状都有鲜明的发生、变化、加重、缓解方式，尽管可有兼证，但主症是疾病的表现要素，抓住主症就等于抓住了纲，抓住了疾病的实质，抓住了辨证的要点。产生主证的病机就是该病的基本病机，即核心病机。在寻找基本病机时，应根据主证的特点，同时参考兼证，运用中医理论、思维模式和辨证方法，辨出能够解释产生主症和符合主症变化特点的病机。辨出基本病机后就等于找到了疾病的节点，而不是像其他疾病不同阶段有不同症候群，辨出许多林立的证型。

2. 针对基本病机，确立治法及基础方药

针对所辨出的基本病机，依据中药的性味功能，依照"君臣佐使"的配伍原则，精选药物组成基本处方，组方时利用药物之间相辅相成和相反相成的综合作用，进行准确、全面、缜密的遣药组方，做到组织严密，方义明确，重点突出，多而不杂，少而见精，使全方能最好地发挥药效，且治病不伤人。基本方是针对基本病机而产生的，针对性强，能起到精准治疗疾病的作用，一般收效良好，不用像治疗一般疾病那样，依型组方和过度调药。因为该病是以单一症状的特点命名疾病的，只要基本病机辨得准，基础方组得科学，能准确针对该病的基本病机切中要害，应用时很少需要再加减调药。但在组基本方时应考虑到该类疾病多与社会心理因素相关，调节情志、疏肝解郁、调畅气机之品一般不可缺少。

3. 组方遣药应考虑现代药理研究成果

中药药理研究经过不断深入深化，取得了丰硕成果，对临床合理选用有效药物有很大的指导意义，能够经得起循证医学的检验，越来越受到"现代中医"的重视。如能在中医药基本理论的指导下，在不违背中医"辨证立法""方从法出"和"君臣佐使"的组方原则指导下，大胆吸收现代医学和现代科学的研究成果。精选现代药理研究成果表明，对该病的形成机制有治疗作用的中药，这种组方模式既符合中医学理论，又结合现代药理研究成果，使组方更具科学性、临床效果更突出。

4. 典型病例

巩某，女性，间断发作性右上腹疼痛连及右肩背部，每次发作持续1个小时至2天，反复做肝胆彩超未发现胆囊壁增厚、水肿及胆系结石征象，但有时肝外胆管直径增宽可达11mm，复查肝功能总胆红素多在 30 ～ 50μmol/L，谷丙转氨酶 42 ～ 90U/L，已排除病毒性肝炎及药物性肝损伤，随着疼痛缓解，肝酶逐渐正常，后受功能性胃肠病启发，对照功能性胃肠病诊断标准，符合胆管与 Oddi 括约肌功能障碍的诊断，给予疏利肝胆法则治疗，组方如下：柴胡、金钱草、茵陈、威灵仙、鸡内金、虎杖、大黄、陈皮，服

1剂，疼痛减轻，服药3剂疼痛消失，继续服药1周后，改为每天晚上服药半剂，共4周，停药半年未复发。

按语：该病的反复发作，迫使患者就诊的症状为右上腹疼痛，疼痛的特点是发作性，痛时伴有呕吐，极似胆囊炎或胆囊结石，但B超检查无急性胆囊炎的囊壁双层样改变和结石征象，因而排除了胆囊炎和胆石症，细看患者每次发病都有短暂的肝酶及胆红素升高，这就符合功能性胃肠病中的胆管和Oddi括约肌功能障碍的诊断，患者之所以腹痛，机制为胆汁淤滞。B超未发现器质性梗阻，为Oddi括约肌良性痉挛，胆汁排泄不畅所致。"腑以通为用"从中医角度讲，该病的基本病机为肝气郁结，疏泄不利，胆汁滞留所致，无须再辨证分型。只要应用疏利肝胆之法，就是针对病机的治疗，就能获良效。故组方中考虑应用多味疏利肝胆、通腑泄浊之品。另外，在众多的符合中医组方条件的中药中寻求现代药理研究成果，被证实可以松弛Oddi括约肌作用的药物。如柴胡"能使动物胆汁排出量增加，有使胆汁中胆酸、胆色素和血中胆固醇浓度降低的作用，并能松弛Oddi括约肌，其利胆有效成分是所含的黄酮类成分"；虎杖"水煎液能使胆汁分泌增加和松弛Oddi括约肌，并有抗菌作用"；金钱草、茵陈、大黄"均有松弛Oddi括约肌的作用"。本病例在遣方用药中，结合了现代药理研究成果，故收效良好。

总之，功能性胃肠病是以单一症状特点为依据诊断的疾病，临床辨证辨出的证型单一，基本病机单一，组方模式简单而治疗靶位精准。临床上对这一类疾病不要过分解读，过度分型，力争方药简单高效。

四、段素社辨治功能性胃肠病经验

功能性胃肠病是一组表现为慢性或反复发作的胃肠道综合征，过去曾称为"胃肠神经功能紊乱""胃肠神经官能症"。在刚出版的《罗马Ⅳ功能性胃肠病》中，功能性胃肠病成人有6类33项，这些疾病都是以解剖部位和临床症状特征而有不同的命名，这些症状反复和（或）长期困扰着患者，严重危害着人们的健康。因找不到明确的器质性改变和生化等指标变化，患者的痛苦往往被忽视，也有的被误诊为其他器质性疾病长期治疗得不到好转，浪费大量的医疗资源。段素社主任中医师从症状的表现特点入手，抓主症，辨核心病机，选对应方药，然后不做分型，只对兼证或疾病表现的不同阶段适当加减，用于功能性胃肠病治疗的理念和方法，使得辨治该病更精准、清晰，且疗效可靠、可重复。下面做一介绍。

1. 抓主症

段素社主任认为，功能性胃肠病都是以症状为诊断依据的一类疾病，这类疾病可以有 1 个或多个伴随症状。临床上患者由于长期被疾病困扰的痛苦和多处就医不能解除痛苦的无奈，使得一部分患者的情绪难以像正常人的思维和表达方式，所述症状的先后顺序，以及对痛苦的描述难以准确，这就要求医生在临证时耐心、细心听取患者述说，仔细询问患者的就医过程、诊治经过，从中去粗存精、去伪存真，从而提炼出主症，以及主症的起伏变化和演变规律，分析出主症后，再分析兼证与主症的关系。段素社主任常讲，功能性胃肠病有时可重叠出现，这时应分清主次，只有把主症及主症特点认清，才会为辨证提供基础材料，基于翔实的基础材料才能辨出符合实际的结果。抓主症的辨治理念可以在繁杂的症状中理出头绪，执简驭繁，直接找到疾病的切入点，依据主症进行辨证论治，正如《伤寒论》所示："但见一证便是，不必悉具。"

对于如何才能抓准主症，段素社主任强调：患者对医生的信任至关重要，功能性胃肠病属身心疾病，必须注重心理－社会－生物的医学模式，这些病人因长期被疾病困扰，心理扭曲时常发生，对医生的信赖心存疑虑。正如清代医家李中梓所云："有讳疾不言，有隐情难告，甚而故隐病状，试医以脉。"因此，要想让患者坦诚地把病情向医生倾诉，首先要获得患者的信任，进行有效地沟通，特别是首诊患者。首诊时要注意交流的环境，保护患者的隐私，医生要显示出对患者的尊重和耐心。临证时仔细聆听患者的叙述，在发病初期首先出现的症状往往是疾病的主症，患者反复提及的症状多为患者的主症，迫使患者就医的症状多为患者的主症。另外，可以借助现代医学手段，排除器质性或代谢性疾病，以更好确定功能性胃肠病的主症。在主症明确的前提下，确诊疾病。

2. 辨核心病机

《中医诊断学》认为，主要症状和体征代表疾病的主要矛盾，主症的特征，包括症状发生的确切部位、时间、严重程度、性质、加重或减轻的条件、病变的新久缓急等，务必诊察清楚、描述详细。有了这些基础，就等于有了疾病诊断的主要依据，就可以运用中医辨证的理论，分析之所以产生主证的病因病机。段素社主任认为抓主症的目的是为了使临床辨证更准确、更简单，功能性胃肠病以主症特点的辨证是辨证的最高水平，因为它使用起来更加具体、更加简捷、更少教条、更多灵活、更加精准。师从段素社主任临证不难发现其在辨治功能性胃肠病时，不是把一个疾病分为多个证型，而是以辨出核心病机，以核心病机为依据确定疾病的一个证型。这个方法使功能性胃肠病的诊治趋于精准化，避免了一病多型，证型林立，让人莫衷一是、效果重复性差的现实，可谓精准辨治功能性胃肠病的典范。

3. 功能性胃肠病的治疗

段素社主任强调功能性胃肠病一病一型是在主症思想指导下辨出核心病机的方法，是在中医理论指导下完成的，没有脱离中医辨证论治的精髓，每个病都有一个针对核心病机施治的一个方药，与其他疾病所不同的是只是在兼证不同或疾病的不同阶段略有加减，故极易掌握且疗效可重复。段素社主任对功能性胃肠病的辨治方法不仅中医好学好懂，就连西医也常使用。当我们问到这是否能使一部分患者不适合一病一型时，段素社主任说就像中医的胸痹，它包括了西医的冠心病、风心病、心肌炎、心肌病、高心病（高血压性心脏病）、心包炎等，当然要分为多个证型，《中医内科学》就将其分为心血瘀阻、气滞心胸、痰浊闭阻、寒凝心脉、气阴两虚、心肾阳虚、心肾阴虚7个证型，而功能性胃肠病中之功能性胸痛，是以胸骨后烧灼样疼痛或烧灼样不适，无胃食管反流导致该症状的证据；无组织病理学依据的食管动力障碍；无心脏病、肺病导致胸痛的证据，这样的患者如果套用《中医内科学》的证型，应与气滞心胸证相似，核心病机为肝气郁滞，不通则痛，治以疏肝解郁、行气止痛，对应方药为柴胡疏肝散。笔者临证曾见一中年女性患者，常有间断性胸痛，遇情志不遂时易诱发和加重，心电图示 ST-T、Ⅱ、Ⅲ、aVF异常，多家医院疑似冠心病，反复住院用硝酸酯类药治疗，后做冠脉造影冠脉无异常后被诊断为冠脉痉挛，病人整日忧心忡忡，愁眉不展，段素社主任详细聆听患者的发病时间、症状特点，诊治经过后，指示患者做胃镜、食管反流测定、食管动力检查等均属正常。二诊时确诊为功能性胸痛，用柴胡疏肝散加味治疗，在柴胡疏肝散的基础上加用川楝子、元胡。该二药为金铃子散，录自《袖珍方》卷2："热厥心痛，或作或止，久不愈者。"后两句正合功能性胸痛之特点，现代药理研究，川楝子素对神经肌肉接头有阻断作用，抑制刺激神经诱发的乙酰胆碱的释放和对乙酰胆碱的敏感性；元胡含延胡索甲素、乙素、丑素。两者均有明显的镇痛作用。应用上方1周后疼痛再无发生，4周停药，随访半年未复发。

段素社主任中医师每遇功能性胃肠病患者，都要耐心讲解，消除患者的担忧，临证辨治从主症的特点分析核心病机，针对核心病机选方用药，对兼证适当加减。这种辨证方式简单、实用。用下气宣滞饮治疗嗳气症，肝脾双调饮治疗腹泻型肠易激综合征，都是用抓主症、辨核心病机的法则，临床疗效突出。

五、段素社治疗功能性胃肠病的经验

功能性胃肠病（FGIDs）是一组表现为胃肠道各部分功能紊乱的综合征，是生理、精神心理和社会因素相互作用而产生的消化系统疾病。FGIDs 在世界范围内发病率较高且有上升趋势，严重影响人们的生活质量。近年来，已引起我国消化病学界的高度重视，该病治疗上多无特效治疗，造成巨大经济负担。段素社主任中医师治疗该病时有以下几点体会。

1. 明确诊断，辨病与辨证相结合

段素社主任强调，辨病论治与辨证论治同为中医识病疗疾的重要手段，两者相得益彰，不可偏废。辨病是从疾病的全过程、特征上认识疾病的本质，重视疾病的基本矛盾；辨证则是从疾病当前的表现中判断病变的位置与性质，抓住当前的主要矛盾。辨病与辨证各有偏重，所以中医诊疗中要辨病与辨证相结合，从而有利于对疾病本质的全面认识。重视辨病论治、辨证论治有利于把握疾病的发生、发展规律，且辨证是立法处方的主要依据。《素问·阴阳应象大论》中说道："善诊者察色按脉先别阴阳。"也体现了临证时辨证的重要性。

段素社医师认为望诊是中医四诊重要组成部分，借助胃镜观察胃黏膜的形态，是中医望诊的延伸，主张借助西医增加四诊内容，帮助分型，借助西医检测仪器来排除器质性胃肠病，有利于正确的诊断功能性胃肠病，真正体现了中西医结合的思想。

2. 抓主症，从主症特点寻求基本病机

段素社主任指出：功能性胃肠病是以症状为基础确定病名的，主症有其自然固定的特点，以主症为中心，通过对主症特点及主症症状组合的辨别、分析以探求其病机，识别疾病的基本病机，并拟定相应的治则、处方，为获得满意的临床疗效提供可靠的保障。《类经·疾病类》说："机者，要也，变也，病变所由出也。"病机即发病机制，它提示疾病的发生、发展、变化及转归的本质特点和基本规律，因此病机是分析疾病候的临床表现、诊断辨证、预防治疗的内在依据和理论基础。对于兼病、兼证不可一叶障目，因小失大，主症已去，兼证自消。病机是诊治疾病的关键，临证时的首要任务是从主症导出基本病机，抓住主要矛盾，进行干预，当主要矛盾解决后，次要矛盾迎刃而解。

功能性胃肠病涉及部位包括食管、胃、十二指肠、肠道、胆道、肛门等，根据其临床表现当属脾胃病中"痞满""胃脘痛""吐酸""腹痛""腹泻""便秘"等范畴，西医认为它的发病与精神心理关系密切。大量研究显示，精神心理因素与肠道运动功能障碍和内脏敏感机制密切相关，胃肠道是对精神心理因素最敏感的靶器官。《黄帝内经》指出，"喜怒不节则伤脏"。《养性延命录》所说："喜怒无常，过之为害。"张志聪：

"情志伤而及于形。"故段素社主任提出，功能性胃肠病病位在脾胃肠道，与情志不遂、肝之疏泄密切相关，当从肝脾论治。如功能性呕吐病、嗳气症病机为胃气上逆，与肝脾关系密切，治以疏肝健脾、下气宣滞；腹泻型肠易激综合征属脾虚肝实，治以扶脾益肝；功能性大便失禁属肝郁脾虚，中气下陷，治以疏肝健脾、升阳举陷……

3. 依据基本病机，确定基本方药

"法随证立，方从法出，方以药成"，临证只有辨病辨证清楚，才能立法无误，只有立法准确，才能选方用药有据，遣药得当，施方合理，疗效才能显著，即"所投必效，如桴鼓之相应"。

段素社主任治疗功能性胃肠病根据基本病机，或疏肝健脾，下气宣滞，或扶脾益肝，升阳举陷，再随症加减。常用药物：旋覆花降气化痰行水，调节食管胃的运动由逆转顺，现代药理研究其在抗肿瘤、抗感染、抗血脂、护肝等方面都具有很好的生物活性；薤白归肺、胃、大肠经，具有通阳散结、行气导滞之功效，现代研究有抗氧化、抗感染、抗抑郁等作用。随着对生物－心理－社会医学模式认识的不断深入，心理因素与FGIDs的关系越来越受到关注，故应加入调理神经、调节睡眠等药物。《神农本草经·中品》说合欢"安五脏，和心志，令人欢乐无忧"，可缓解焦虑紧张情绪；酸枣仁补肝、宁心、安神，《别录》云："主心烦不得眠……久泄……"它具有镇静催眠、增强免疫、抗脂质过氧化等功效。段素社主任指出，在治则的指导下选药拟方，在选药的同时参照现代药理研究，亦及精准用药，精准医疗，方能用药如神，药到病除。

4. 随症加减，力争分型简单化

段素社主任强调在辨病基础上总结出该病的基本病机，以此指导治疗，避免陷入证型林立、莫衷一是的情况。对于每一种功能性胃肠病一般先辨出基本病机，根据基本病机确定一个主方，主方一般不变，据相兼症状加减用药，力争分型简单化。如治疗嗳气症，主方为下气宣滞饮，其药物组成：玫瑰花6g，合欢花10g，党参30g，旋覆花（包煎）10g，代赭石30g，炒枣仁40g，香附20g。主方一般不变动，当出现胸闷不舒加柴胡10g、香附20g，心烦失眠加枣仁40～60g，烧心反酸加煅瓦楞30g、海螵蛸20g，腹泻加厚朴10g。

段素社主任治病不因循守旧，而是推陈出新，抓住疾病的基本病机，简化固有分型模式，使学者易于掌握，临证时疗效显著。

5. 获得病人的信任、配合，医患互动

《黄帝内经·素问·五藏别论篇第十一》说："拘于鬼神者，不可与言至德；恶于针石者，不可与言至巧；病不许治者，病必不治，治之无功矣"。在给心理因素作为主要致病因子的病人诊疗时，如果病人对医生心存疑虑，往往收不到理想效果，病人对医生的信任，能产生的良性心理状态，不仅配合医生完成疗程，而且能改变病人对疾病的认识，坚定能治愈的信心，调动机体的内在因素，有利于疾病的恢复。

每于坐诊时发现，段素社主任耐心地聆听患者叙述病情，不厌其烦地给患者讲解、交流，仔细地给患者做心理疏导，反复地嘱咐患者应注意的事项，和患者拉近关系，让患者感受到就诊时的关心、关怀。心理行为治疗对心身疾病的好转和向愈很有作用。

六、段素社"四辨"模式辨治脾胃病

中医中药治疗疾病至关重要的是临床疗效。好的疗效不仅是医患双方共同追求的目标，也是衡量医生医疗水平的重要指标。治疗疾病不但要有正确的辨证和确切的治疗方法，同时还必须熟练地掌握药物的性能。根据治疗方法，选用适宜药物，来纠正人体阴阳之偏，使达到"阴平阳秘，精神乃治"的治疗效果，才能收到良好的疗效。段素社主任中医师在辨治脾胃病时，强调辨病位、辨病势、辨升降、辨药性——"四辨"，在"四辨"的基础上组方遣药。以辨证为前提、立法为导向、"君臣佐使"为规矩，做到方与证合，使方中群药结合成一个高效而又安全的有机整体。纵观段素社主任临床治疗脾胃病辨证精当，用药合理，小方治病，疗效显著。

1. 辨病位

中医是以辨证论治为核心的科学体系，在脾胃病的辨治过程中，辨病位就是要辨出疾病是在脾还是在胃；是脾胃均病，还是有所侧重；是仅限于脾胃一脏一腑，还是波及多脏多腑；是其他脏腑疾病的传变而来，还是通过五行的生克乘侮关系而发病……段素社主任在辨治脾胃病时，非常注意心、肝、肾与脾胃病的关系，心主神志，脾主思，二脏生理上相互联系，病理上相互影响。心情不适，思虑过度，劳伤心脾，产生心脾同病。肝主疏泄，肝与脾胃的关系是木与土的相克关系，情志不遂，肝气郁结，木不疏土，横逆犯脾，肝脾同病。正如张仲景所说："见肝之病，知肝传脾。"功能性胃肠病罗马Ⅲ诊断标准中有 8 大类，45 种病，临床十分常见，普通人群患病率为 21.9%，患者表现为持续或反复出现消化道症状，无法找到形态学或生化异常来解释这些症状。调查显示，约半数功能性胃肠病患者存在精神心理障碍，精神心理障碍在功能性胃肠病发病和治疗中的作用已经得到公认。脾胃病之泄泻也常与他脏有关，关系最密切的莫过于与肾脏的肾阳虚。肾阳为元阳，肾阳虚不能温煦脾阳而脾肾阳虚，水谷不化，五更泄泻。

在辨病位中，还应注意病位所处上、中、下三焦的位置，因脾胃病之责任器官上至口腔、下至魄门（肛门），通贯上、中、下三焦，辨出准确部位对施以药物治疗时的给药时间、给药途径以及使用引经报使药物有关。段素社主任在辨病位时可谓考虑周到。

2. 辨病势

病势是疾病发生发展的趋势，包括疾病的轻重缓急、向恶向愈以及疾病的发生与季节的关系，一日之中症状的出现与消除的规律、传变态势等。段素社主任强调辨病势是为了精准治疗和截断病势。在治疗时依据轻重缓急采取急则治标、缓则治本，轻症用轻剂，以缓收功，重症用重剂，霸道药物以急取效。根据季节发病采取提前预防，如冬春季节，脾胃虚寒型胃脘病（胃十二指肠溃疡）易复发，在寒冷来临之前，应加厚衣物，防止脾胃受到寒冷的侵袭，而减少发病；"见肝之病，知肝传脾，当先实脾"，知其所传，提前预防，达到"四季脾旺不受邪"，起到截断病势之效。对于初发的疾病，往往是疾病的发展加重期，应投以重剂，使症状快速控制，对于经治疗疾病病势已去的恢复期，应减少药量药味，以防过量伤正，甚至仅靠精神饮食调整，也能使疾病向愈。辨病势是在治疗中务求切中病机，适合病情需要。

3. 辨升降

脾胃为后天之本，气血生化之源。脾胃的正常生理功能的发挥，有利于五脏六腑功能的正常发挥。然而，脾胃的后天之本之职，表现在脾胃的升降上。脾气主升，胃气主降，相反相成。脾胃为中洲，又为全身枢纽之位，脾胃的气机升降，带动其他两对气机的升降。《医碥》所云："脾胃居中，为上下升降之枢。"脾胃升降正常，肾水才能上济于心而心火不亢，心火才能下达于肾而肾水不寒；脾胃升降正常，肝气才能上升而发挥正常的疏泄功能，肺气才能下降而发挥正常的肃降功能。《临证指南医案·脾胃门》云："纳食主胃，运化主脾，脾宜升则健，胃宜降则和。"只有脾胃升降有序，才能维持人体正常的生理功能。脾主运化而生清，胃主受纳而降浊，一表一里，一脏一腑，一升一降，发挥正常的消化吸收、输布、排泄功能，五脏安和。当升降之序被打破，则产生病态。段素社主任根据脾胃的升降功能和病理特点，依据脾胃病的症状特点，辨别疾病：出现呕吐、嗳气、呃逆等是胃气不降，浊气上扰；当出现面色无华、气短懒言、泄泻便溏是脾气不升，清气下陷。治疗时酌情分清升降失常之何主何从，分别选用有升降功能的药物施以治疗，或助脾升，或助胃降，只有升降有序，才能达到脾健胃安。

4. 辨药性

药有寒热温凉、升降沉浮、性味归经。段素社主任认为，作为一名临床医生，必须熟知药性。精准辨证对于治疗疾病才完成工作的一半；了解药物的特性，并与辨证紧密结合，才能完成全部治疗。要想获得好的治疗效果，必须熟知药性，要想熟知药性，必须参考多种药物著作对药性的论述，还必须参考历代医家在临证时对药物的应用体会。具体到脾胃病的用药治疗，段素社主任强调依据辨病位、辨病势、辨升降三辨的结果，结合辨药性精选药物，例如段素社主任在对慢性萎缩性胃炎的辨治时，从借助"胃镜"的望诊，发现胃黏膜红白相间，以白为主，胃黏膜皱襞减少，黏膜变薄，血管显露，黏膜可有颗粒结节等表现。结合病人舌红少苔、口干纳差等表现认为该病当属"胃痿"，病位在胃，病机为"胃热伤阴、瘀血阻络"，病势有向癌变发展之势，症状有胃失和降。故治疗时养阴清热、活血通络。精选三组药物，组成九味饮：黄连、大黄、蒲公英、三棱、莪术、土鳖虫、麦冬、石斛、黄精。黄连、大黄、蒲公英针对热毒的病机清热解毒、化湿邪浊；土鳖虫、莪术、三棱活血逐瘀、助运通络，针对脉络瘀阻的病机而设；麦冬、黄精、石斛针对胃阴受伤而涵养阴液，生津益胃。萎缩性胃炎有发生胃癌的病势，莪术、三棱能抗恶变，截断向胃癌发展的病势。在组方时，苦味药黄连、大黄与辛味药莪术、三棱相配，寓意以辛开苦降、通腑泄浊。

段素社主任在治疗脾胃病用药时还常用引经药。引经药能牵引药物走势，导引药物走向病所。如治疗口腔溃疡多用清胃散，在组方时选用白芷，一是因为该药能排脓疗疮；二是该药有引经报使作用，引药直达病所，发挥整体药物的治疗作用。

由上可见，段素社医师在脾胃病辨证用药时形成了独特的"四辨"模式，由于辨证准确、选药精良，虽然方中药味不多，但每味药物都有其深刻用意，起到四两拨千斤之效。

参考文献

[1] 方秀才. 罗马Ⅳ功能性胃肠病. 北京：科学出版社，2016.

[2] 方秀才，柯美云. 功能性胃肠病诊断中应该注意的几个问题. 中国实用内科杂志，2010，30（2）：180-181.

[3] 施雪筠. 生理学. 北京：中国中医药出版社，2003：169.

[4] 叶天士.临症指南医案.北京.中国中医药出版社，2008：138、139.

[5] 王建东，赵志付.刚柔辨证治疗消化系统心身疾病.中医杂志，2013，54（19）：194-1695.

[6] 张守刚，刘小雨，孙鑫.心病从肝论治思维探析.上海中医药杂志，2011，45（6）：29.

[7] 王卫明.心身疾病的中医诊治.中医中药，2015，15（80）：146.

[8] 李健，赵志付.刚柔辨证治疗郁证四法.中华中医药杂志，2013，28（5）：1529-1531.

[9] 梁海凌.从脾脑相关阐释心身疾病的发病机理.新中医，2012，44（12）：4.

[10] 赵志付.心身疾病的病症结合临床研究——心身疾病的刚柔辨证.中国中西医结合杂志，2011，31（10）：1304-1305.

[11] 李明.中医现代组方模式探讨.四川中医，2002，4（20）：22-23.

[12] 段浩博，赵艳，周焕荣，等.九味饮治疗慢性萎缩性胃炎组方分析.国际中医中药杂志，2016，3（38）：274-275.

[13] 梅全喜.现代中药药理与临床应用手册.北京：中国中医药出版社，2008：80、410、790.

[14] 刘敬军，郑长青，周卓，等.中药虎杖等对犬胆囊运动及血浆胆囊收缩素影响的实验研究.沈阳药科大学学报，2003，20（2）：135.

[15] 陈奇.中药药效研究与方法.北京：人民卫生出版社，2004：468-469.

[16] 秦光利.功能性胃肠病诊治与调理.北京：人民军医出版社，2008：49.

[17] 柯美云.罗马Ⅳ功能性胃肠病（第2卷）.北京：人民卫生出版社，2016：496.

[18] 朱文锋.中医诊断学.北京：中国中医药出版社，2002：230-231.

[19] 周仲英.中医内科学.北京：中国中医药出版社，2003：146-148.

[20] 周焕荣，宫倩倩，段素社.下气宣滞饮治疗嗳气症.中国社区医师，2016，32（31）：110.

[21] 段素社，周焕荣，宫倩倩.自拟肝脾双调饮加减治疗腹泻型肠易激综合征60例.中国民间疗法，2017，25（3）：40.

[22] 王凤云，卞兆祥，康楠.从脾论治功能性胃肠病.中国杂志，2014，6（11）：920.

[23] 段浩博，周焕荣，赵艳.段素社从痿论治慢性萎缩性胃炎.环球中医药，

2016，3（9）：316.

[24] 张学林，段素社，王素平，等.清胆和胃从痈论治胆汁反流性胃炎胃镜下疗效分析.河北中医药学报，2013，28（4）：10-11.

[25] 毕晓菊，何秀堂.中医辨证施治功能性胃肠病.湖北中医杂志，2015，2（37）：48.

[26] 朱虹，唐生安，秦楠，等.旋覆花中化学成分及其活性研究，中国中药杂志，2014，1（39）：83.

[27] 谷翠平.野蒜的活性成分及其药理作用机制.内蒙古中医药，2016（1）：157-158.

[28] 刘隽，刁磊，杨彩虹.功能性胃肠病与精神心理因素的关系及其治疗.Chin J Gastroenterol，2016，21（2）：100.

[29] 侯家玉，方泰惠.中药药理学.北京：中国中医药出版社，2007：181-183.

[30] 谢东霞.临床遣药组方的思考.时珍国医国药，2013，24，（4）：906.

[31] 郭明冬，翁维良.《医林改错》活血化瘀方的组方规律浅探.中医药通报，2014，13（5）：26.

第四节　医以药先，重视炮制煎服

一、段素社主任谈量-效关系

1. 背汤头歌诀要记原方剂量

就读于中医药专业的学生都离不开方剂汤头歌诀的背诵，记了不少汤头，可就是没记每味药的用量。到临床只能用"常用量"，平平淡淡难以愈疾。段素社主任强调汤头歌诀要诵记，方剂中各药的剂量也要牢记。例如治疗产后恶露不尽的生化汤，汤头歌诀为："生化汤宜产后尝，归芎桃红酒炮姜。恶露不行少腹痛，温阳活血最见长。"从汤头歌看不出药物的剂量，更看不出药物间的比例关系。如果仅从《中药学》药物剂量来确定处方的用量，将大大失去方剂原意，影响其疗效。段素社主任将生化汤歌诀以药物组成和剂量结合编写为"当八芎三桃十四，炮姜炙甘各五分"。段素社主任给我们讲道：当归用 8 钱，川芎用 3 钱，桃仁用 14 枚，炮姜、炙甘草各用 5 分，方知当归用量是炮姜和炙甘草的 16 倍，如此大的倍数关系如果仅背诵传统的汤头歌诀是难以想象的。古代名方之所以称其为名方，方药对症时疗效十分突出，如果剂量比例有较大变动，会影响疗效。像王清任的补阳还五汤，汤头中有"四两黄芪为主药，血中瘀滞用桃红"，大剂量用黄芪已十分明确，桃仁、红花用多少，恐怕心无底数，殊不知黄芪用量与桃仁、红花、川芎、地龙相差 40 倍，与当归相差 20 倍，与赤芍相差 30 倍。黄芪用量与其他药物之和是 120g ∶ 21.5g 的关系，如此大的差别，如果不努力记住原方剂量，所开处方必将喧宾夺主，失去原意，难奏其效。

2. 考证古人用药剂量

古人用量十分考究，清代名医徐大椿讲："盖以治疗之法，药不及病则无济于事，若过于病，则反伤其正而生他患矣，故当知约制，而进止有度也。"段素社主任用药严谨，讲究适量，告诫我们："用药如用兵，是巧夺轻取，还是狂轰滥炸，全看战场局势。"常说："有的药物小剂量小作用，大剂量大作用，超剂量副作用"，单味药物剂量一般都是随剂量增加药效而增大，但也有的药物随着药物剂量增加到一定值时，会产生其他作用，如黄连小剂量苦寒健胃，但剂量增大后则是清热泻火的作用了，已失去健胃之效用。《伤寒论》中张仲景使用半夏治呕吐更能说明药物随剂量的增加而增效，《伤寒论》中把呕吐病分为"微呕"，半夏用量 2 合半；"喜呕"，半夏用量为 0.5L；"呕不止"，半夏用量为 1L；"呕家"半夏用量增加至 2L。在使用半夏治呕时，随呕吐症状的加重，半夏的用量也在增大，说明有的中药的量 – 效关系是线性的。古方中，相同药物组成的方剂，当疾病不同时，所用各药剂量不同，药物的作用发生变化，方药的名称也不相同，如左金丸、甘露散、茱萸丸（又名茱连丸）中黄连与吴茱萸比例分别为 6∶1、2∶1、1∶1，各方寒热比例不同，主治、功效各异，左金丸寓意主肝火犯胃，甘露散次之在于清暑气，而茱萸丸寒热无偏而主寒热水泄不止。由剂量的改变，比例的不同决定了功效的不同。弄懂古人在临证时的用量，对今世为医有很大帮助。

3. 适量为要

段素社主任强调中药剂量使用应坚持适量的原则。所谓适量是指在患者身上发挥良好的治疗效果，但不出现明显的毒副反应。中医并非无害，过量应用或不适当使用发生肝肾损害的中药也时有报道。特别已知是有毒性的药物，不能为追求快速疗效而一味地增加用量，就是一些补益药也不能过量使用，而是应根据病情，适量为宜。不忘徐大椿用药如用兵告诫我们的话："虽甘草人参，误用致害，皆毒药之类也。"段素社主任常讲：

"认证准确小量也有效，认证不准大量亦枉然"，主张临证应详细辨证，辨出基本病机，针对基本病机确定基本方药，组方讲君臣佐使，各药剂量参考古人与自己的临床经验，把控量 – 效关系，决定剂量有据可循，提量增效需摸索前行。

4. 小量大量因病定制

方剂的大小，药味的多少，药物的分量，药物间的比例，是由疾病的轻重缓急、疾病所处的阶段、患者身体的强弱、患者对治疗的反应等多种因素决定的。这一点是中医有别于西医的非常复杂之处。量 – 效关系更多的是取决于中医师个人的临床经验，很难用循证医学的方法衡量疗效，从而确定最佳剂量，这也是中医难以形成治疗指南的原因。我们在临床上喜欢段素社主任的配剂，方小，药味少，我们抓药省时省力，患者少花钱还能治病。常常看到段素社主任给人讲小方也能治疗大病的道理，怕患者怀疑这么小的剂量，能否治疗他的病。段素社主任以善于治疗消化系统疾病而著称，凡遇到脾胃虚弱的人，解决脾胃呆滞常用党参、白术一般都在 10g 以下，往往收效良好。在治疗 5 ~ 10 岁小儿纳呆，喜欢用枳术丸，枳实 3 ~ 6g，白术 5 ~ 9g，神曲 10 ~ 15g，三种药少得可怜却效果斐然，是以小剂量出奇制胜。段素社主任用小剂量的经验是引经报使药用小剂量、反佐的药用小剂量、升提中气的药用小剂量、载药上行的药用小剂量、引火归元的药用小剂量。

段素社主任并非治疗所有疾病都用小剂、轻剂取效。在治疗壮实之人的新发疾病往往投以重剂，以取捷效。如发热患者用生石膏 60 ~ 120g 是常用量，水牛角用到 30g；治疗黄疸型肝炎所创肝炎效灵方，治疗肝硬化活动期所创软肝煎应用 30 余年至今，效果良好而未发现不良反应，其中主药之一茵陈均用 60g，效果良好。段素社主任治疗功能性便秘，为图长远疗效，处方中从不出现大黄、虎杖、芦荟、生首乌、番泻叶、决明子等含蒽醌类物质的汤药，而是用补气药以增加肠动力，用润肠药增加肠道水分。治疗经验是助力行舟、增水浮舟，在润肠药应用上肉苁蓉量达 30g，超出《中药学》最大剂量的一倍，因这些人大多应用过刺激性泻药，如突然停用会使便秘更严重。段素社主任为了增加疗效，但又不便让肉苁蓉超量太多，这时叠加应用与肉苁蓉功效完全相同的锁阳 30g，收效良好，其实后者亦同样超量，但不是让单味药物超量太多。由此可见，轻剂、猛剂因病而定。

总之，中药量 – 效关系复杂，量 – 效关系受多种复杂因素制约，如辨证是否准确，选方是否得当，药物之间的制约作用，相互间是增效还是减效，药材的质量、炮制关系，煎煮方法，服药是否得当等多因素相关。因此，研究量 – 效关系不能忽视这些影响因素。

量 – 效关系可揭示最佳的剂量、最好的疗效、最少的不良反应，量 – 效关系研究的突破可推动中医中药建设现代化、标准化，走向能经得起循证医学检验，为世界人民所接受。

二、段素社主任中医师的临方炮制观

1. 医与药不能分得太细

纵观历代中医流派学术发展及所达到的高度，没有哪家是医与药分开的，而是医与药紧密结合，融为一体。跟师学徒期间一般都是先抓药配剂，熟知药性及药物炮制后再跟师学习诊病，或是一边跟师诊病一边到药房学药。在学习初期学到了大量的辨别药物真伪优劣知识，更懂得如何加工炮制。如李时珍、孙思邈等既是医学家，又是药学家。然而现代中医教育把医与药割裂开来，等分配到医院，更是药不懂医、医不懂药。岗位不同，互相学习的机会几乎没有，医生依据病情开出处方，药房给的药材是否符合要求全然不知，药师只管配剂，对病情如何更是一概不晓。现有的体制根本谈不上医与药能够结合与融通，这就使得临床疗效大打折扣。

段素社主任在中医学院上学时有幸在白求恩国际和平医院与河北医科大学的中药标本种植园学习辨认中药，在河北省人民医院中药房跟随 13 岁就炮制中药的 60 多岁的老药工祝桂生老师学习中药饮片的辨认与亲手炮制，从那时起就对中药产生浓厚兴趣。在石家庄长城中西医结合医院建院初期，亲自带领药剂科中药师到安国药市购买中药，严把质量关，这些经历对药物的识别、加工炮制知识的丰富起到了促进作用。试想现在的中医师，谁还有这样的条件，当年供中医药专业学习的中药植物教学园早已被当今的高楼大厦所毁掉，绝大多数中医都没有到药材市场去见习的机会。现代的体制，严格的岗位限制，除个体诊所外，已经少有医与药都精通的人才了，当前的医院管理体制成为中医、中药相互学习、相得益彰的障碍。段素社主任认为，要解决这个现实问题，必须要有中医师到药房亲自跟随中药师学习配剂、识药、学药的安排；中药师也必须有跟随中医师临证的学习，重新畅通医与药广泛交流、互学互鉴的渠道，交叉学习，共同提高才能更好地服务于患者、服务于临床、服务于中医药防治病的特色。

2. 重视临方炮制

中药饮片需要从具有相关资质的饮片经营企业或生产企业购进，中药饮片厂加工炮制的主要特点是生产规模大，同种中药饮片炮制品种单一。但由于临方所需不同，有的炮制品种品规不全，不能满足临床需求，这就要求医师在开具处方时，根据药物性能和治疗需要，要求医院的调剂人员按医嘱临时将生品中药饮片进行炮制，临方炮制是中药炮制的组成部分，是确保中药临方应用的有效性和安全性的重要环节。段素社主任十分重视中药的临方炮制，师从段素社主任发现其对中医处方中的每味药物的审查非常严格，一张处方，常有多个标记，给调剂人员提出临方炮制要求。如用炒枣仁、炒莱菔子、炒苏子、火麻仁等标注"捣碎"；应用芒硝时标注有"研细冲服"等。段素社主任讲捣碎后破皮去壳可增加药物与水的接触面积，有利于药物有效成分的煎出，像砂仁、白豆蔻、草豆蔻等香味浓烈药物大多含挥发油，捣碎有利于有效成分的溢出，但必须临方炮制，如购进的是为炮制后的碎品，药物因放置而有效成分氧化、挥发，大大降低药效。从以上可以看出，临方炮制可增加药效外，还可减少药物用量，节约药源，从而减少患者花费。段素社主任考虑之周密，真可谓大医精诚。炮制可以改变药物的走向，引药入经。段素社主任使用淫羊藿叶治疗肾阳虚，强调用羊脂炙，以增加其入肾经而补肾阳作用的发挥。此外，血见炭则凝，治疗消化道出血，段素社主任用碳类药物，不厌其烦地给患者讲怎样炒，炒到什么程度，而且炮制后还要看是否炮制得符合要求后方可进行煎煮，实可谓用心良苦。

3. 为临方炮制创造条件

段素社主任不仅自己重视临方炮制，而且利用其现有的权力和影响力积极改善医院的临方炮制条件，目前已引进河北省中医院老药工每周一天到中药房做进药质量把关和传授临方炮制的知识，段素社主任告诫中药房全体员工：必须利用老药工在医院药房工作的有利条件，做好中药炮制技艺的传承工作，以工匠精神虚心学习、掌握技艺、精益求精，利用医院扩建时机，为中药房争取场地，改善药库条件，购买炮制设备，设置专门场所，建设符合规范的中药临方炮制室，确保中药临方炮制技术在石家庄长城中西医结合医院传承，发扬光大，满足临床需求。为了提高临床疗效，做好最后一道环节，必须充分发挥中药专业人员的作用，是保证中药临方炮制的一个重要手段。中药临方炮制要求药师根据医生对药物炮制的具体要求，予以区别炮制加工，临床中药处方的制定要有药师参与，针对患者的个性炮制出个性化的中药方药，中药专业人员是中药临方炮制的执行者，也是患者临床用药的指导者，提升药师在医院药学管理中的地位与作用，从而适应当前形势下医院药学面临的严峻挑战，突出为患者健康服务这一准则，相信通过改善条件，临方炮制会做得更加出色。

总之，段素社主任十分重视临方炮制工作，主张医生与药剂人员不能分科太细，保障中医临床效果，中药调剂不能缺位，临床炮制是重要一环。医生处方应写明临方炮制要求，药剂人员应严格按要求如法炮制，医生与药剂人员应高度契合。中药临方炮制既是药剂师的一份责任，更是一门技术，现有体制下医与药互不往来，高度自治的现实问题必须改变。必须形成岗位不同，工作内容紧密相关的技术统一体。应相互尊重，互相学习，推动临方炮制工作上台阶，更好地服务于患者，把临方炮制工作看作是一门艺术，做好传承与创新。做好这项工作，医院行政领导要为临方炮制创造良好的条件，从资金、场所上大力支持，对愿意干又有特殊技能的人员，在分配上做适当倾斜，真正把中医特色发扬到极致。

三、保持中医特色离不开临方炮制

中国工程院院士王永炎指出，中医处方能否发挥预期疗效，与中药临床调剂密不可分。中医处方通过辨证论治组方遣药发挥药物群效，只有调配符合医生处方意图和调配准确无误才能使处方的理法方药取得一致。可以说中药调剂是影响中药临床应用的核心技术环节之一，调剂质量直接关系到中医临床疗效。古代没有当今大规模的中医医院，中医中药融为一体，中医师熟悉中药的产地、产季、加工、炮制，医与药的密切配合，发挥出突出的临床效果，形成鲜明的中医特色，为中华民族的繁衍、生存、健康发挥出重要作用。这其中，中药的临方炮制在中医特色的发挥中功劳不可磨灭，而当今许多医疗机构医药分治严重。医师与医师间的鸿沟变深，往来交流减少，自古"医药一体"的现实已不复存在，中医师不了解药房的炮制现状，甚至有的中医仅知道《中医学》教材的药物功效，不懂得经炮制后药性的变化和作用的改变，因而处方时提不出临方炮制要求；中药师中医基础知识缺乏，炮制理论，炮制技术等基本功不扎实，看不出一张处方的功能主治，不能做相应的临方炮制，致使临方炮制这一中医特色的重要环节缺失；影响整个中医特色和疗效的发挥。下面谨对临床炮制的意义和当前临床炮制存在的问题和解决方案做一阐述。

1. 临方炮制的意义

（1）增效：中药炮制是提高疗效的重要手段之一。如延胡索在用醋炙后其所含物质碱与醋酸作用生成易溶于水的醋酸盐，便能大大提高其在水煎液中的溶解度。据测算，延胡索经醋炙后的镇痛作用能增强 50%。益智仁气味芳香所含挥发油是其有效物质，如果进药时即已粉碎，易使药物"泄气"，作用减弱，如不打碎即进行煎煮，有效成分难以煎出，理想的做法是临方捣碎，使药物颗粒与煎煮液面积接触增大，有利于有效成分的煎出而提高疗效。像炒莱菔子、炒枣仁都应临方捣碎以增效，还有像砂仁、豆蔻等富含挥发油的芳香类药材，经破碎后如不当即使用会使有效成分丢失，这类药材只能使用时由调剂人员进行临时加工才有利于药性的保存，充分发挥药物的疗效。

（2）减毒：有些药物虽能治病，但有一定的毒副反应，故经过炮制可以减低或消除从而保证治疗的安全有效，扬长避短，如醋煮甘遂、大戟，酒炒常山，姜制南星等，在无损或少损固有疗效的前提下，抑制其偏性，使用药有效又安全，这些都需依据处方的要求，病情的需要做炮制或临方炮制得以实现。

（3）引药入经：炮制不仅可增效减毒，矫臭矫味便于使用，有的药物通过炮制可改变药物的走向，引药入经，使药物直达病所，在患病部位发挥治疗作用。中药饮片有其固有的性味归经，但经过炮制后可加强这方面的作用，如淫羊藿的药性是辛、甘、温，归肾肝经，如用羊脂油炙用，可减低辛味，减轻其入肝祛风除痹的作用，能使其专入肾经，增强其温肾助阳的作用。又如三棱、莪术二药药性均为辛苦，归肝脾经，如果经醋制后可引药入肝，增强其活血止痛作用。临床上用盐水炒黄柏、知母，因两药都无咸味，为增强入肾经而用盐炒，这些药物在饮片厂家供应药房的仅有生药，要实现这一目的，必须经临方炮制来实现，让药物发挥更专、更强、更有针对性的治疗疾病作用。

（4）其他意义：中药临方炮制内容丰富，除以上之外，还有缓和药性，减少刺激，赋予新的作用，便于服用。改变剂型有时还可减少药物用量，比如三七、白及煎剂与冲服用量不同，研粉冲服可减少药物用量而发挥与煎剂同样的治疗作用。具体炮制方法有炒、炙、烫、煅、煨、炮、燎、烘、烧炭、煅灰，一般以炒法为主，可以分为清炒、麸炒、土炒、酒炙、醋炙、蜜炙、姜汁炙、药物通炒等，还有去头足、捣、打粉、研……内容十分丰富，中医治疗如果没有临方炮制，现行饮片供应厂商不能满足临床需求，药效难以保证，中医特色将不能很好发挥。

2. 当前临方炮制存在的问题与解决方案

（1）政策限制：中药临方炮制是中医的一大特色，是中医临床用药科学性的重要组成部分，然而药品食品监督管理部门都武断地认为是在搞院内制剂，设立了种种保障，只允许从药厂进到的才认为合格，这一政策限制了临方炮制工作的大力开展，医生无奈地把应炮制的药物另包让患者自己炮制，这样做的结果一是给患者增加麻烦；二是临方炮制质量难以保证。物价医保部门没有政策支持，炮制费用无处列支，只能增加医院的开支，医院没有积极性。药剂师得不到劳动成果，不愿为临方炮制付出辛劳。要想让临方炮制得以回归，业界必须呼吁从政策层面为临方炮制这一技术松绑，并给以支持，提高从业者待遇，让调剂人员原意干。

（2）提高对临方炮制重要性的认识：当前国家的中医政策对中医特色发展十分有利，

作为中医人如何利用当前的大好形势，做好做足功课，抓紧发展中医的特色优势。中医要生存、要发展、要被社会认可和重视，疗效是硬道理。从中医四诊、辨证、立法、用药各个环节都要精耕细作，才能保证疗效，彰显特色。特别是中医与调剂的衔接处更要无缝对接，医师对处方中的中药饮片提出要求，药剂师如法炮制，使每一个环节都精准无误，提高临床疗效，提升中医治疗的特色优势与树立起品牌，使群众对中医信任，进而产生对中医的依赖。

（3）做好临方炮制的传承与创新：当前凡以医院形式存在的中药师工作以抓药为主，能开展临床炮制的很少，导致炮制技术缺失。中医炮制是一门实践性很强的技术，单从书本上难以学好，必须理论联系实际，在老药工、老药师的指导下亲手操作，掌握要领。临方炮制药量小，更难掌握，必须多做，熟能生巧。老师对年轻药剂师要做好传帮带，把古老的临方炮制技术传承下去，学者首先要继承，把老师的经验学好，在继承的基础上研究古老工艺，把新设备运用在实际工作中，然后改造传统工艺，达到创新、提高。在继承中创新，在创新中提高，使临方炮制满足处方要求。

（4）为开展临方炮制创造条件：工欲善其事必先利其器。当前很多医院中药房普遍存在的问题是没有足够的场所，没有足够的炮制设备，无法进行到位的炮制，医院应增加炮制场所，捣碎研碎一般在配剂场所即可，但需要粉碎机的一定要有专门场所并配备分离筛等，防止噪声污染，方便操作；需要炒制的要有专门的炉灶锅铲等，还应配备换气扇或抽油烟机、存药器具，配料如食盐、蜂蜜、食醋、酒等必备之品，总之要开展临床炮制，必须提供所需场所及用品，建立符合要求的中药临方炮制室，从而推动中医特色的发扬光大。

由上可知，中药临方炮制的发展，将使中医临床用药更加丰富。中医辨证论治，个性化给药的特色将得到充分的发扬和发展。通过中药临床炮制的不断实践，为发掘新的炮制品种和炮制方法及改进炮制工艺奠定良好的实验基础。中药临床炮制的发展，将极大地推动中药炮制的发展步伐，为制定中药炮制标准操作规程奠定良好的基础。中药临方炮制，为选择更适合病情的中药愿望成为现实，这是保证中医特色的前提，是中医精准治疗的前提，是提高中医疗效的前提，保证疗效前提下减少药物用量降低患者花费的前提，可以说，保持中医特色离不开临床炮制。

四、做好中药质－效关系与合理用药需医药联动

药为医用，医为药存。中医师与中药师互为依存、共同协作、医药联动方能做好中药质－效关系与合理用药。古代中医中药紧密合作，历代成名中医不仅懂得诊断疾病，

而且还能熟知中药药性，都会亲自采药、识药、掌握娴熟的加工炮制方法，医药不分为患者配备适合病情需要的中药，因而疗效突出。然而时至今日，中医师与中药师的分工越来越细，传统治疗优势丧失，医生弱化了对中药细微特点的知识，处方用药不再像古人那样考究，当效果不佳时，往往把责任片面地归咎为药品质量有问题，而中药师则把责任推到医师辨证不准，孰是孰非难以评判。现实中中医中药分离，各不相干的现实妨碍了质－效关系与合理用药，笔者就如何做好中药质－效关系与合理用药谈谈个人看法。

1. 中医师辨证应准确

辨证论治是中医的精华，同一疾病不同中医因搜集四诊的结果不同，对一系列症状认识的侧重点不同，以及不同医师，不同门派，可以辨出不同证型，这就造成处方、用药产生相当大的偏倚。我们知道，针对一个具体病例，理应是一个最切合实际的证型和病机，当不同医师辨出的证型五花八门时，说明其中就有证型的不准确。建立在不准确的证型指导下的临床中医处方，与所选药物也必定不合时宜，这时的质－效关系受证型的影响也必然不会有良好的效果，再好的药物，质－效关系也不会达到预期。例如慢性萎缩性胃炎可以无任何症状而无证可辨；也可以症状繁杂，可以辨出不同证型，蔡罗平认为该病辨证分型应为脾胃虚弱型、气失健运型、肝气不舒型、气机阻滞型、胃阴不足型、气机不利型、瘀血阻滞型、气机不畅型和胃热上亢型、胃气上逆型。而黎军则将此病分为气滞、血瘀、湿阻、热郁、阴虚、气虚等六个证型。这种辨证方法会让疾病陷入证型林立、莫衷一是的情况，而段素社提出从痿证论治慢性萎缩性胃炎，通过消化内镜延伸自己的望诊，利用镜下所见作为辨证的重要依据，舍伪存真，辨出慢性萎缩性胃炎的病机为胃热阴伤、瘀血阻络，强调针对病机进行施治，从而避免在临床上论治慢性萎缩性胃炎的无证可辨或证型林立，使辨证的准确性和治疗的精准化也成为现实。

2. 选方用药应精准

要想获得良好的质－效关系，需要在精准的辨出病机之后，准确地选用针对病机的药物对该病进行施治。例如段素社主任对慢性萎缩性胃炎选取药物时根据胃镜下黏膜萎缩，黏膜皱襞变平甚至消失，部分黏膜血管暴露，结节隆起或糜烂等表现提出慢性萎缩性胃炎当以"胃痿"立论，提出胃热阴伤、瘀血阻络为其基本病机，选取黄连、大黄、蒲公英、三棱、莪术、土鳖虫、麦冬、石斛、黄精组成自拟方九味饮。该方紧扣胃痿的基本病机，与清热泻火、化湿泄浊、活血通络、养阴益胃法配合使用，取得良好效果。

九味饮组方时除让病机与传统中医对中药的认识相一致外，还结合现代药理研究成果用于遣方用药，达到用药的精准化，从此可获得良好的质－效关系。

3. 药品质量有保证

质－效关系中药品质量是保证临床疗效的重要环节之一。中医治疗疾病以使用中药饮片较针灸等其他手段为多，中药的有效成分是更能从另一方面印证药品的质量。所以在入库前，除传统外观质量需把关外，更应注重权威部门对该批次的质检报告，从多环节对药品质量进行控制，保证中药质量。应量用为入，先入先出，确保中药存放时间符合要求，防止存放时间过长而使有效成分降解。存储条件应符合要求，特别是夏季，应防止中药库房高温、高湿使药材质量发生改变。中药房工作人员应认识到如何更客观、准确地控制中药质量，如何辨识中药的有效成分和如何依据药效制定中药复方的质量评价方法，是目前发展过程中必须解决的问题，针对这些问题不断研究和改进工作，为临床提供质优的中药饮片。

4. 注重中药的炮制

中药炮制可去毒增效，改变药物的性味功能，改变药物的走向（归经），有利于配方使用，有利于有效成分的煎出，可以说炮制是关系中药药效的重要程序，中药师必须严谨从事，不得马虎。中药师必须掌握炮制中药的理论知识和娴熟的炮制技术，杜绝不合格、不规范的低劣炮制。目前中药房多存在的问题是很多中药师只会抓药，不懂炮制，有的药师不按处方要求配剂，生熟不分。有的中药房根本就没有炮制用具，更谈不上微炒、炒黄、炒焦、土炒、盐炒、醋炒、酒炒有什么意义，怎样做到规范操作，造成部分炮制名存实亡，疗效难以保证，故而造成名医、名方的治疗效果不准之状况。

5. 科学煎煮

中药依法煎煮是取得良好疗效不可或缺的环节，患者自己煎煮应告知患者煎煮应使用的器具、浸泡时间要求、文火武火、加水多少、煎煮时间、开锅后计时、遇水少时怎么办、先煎多长时间、后下再煎煮多长时间……这些都需要给患者不厌其烦，一一讲明，关键之处还要让患者复述，看是否真正听懂领会。

代煮药物，要求煮药者从泡药、煮药时间、水量控制、包装等各个环节都要依法进行，不能图省事而简化流程，医院煎药室应编写煎药室操作流程和操作规范，不管哪位都应按流程和规范认真操作，以确保有效成分达到最高的煎出率，且稳定不变，质量恒定。

6. 服药方法

医生诊断、辨证、理法方药都做得无可挑剔，药材质量、分量准确无误，又能如法煎煮是否就能取得较好的疗效呢？亦不尽然。如果不能依据病情如法服药，同样会影响疗效，要做到如法服药，中医师与中药师需联动工作。中医师在开出处方后，把服药时间及服药方法等需要注意的问题一一讲清，让患者融会贯通，还需要在处方上写明，让药剂师再次嘱托方能让患者牢记在心。中医有病位在上的疾病饭后服，病位在下的疾病饭前服药之说，很有道理。如反流性食管炎病位在上，应饭后频饮，服药后一段时间不进食物、不饮水，让药物长时间作用于病变部位效果更好。治疗失眠症应用安神的中药，晚饭后及睡前各服一次，要比上午、下午各服一次的效果更好。治疗功能性胃肠病的药饭前半小时服，服后胃动力恢复这时再进食后可加速胃排空，有利于药物发挥效应。患者呕吐病用中药治疗，就应小剂量分次服用，可防止把药呕出而难以取效。

总之，中医中药联系紧密，中医师准确辨证，处方切合病机是前提；中药师提供优质中药并确保通过炮制、煎煮，把有效成分充分分析出，再如法服用才能保证中药质－效关系的良好发挥，两者不可偏废。中医师、中药师本应同为一家，由于当前社会分工把两者割裂开来，千万不能在疗效不好时，中医师把问题推到药房，说中药材质量的问题；同样中药师也不能把问题推给中医师，说辨证不准确，选方不贴切，而应当协力共勉，做好各自的工作，注重质－效关系与合理用药，为患者提供高质量的服务。

五、段素社主任用中药现代技术指导组方经验

1. 用现代技术诊治结果作为四诊的要素

临证治疗靠内镜诊治的疾病，如反流性食管炎、慢性胃炎、结肠炎等，把镜下结果作为望诊所得的主要内容，作为辨证的最重要的依据。段素社主任认为，古人望诊由于历史条件所限，只能望见皮毛，望不到器官内部。随着科技的进步，内镜能清晰地望见器官内部的情况，内镜诊断引申了中医的望诊，中医应善加应用，现代科学技术手段已不再查外揣内，而是直接把真实的现实摆在眼前，反映的现象更客观、更真切。现代科技手段已被广泛应用于诊断疾病。有很多严重疾病在没有症状时被诊断出来，像无症状的胃癌，食管癌，结肠癌早、中期等，被胃镜肠镜查出来后及早干预，患者的预后会非常好。如果没有这些手段，靠传统中医的四诊会被认为健康而延误诊治。不仅在消化管疾病，段素社主任在实体脏器上同样利用现代科技手段如超声、CT、核磁来延伸中医的望诊，侍诊过程中颇受启发。段素社主任依据胃镜下胃黏膜萎缩，部分黏膜血管显露，黏膜皱襞变平甚至消失、结节隆起或糜烂等表现，提出慢性萎缩性胃炎当以"胃痿"立论，利用现代技术的"望诊"把慢性萎缩性胃炎诊断为中医的痿症。

2. 用现代技术的检查结果指导辨证

以消化管为例，胃肠镜镜下所见提升了中医望诊的深度和精确度，而且可以取活检、做病理，从更微观"望见"疾病的本质。段素社主任说："中医讲望而知之谓之神，借助现代技术的望诊是神之又神。"在四诊取材中最为可靠，理所当然作为疾病的最有权重的主症进行辨证。辨出疾病的核心病机。段素社主任常说核心病机是疾病的本质、是要害、是矛盾的主要方面。针对核心病机的组方、治病的依据，建立在不精确的四诊结果上的辨证辨不出准确的病机，建立在精确的四诊结果上的辨证才有可能辨出准确的病机，这正是段素社主任中医师为什么如此重视现代技术的原因，反映出他与时俱进的辨证思想。例如，段素社主任把内镜下发现的红肿、糜烂、溃疡看作是火热、火毒，把胆汁反流看做是胃失和降，把息肉、肿瘤看作是瘀血、积聚、气滞血瘀。

段素社主任还指出，慢性萎缩性胃炎临床表现与病变的严重程度并不完全一致。有的人临床症状不明显，但在胃镜下发生黏膜萎缩甚至发生癌前病变。因而，针对内镜表现的辨证同样正确。段素社主任根据内镜表现认为，萎缩性胃炎的病机为胃热阴伤、瘀血阻络，强调针对病机进行施治，从而避免在临床上论治慢性萎缩性胃炎无证可辨或证型林立。

3. 组方用药结合现代药理研究

如前所述，用现代科学技术手段获取疾病的最关键线索——症状。这个症状的真实可靠毋庸置疑，据此为主症，运用传统中医的思维方式，辨证论治法则辨出来的核心病机是建立在科学基础之上的，是哲学与科学的完美结合，反映了疾病的本质。段素社主任常说：就治病而言，准确地辨证、辨准核心病机是治愈疾病的重要方面，但不是全部。针对核心病机选取最适合的药物同样重要。从症候中确定主要症状、从主要症状辨出核心病机，再利用药物知识精选药物组成针对核心病机的方剂，这才是全部环节的科学施治。段素社主任在确定方药时讲究很多，组方时既要求符合传统中医学知识，同时还结合现代药理研究成果精心筛选每一味药物。例如段素社主任治疗胆石症、胆囊炎、胆囊功能不良自创三金利胆饮，所选药物为金钱草、郁金、鸡内金、威灵仙、茵陈、柴胡、白芍、大黄、甘草。针对肝胆湿热的病机选用清热利湿、化石利胆的药物，组方时结合了现代药理研究，如大黄、金钱草能加速胆汁排泄，松弛 Oddi 括约肌，威灵仙扩张胆管末端括约肌，有利于胆汁排出，如果不是结合现代药理研究技术成果，威灵仙是无法在组方时所选中的。

段素社主任中医师强调临证组方必须坚持中医思维，符合中医的理法方药理论，引入现代科技手段是为了让四诊素材更真切，让辨证辨出来的病机更能反映疾病的实质；引入现代药理研究成果不是把中药当西药用，药物的配伍不是简单，有相同研究证实的同一作用的药物相加，而是在中医思维、中医理论、方剂的君臣佐使组方规则下，再去考虑现代药理研究成果，选择更适合的药物来组成更适合的方药。经得起中医理论的检验，经得起药理研究的衡量。

六、段素社主任中医师验方服药时间解析

1. 复方地榆煎饭后频饮

复方地榆煎由地榆、海螵蛸、白及等组成，具有清热解毒、生肌敛疮的作用，其治疗反流性食管炎在 2011 年获河北省科技成果三等奖。

典型病例：李某，男，31 岁，河北省新河县人，2010 年 3 月 1 日就诊于石家庄长城中西医结合医院消化科。患者胸骨后烧灼感 3 个月余，胸痛、烧心、反酸明显、嗳气，进食时胸骨后疼痛明显，咽痒咳嗽。当地医院予庆大霉素、奥美拉唑等口服，效果不佳。就诊时查剑突下压痛，咽赤，舌苔黄厚，脉数。经电子胃镜检查：食管下段有数条红肿糜烂区，胃窦部红白相间，以红为主，水肿明显。血常规正常。西医诊断：①反流性食管炎；②慢性非萎缩性胃炎。中医诊断：胃脘痛。治则：清热解毒，生肌敛疮。方药：复方地榆煎。患者连续服药 4 周，每周复诊。1 周后，患者胸部烧灼感、烧心减轻，嗳气明显减轻，胸痛、剑突下压痛消失。二诊偶有胸部烧灼感，咽赤明显减轻，已不痒不咳，其余均无异常。三诊，无任何不适，剑突下压痛症状已大为减轻。4 周复诊，无任何症状及体征。复查胃镜：食管黏膜光滑，原有的红肿糜烂已全部愈合，胃窦部黏膜已无水肿，嘱患者停药。

按语：消化内镜把见到的食管红肿、糜烂、溃疡作为反流性食管炎的诊断依据，这些表现正符合痈在不同阶段的不同表现。复方地榆煎中的地榆具有清热解毒、凉血止血作用，海螵蛸收敛制酸，白及化瘀止血、补肺生肌。这些药都能疗疮，其含有丰富的黏胶质，用后能黏附在创面上形成一层保护膜，免受胃酸的侵蚀，减轻组织水肿，减轻致病因子对病变部位的攻击。反流性食管炎病变部位在食管，如像传统的服中药方法是每日 2 次，由于食管的廓清作用，病变部位的药物很快会消失，如在饭后服药，符合传统中医"病在上，饭后服用"的理论。段素社主任主张于三餐后及睡前 4 个时段频饮，服药后保持不进食、不饮水一段时间（时间越长越好），等于在向病变部位上药，其独特的服药方法目的是让药物持久地作用于病变部位，增加药物的疗效。

2. 九味饮的睡前服药

段素社主任根据胃镜下胃黏膜萎缩，黏膜皱襞变平甚至消失，部分黏膜血管显露、结节隆起或糜烂等表现，提出慢性萎缩性胃炎当以"胃痿"立论，提出胃热伤阴，瘀血阻络为其基本病机，选取黄连、大黄、蒲公英、土元、三棱、莪术、石斛、黄精、麦冬组成，自拟方取名为九味饮。全方具有清热养阴、活血通络的功效，正对"胃痿"的基本病机。其治疗萎缩性胃炎已获河北省中医药管理局科研立项。（立项号：2016220）

典型病例：李某，女，51 岁，河北省磁县人，2013 年 6 月 12 日就诊于石家庄长城中西医结合医院消化科。患者胃脘部疼痛、恶心、上腹部胀满 4 年，有时夜间痛醒。近 2 年体重下降 8kg，消瘦乏力，常服奥美拉唑及枸橼酸铋钾（丽珠得乐）等药物，症状时轻时重，半年前于当地医院行胃镜等检查诊断为慢性萎缩性胃炎，幽门螺杆菌感染。于邯郸市中医院用中药治疗半年，上腹胀满明显减轻，仍有胃痛，复查胃镜示：胃窦部黏膜呈脐样增生，顶端糜烂，部分血管显露。病理结果：胃窦部黏膜异型增生，结合 ^{14}C 检查，诊断为萎缩性胃炎、幽门螺杆菌感染，遂来石家庄长城中西医结合医院诊治，查患者舌淡有齿痕，少苔，脉缓。西医诊断：慢性萎缩性胃炎（伴非典型增生）幽门螺旋杆菌感染。西医治疗：雷贝拉唑 20mg，2 次 / 日；阿莫西林 1.0g，2 次 / 日；克拉霉素 0.5g，2 次 / 日；枸橼酸铋钾 0.3g，2 次 / 日。上述药物共服用 2 周，2 周后改中药治疗。中医诊断：胃痿（胃热阴伤，瘀血阻络）。治则：清热养阴，活血通络。方药：九味饮。

因其为外地患者，取药不便，故嘱其服用西药 2 周后，改用上述中药 1 个月。复诊时病人诉服药 1 周后未见夜间痛醒，服药 1 个月腹痛消失，饮食如常，但仍腹胀，体重无变化，经查 ^{14}C 为阴性，说明 HP 已根除，嘱患者每月取中药 1 次，待服用中药总共 3 个月后可复查胃镜及病理。

患者服药 2 个月后前来取药，诉体重增长 4kg，腹胀消失，舌仍有齿痕，薄白苔。用药 3 个月后复查胃镜，未见黏膜变薄及血管显露，仍有痘疹样增生，但顶端已无糜烂。病理示：黏膜慢性炎症。嘱患者继续巩固治疗 3 个月后即可停药，停药后一年随访复查胃镜，慢性萎缩性胃炎未复发。

按语：本例患者诊断为胃痿。其久病不愈，黏膜病理为非典型增生，结合胃镜及舌脉，考虑胃热阴伤，兼有瘀血之象，故在抗幽门螺杆菌的基础上，应用九味饮清热养阴、活血通络。治疗本病非一日之功，守方常服既方便患者取药，又针对基本病机，因而取得了良好的疗效。在治疗时，嘱患者上午及睡前服药，以便让药物更久地停留在胃部，直接作用于胃黏膜，疗效更好。

3. 胃新胶囊每日三餐前 30 分钟口服

主要成分：高良姜、草豆蔻、丁香、大黄等。主治：功能性消化不良之所见上腹胀满、疼痛、嗳气、早饱、反酸等。2010 年"胃新胶囊"治疗治疗功能性消化不良获国家专利。2011 年被批准为院内制剂。（专利号：ZL201010506327.8 批准文号：冀药制字 Z20110080）

典型病例：张某，男，52 岁，河北省邯郸广平县人，2010 年 6 月 18 日就诊于石家庄长城中西医结合医院消化科。患者上腹部不适饱胀、疼痛，每于饭后明显，2 个小时后症状减轻，伴嗳气、烧心、恶心欲吐，病程 4 年，每年均行胃镜、腹部彩超、肝功能等检查，仅胃镜为"浅表性胃炎"，其余结果正常。口服香砂养胃丸、温胃舒、莫沙必利、乐得胃、吉法酯、铝碳酸镁（达喜）等无效。2 个月前于邯郸市中心医院就诊，予中药汤剂及曲美布汀治疗，疗效仅维持两周。后改为氟哌噻吨美利曲辛片（黛力新）治疗仍无效，遂来石家庄长城中西医结合医院就诊。查胃 B 超观察胃 3 分钟共看到 4 次蠕动，且波幅低。胃电图示：胃电活动频率及波幅均明显低于正常。西医诊断：胃动力障碍；中医诊断：嘈杂。治则：辛开苦降，通腑泄浊。方药：胃新胶囊，4 粒 / 次，3 次 / 日，饭前半小时服。如法服药 1 周后复诊，患者欣喜异常，诉其舒适感这 4 年来从未有过，上腹部不适、疼痛均消失，进食也较前增多，嗳气、恶心大减，但尚未完全消除，尤以晨起时咽部不适。分析：患者长期吸烟，咽部不适、恶心可能与烟雾刺激有关，嘱患者忌烟，少吃辛辣刺激性食物，继服胃新胶囊 1 周后复查胃 B 超及胃电图。三诊，除轻度上腹部闷胀感外，其余症状完全消失，经 B 超检查胃蠕动波每分钟 4 次，波幅正常，胃电图正常。告知病人此时检查结果虽然未见异常，但其与仍然服用胃新胶囊有关，若要根治尚需时日，故暂不宜停药。病人遵嘱继续调理，共服药 2 个月后彻底停药，1 周后复查胃动力正常。病人几年的胃动力障碍彻底治愈。

按语：胃运动功能障碍首先表现在脾虚、脾胃升降失调方面，肝郁脾虚、胃失通降为其病机，胃新胶囊具有疏肝健脾、和胃降逆调节脾胃升降功能。胃新胶囊能使胃动力障碍患者重新建立新的运动机制，这不仅在症状方面，通过量化了的分值更科学地反映疗效的可靠性，而且 B 超检测结果也客观地反映其良好的临床疗效。其君药高良姜含挥发油 16% ~ 19%，油中主要成分是丁香油酚，乙酰丁香油酚，微量成分有丁香烯醇等。本品内服能促进胃液分泌，增强消化力，减轻恶心、呕吐，缓解腹部气胀，为芳香健胃剂。功能性消化不良应排除器质性胃痛，如胃炎、胃溃疡等。胃部彩超提示：胃蠕动缓慢甚至胃下垂。我们经过数年的临床研究，把功能性消化不良归纳为胃气不通所致，用其行气和胃、通腑泄浊之功效治疗疗效显著。

胃新胶囊属于中药的促胃动力药物，1.2g（每粒剂量0.3g），3次/日，饭前30分钟口服，到进餐时，药物浓度正好达到高峰值，可以有效提高进餐后的胃动力作用，促进消化。特别提出的是，胃新胶囊没有其他西药的不良反应，除了孕妇禁用外，其他人群皆可服用。

4. 治疗失眠，安神药物在晚饭后及睡前各服一次药

药物组成：酸枣仁、合欢花、夜交藤、陈皮、苍术、厚朴、半夏、神曲、灵芝草、甘草。功效：宁心安神、健脾和胃。

典型病例：赵某，男，45岁，2016年4月27日初诊，主因反复恶心、胃脘部不适数年就诊，患者来石家庄长城中西医结合医院前曾多方就诊，经检查后均考虑慢性非萎缩性胃炎，服用过多种治疗胃病的药物，疗效均不理想，还曾经人介绍到河南的一家医院行埋线治疗，病情缠绵不愈，自认为还有其他疾病未被查出而心情烦乱，情绪低落。后慕名找到段素社主任，当时主诉恶心，胃脘部不适，时有烧心，腹部胀满、下坠，愿用手托住方觉舒适，大便稀，给予健脾止泻中药口服。二、三诊：患者自觉服药后无明显效果。并诉睡眠极差，心烦易怒，舌苔白厚，中医讲"胃不和则卧不安"，而段素社主任考虑该患者是"卧不安则胃不和"，并据此处方如下：酸枣仁40g，合欢花20g，夜交藤30g，陈皮12g，苍术15g，厚朴12g，半夏10g，神曲15g，灵芝草10g，甘草10g。7剂，水煎取汁300ml，分晚饭后及睡前两次服用以宁心安神、燥湿、健脾、和胃。四诊：患者症状明显好转，睡眠较前改善，偶有恶心，进甜食后偶有烧心，诉自患病以来从未像现在这样轻松，轻松心情溢于言表。上方加海蛸20g。五诊：患者无不适，巩固治疗1周。至今随访无恶心，无胃部不适，夜寐安。

按语：心身疾病均影响睡眠质量，而长时间的睡眠障碍又会使人体免疫力下降，抗病能力低下。段素社主任临床十分重视消化系统疾病伴发睡眠障碍的治疗，这对提高患者生活质量及促进患者疾病向愈有积极作用。他提出："卧不安则胃不和"的理论，临床上据此应用安神助眠的药物来改善患者睡眠，进而解决功能性胃肠病的案例不在少数。心身疾病与睡眠障碍的关系是互为因果、互相影响的，认清这一点，在治疗原发病的基础上，注意改善睡眠障碍，一定会事半功倍。处方中重用酸枣仁，现代药理研究也表明，酸枣仁具有显著的镇静、催眠作用，当患者睡眠改善后，消化系统症状也随之减轻。段素社主任强调：临证应用安神药物时应注意以下几点：①酸枣仁为治疗失眠的常用药，而且根据临床用药经验，用量应较常规量大，40g左右，只有量大才能效彰；②服药时间也应根据治疗疾病的特点而选择不同的进药时间，以提高药效，不能墨守成规，就治

疗失眠的患者来讲，以晚饭后及睡前服药为佳。

5. 结语

《医学源流论·服药法论》："病之愈不愈，不但方必中病，方虽中病，而服之不得其法，则非特无功，反而有害，此不可不知也。"师从段素社主任发现其在诊治疾病时不仅辨证准确，用方切中病机，而且对服药方法也十分考究，其研制出的治疗反流性食管炎的复方地榆煎多次频饮，治疗慢性萎缩性胃炎的九味饮上午及睡前服用，都能使药物长时间附着于食管表面，持久地发挥药效，能显著缩短治疗疗程，临床治疗效果明显；治疗胃动力障碍的胃新胶囊餐前服用，可以有效提高进餐后的胃动力促进消化；治疗失眠的安神药物一改以往的服药方式，在晚饭后及睡前各服一次药，临床效果极佳。段素社主任看诊注重细节，根据治疗疾病的特点而选择不同的进药时间，能显著提高药物疗效，值得临床推广。

参考文献

[1] 陈清阳 . 关于方剂量效关系的探讨 . 陕西中医学院学报，2014，37（1）：92–94.

[2] 杨世杰，等 . 药理学 . 北京：人民卫生出版社，2010：7–9.

[3] 段素社，李俊英，孙超 . "肝炎效灵方"治疗急性病毒性肝炎 36 例 . 河北中医，1990（2）：8.

[4] 刘现磊，孙志海 . 临方炮制对于临床用药的意义 . 临床合理用药，2015，8（6）：85.

[5] 能海霞 . 充分认识中药临方炮制的重要性 . 中医中药，2016，1（46）：138.

[6] 李清 . 中药临方炮制分析与探讨 . 河南中医，2014，34（4）：587–588.

[7] 张霞 . 浅谈中药炮制与临床效应 . 中国中医药现代远程教育，2012，10（4）：69–70.

[8] 李云鹤 . 中药调配临方炮制对临床治疗效果的影响研究 . 中国继续医学教育，2016，8（4）：195–196.

[9] 林雪芳 . 医院中药调配临方炮制的必要性 . 中国现代药物应用，2011，5（2）：235.

[10] 韩清泉 . 临方炮制中药饮片的方法和药物作用 . 中国实用医药，2007，2（16）：

91–92.

[11] 黄晓燕.医院中药临方炮制的规范化管理.中医药管理杂志，2014，22（2）：233–234.

[12] 李原，石新华，范彦博.开展中药临方炮制对发挥中医特色的意义.中国医院药学杂志，2012，32（6）：465–466.

[13] 蔡罗平，卫新国.卫新国治疗慢性萎缩性胃炎经验.光明中医，2014，29（9）：1988–1989.

[14] 黎军.中医辨证治疗慢性萎缩性胃炎66例.中国医药指南，2012，10（17）：300–302.

[15] 段浩博，周焕荣，赵艳.段素社从痿论治慢性萎缩性胃炎.环球中医药，2016，9（3）：316–317.

[16] 段浩博，赵艳，周焕荣，等.九味饮治疗慢性萎缩性胃炎组方分析.国际中医中药杂志，2016，38（3）：274–275.

[17] 王晶娟，刘洋，赵保胜，等.中药"质效代关联"研究方法与理论的建立.中草药，2014，45（11）：1508–1560.

[18] 刘常英，刘玲.中药质量与疗效关系初探.时珍国医国药，1998，9（5）：473.

[19] 段素社，周焕荣，段浩博，等.清热解毒、生肌敛疮从痈论治反流性食管炎的疗效观察.河北中医药学报，2011，26（4）：19–20.

[20] 王烨燃，等.解"方从法出"之"法".中医药信息，2012，29（3）：5.

[21] 段浩博，赵艳，周焕荣，等.九味饮治疗慢性萎缩性胃炎组方分析.国际中医中药杂志，2016，38（3）：274–275.

[22] 段浩博.周焕荣，等.段素社从痿论治慢性萎缩性胃炎.环球中医药，2016，9（3）：316.

[23] 段素社，段浩博，周焕荣.消化病中西医特色诊疗.北京：科学技术文献出版社，201：267.

[24] 陈奇.中药药效研究思路与方法.北京：人民卫生出版社，2004：459.

[25] 梅全喜.现代中药药理临床手册.北京：中国中医药出版社，2008：611.

[26] 段素社，赵艳，严晓红，等.从痈论治反流性食管炎的理论依据与临床实践.中国社区医师，2011，13（34）：169–170.

[27] 段素社，周焕荣，段浩博，等.清热解毒、生肌敛疮从痈论治反流性食管炎的

疗效观察 . 河北中医药学报，2011，26（4）：19-20.

[28] 段浩博，赵艳，周焕荣，等 . 九味饮治疗慢性萎缩性胃炎组方分析 . 国际中医中药杂志，2016，38（3）：274-275.

[29] 段浩博，周焕荣，赵艳 . 段素社从痿论治慢性萎缩性胃炎 . 环球中医药，2016，9（3）：316-317.

[30] 段素社，张学林，马芳菲，等 . 胃新胶囊治疗胃运动功能障碍的临床观察 . 现代中西医结合杂志，2007，16（27）：3995-3996.

[31] 段素社，张学林，常瑞利，等 . 升降理论与胃运动功能障碍 . 中国医学杂志，2006，4（10）：588-589.

[32] 段素社，赵巍，刘玉玲，等 . 胃新胶囊治疗胃动力障碍研究 . 中国医药指南，2005，3（7）：795-797.

[33] 马建芳，王尚书，李洁，等 . 老人院老年人睡眠质量抑郁的现状及其相关性研究 . 河北联合大学学报医学版，2012，14（1）：26-27.

[34] 侯家玉，方泰惠 . 中药药理学 . 北京：中国中医药出版社，2007：181-183.

第五节　与时俱进，做现代中医

一、现代背景下脾胃病诊断策略

社会的发展，历史的变迁，随之而来的是居住条件、环境气候、劳作模式、生活方式与古代的大不相同；疾病谱也发生着很大变化，现代诊断手段的精确实施，也使得用传统四诊不能诊断的疾病被及早发现，这些在古代认为是健康状态的人，如今可能罹患严重危害生命的疾病。这些改变向我们提出了必须深刻思考的一个问题，那就是中医古代对疾病的辨治方法是否完全符合当今的实际，是否需要与时俱进地、在不脱离中医整体观念、辨证论治思想下加以创新和发展，以便使传统中医药更好地服务于人民的健康。本文仅以现代背景下脾胃病诊断体会做一阐述，用以引起同道对古代中医如何更好服务于当今社会的思考。

1. 功能性胃肠病围绕主症特点进行辨治

功能性胃肠病在临床上十分常见。据 2006 年美国消化病周会议纪要报道，人群患病率为 20% ~ 30%，对患者生活质量影响大，可使患者丧失劳动能力，医疗费用巨大，也令消化专科医师难以应付。功能性胃肠病在《罗马Ⅳ功能性胃肠病》中仅成人就分 6 大类 33 种。功能性消化不良是其中的一种病，该病发病率极高，资料表明功能性消化不良患者占内科患者总数的 2% ~ 3%，占消化系统疾病患者总数的 20% ~ 30%，然而这些患者如到中医科就医，按中医的分类将其归属于"胃痞""胃脘痛""嘈杂"等范畴。这在中医传统的辨证分型中都要数个证型，且不同医师对同一就诊病人可能分为不同的证型，这就是疗效难以统一、难以经得起循证医学检验的原因之一。

功能性胃肠病是以症状特点加以症状反复、持续存在、排除器质性疾病、代谢性疾病后而诊断的疾病，可以说不曾反复，间断或持续，始终是以一个主症的起伏变化为特点，很少有其他兼证在不同阶段占据主导疾病的部位。这就为围绕着主症进行辨证、辨出核心病因病机奠定了基础，不需要辨出多少个证型。功能性胃肠病抓主症的辨治方法，可避免把疾病的主要矛盾和次要矛盾混为一谈，可执简驭繁，直接找到疾病的主要症状的症结所在。依据疾病的主症辨证施治符合《伤寒论》"但见一症便是，不必悉具"的经典论点。主症是疾病的纲，是矛盾的主要方面，顺从主症找病机；主症是复杂症状的关键少数，其他疾病也是一样，抓主症辨证的诊断方法，可以使复杂问题简单化，为精准治疗提供方便，为临床疗效能经得起循证医学检验提供保证。

病案举例：患者杨某，女，41 岁，反复腹泻，稀水样便一年余，曾做结肠镜、化验粪便及生化检查无异常，先后就医于北京、天津、邢台多家三级医院，诊断为功能性腹泻，给予双歧杆菌、蒙脱石（思密达）、参苓白术散、四神丸等，症状时好时坏，患者忧心忡忡、郁郁寡欢，丧失劳动能力，经人介绍遂来诊治。根据患者自发病至该诊，最痛苦的症状就是腹泻、不伴腹痛及腹部不适。平素有性情急躁，结合三级医院诊断，功能性腹泻诊断确立，辨主症之结果为肝郁脾虚、土为木乘，治以抑木扶土：四逆散合四君子汤加味：柴胡 15g，枳壳 10g，白芍 30g，党参 20g，茯苓 30g，土炒白术 15g，甘草 6g，乌梅 15g，石榴皮 10g。水煎服，日一剂。用 3 剂肠泻止，7 天复诊，去石榴皮，再用 7 天，14 天复诊，去乌梅，再用 7 天。四诊守原方用 7 天，共治 28 天，停药 3 个月随访，停药后大便一直成形，从无腹泻。

按语：功能性是以主症代表病名的一类疾病，主症辨证就是抓住疾病的主要矛盾进行辨证，主症的特征是辨证最重要的因素，最能反映疾病的病因病机，破解了主症的病因病机，疾病自然向愈，功能性胃肠病的主症辨证思路辨出来的一般只有一个证型，针对唯一的证型辨治，往往是主症已解，次症迎刃而解。

2. 无证可辨时利用现代医学手段寻找主症

人们生活水平提高后，对健康的关注度也在提高，健康体检中发现不少本无症状的人却患有严重危害健康的疾病，慢性萎缩性胃炎，各种肿瘤、肝病等，这些患者体检时本无症状，那么怎样辨治呢？这时就应将现代诊察手段作为寻找主症的依据。如慢性萎缩性胃炎是在体检中发现可以无任何外在症状，因为可发生为胃癌而被医生和患者重视，西医无好的逆转措施，中医又陷入无证可辨的境地，这时就可以根据胃镜下黏膜萎缩、黏膜皱襞变平甚至消失，部分黏膜血管显露，结节隆起或糜烂等表现，提出慢性萎缩性胃炎当以"胃痿"立论，提出胃热阴伤、瘀血阻络为其基本病机。这种靠胃镜所见指导慢性萎缩性胃炎在无症状时，依据内镜下表现作为"主症"进行辨证的方法避免了传统方法无证可变的现象。不仅如此，就是在有症状的患者，通过胃镜查出为慢性萎缩性胃炎的患者。段素社认为，消化内镜等现代技术的发展使医生可直接观察脏器黏膜表面的外观改变，应拿来为我所用。作为中医四诊的延伸，纳入中医辨证论治之中。根据本病发展规律、患者症状、胃镜检查及病理所见，可切中病机，化繁为简。

3. 病因诊断应与时俱进

古代书籍的经验是建立在古代的生存生活环境和劳作生产模式下的，不完全适用于当今；古代人际关系简单，而现代新知识过快更新，社会竞争压力也不同于古代，人际关系更是与古代相异，社会－心理－生物模式的疾病在功能性胃肠病的发生、发展占主导地位，一些胃肠病的发生，如溃疡病、慢性胃炎、食管疾病等；有些与吃西药有明显的相关性，有的疾病成年累月吃大量西药，然而这些都没有写进中医的教科书，这些势必会影响中医对消化病诊断的正确性。如果仍停留在古人怎么说，我们怎么做，拿中医经典以律今，不知变通，不与现代的真实情况相结合，怎么能解决现实的问题。如果在胃脘痛疾病中的病因病机部分，把"西药刺激"写进去，恐怕比"饮食不节"还有意义。

4. 辨明核心病机为精准治疗奠定基础

现在的辨证多是证型林立，且不统一，让人莫衷一是，繁杂的证型不利于疗效的可重复性。笔者建议最好是一症一型，如功能性胃肠病是以症状作为疾病诊断的就容易做到；对于病情复杂，难以做到一病一型者，也应力求少分型。证型少难以全面反映疾病现象者，可以通过药物加减来实现。毛主席在《矛盾论》中提到：主要矛盾和次要矛盾时，应抓主要矛盾或矛盾的主要方面，主要矛盾解决了，次要矛盾会应迎刃而解。毛主席的思想同样适用于中医临床辨证，这里的主要矛盾可认为是疾病的核心症状和核心病机，从主要症状的特点辨出核心病机，针对核心病机的治疗为精准治疗，辨核心病机为精准治疗奠定了基础。核心病机辨证是以核心病机为核心，其辩证思维是"症候－核心症状－核心病机－药串"，通过核心病机的诊断及不同核心病机的兼夹组合，以不变应多变，从而适应证候繁杂的复杂局面。也就是从证候入手，分析其核心症状，得出核心病机，根据核心病机运用相应药串组成方剂，并进行加减治疗。

病案举例：患者辛××，女，46 岁，主因便秘，排便费力，大便干，排不尽感反复出现 10 余年就诊，曾于河北医科大学第三医院做结肠镜、排粪造影等检查，诊断为功能性便秘、不协调性排便。应用乳果糖、比沙可啶、芦荟胶囊、开塞露等，症状反复且近 1 年有加重之势，经人介绍，慕名来我科治疗，根据患者的症状特点及肛门直肠测压等辅助检查，及主症特点辨证病人核心病机为：肝脾不和、清阳痹结，治以薤白、桂枝、瓜蒌、川楝子、半夏、茯苓、当归、桃仁，配合生物反馈 4 周治愈。

按语：该患者因排便不畅四处就医，中西医治疗花费很多，在几近无望之时，慕名前来石家庄长城中西医结合医院治疗，病人排便困难的原因为排便时盆底肌肉不协调收缩，肛门外括约肌松弛不够，中医认为肝脾不和，郁遏气机，阳微痹结，上下不行，治以调和肝脾，通阳润肠，配合生物反馈，纠正患者排便时，盆底肌及肛门括约肌的矛盾收缩而愈，可谓针对核心病机的精准治疗。

二、用现代科学手段丰富中医望诊内容

众所周知，中医诊断是通过四诊，即望、问、闻、切所获得的病情信息，再用中医的理论进行综合判断，做出病名诊断，辨别证候，确定证型。诊断正确与否取决于四诊收集的信息是否准确、全面。望诊被列为四诊之首，"望而知之为之神"，说明望诊在四诊之中最为重要，在《中医诊断学》中可以看出，望诊的内容也最丰富，有全身望诊、局部望诊、望排泄物、望小儿指纹，舌诊也是通过望舌质、望舌苔等。然而，中医望诊有一定的局限性，仅凭肉眼只能望见肉眼的可见部分，望不到内脏，望不见微观，从而影响对疾病的正确判断。笔者就 30 多年的临证经验，谈一谈中医望诊应与时俱进的看法。

1. 利用影像学手段丰富中医望诊内容

超声、CT、磁共振的应用已非常普遍，利用影像学设备可以把人体器官内部结构、病变准确记录在图文报告上，内脏的器质性病变能精确地被仪器"望见"，有的疾病是不能用中医的"查其外，知其内"来做出准确诊断的。例如，内脏早期占位性病变可以无任何症状和体征，有很多疾病是通过健康体检时做影像学检测所发现的，发生在肝、

肾、肺、脑等器官的恶性肿瘤有不少病人早期是没有任何症状，望诊、切诊都无济于事，这些人能说没有临床表现就没病吗？如果中医一味地排斥现代科学诊察手段，不认识自身缺陷，不能大胆地正视现代科学为我所用，故步自封，一味地去美化中医的四诊对疾病诊断的"神奇"，就会与实际脱节，被时代抛弃。相反，如果把影像学诊断结果用于中医的望诊，就一定能弥补中医望诊的缺陷，这将对提升中医的公信度有很大帮助。

超声诊断对胃动力障碍的诊断无可替代，它可以实时动态观察胃动力情况，准确而直观，中医中药对胃动力障碍的治疗作用突出，治疗效果可以由超声评判。胃新胶囊获国家发明专利（专利号：ZL 2010 1 0506327•8），正是通过超声的"望诊"，证明其疗效的。

2. 红外成像技术的应用

红外成像仪是通过感知人体所释放的极微量的红外线，将人体疼痛部位或疾病部位细微的体温变化通过红外辐射、光电转换、数字处理，用色彩图像显示出来。可以检查CT、磁共振等无法获悉的神经病症、肌肉疼痛、循环障碍、炎症疾病等症的影像设备。借助该设备可以辅助中医望诊诊断疾病，也可以判断治疗后疗效和转归。红外热像仪广泛用于神经疾病、肌肉骨骼系统疾病、炎性疾病、血管系统疾病、乳腺疾病、体表器官疾病的诊断。仪器对温度测定的灵敏度分辨率达到 0.01 ~ 0.05 度，超过靠切诊感知分辨的百倍，同时也使一部分切诊诊法转换成"望诊"，并以图像的形式准确地画出病变范围并保留当时的情况资料，留有依据，这个依据可用于疾病的动态观察参照。红外热成像如能很好地与中医望诊对接，既有助于诊断，还有助于评价中医治疗的效果。

3. 借助于内镜延伸中医的望诊

CT、磁共振、超声可"望见"人体器官内部；红外成像可"望见"人体的体表；而内镜则可"望见"消化管及腔道内部表面的情况。段素社认为望诊是识病辨证的重要手段之一，正所谓"望而知之谓之神"。由于历史条件的限制，古代中医的望诊是体表皮毛肉眼可见的部分。消化内镜等现代技术的发展使医生可以直接观察脏器黏膜表现的外观改变，应拿来为我所用。食管、胃、十二指肠可用电子胃镜观察腔内黏膜情况；电子肠镜可观察结肠、直肠黏膜情况；腹腔镜、胸腔镜、鼻腔镜、宫腔镜等都可以通过腔镜观察目标部位，这是传统中医望诊不可能达到的"望诊"效果。腔镜所观察的"望诊"所见可用图文形式永久保存，也可用于远程会诊等，这些诊断手段增强了疾病诊断的准确性、客观性，反映了疾病的本来面目，并且可以用内镜"望诊"望到的病变现象作为中医诊断分型的依据、准确指导遣方用药的依据。准确对比治疗前后的临床疗效，排除了靠症状判断疗效的不确定性。笔者把内镜所见作为诊断依据、辨证依据、确定病机的依据、遣方用药的依据、判断治疗效果的依据用于反流性食管炎、慢性胆汁反流性胃炎的科研，两项课题均已获河北省科学技术厅优秀科技成果奖。

4. 借助显微镜"望诊"

组织病理学是借助显微技术观察组织结构变化、判断疾病及转归的一项技术。这项技术是传统望诊所不能实现，应为中医望诊所借用来诊断疾病，也可用于经中医中药治疗后，根据组织结构变化评判疗效。笔者30年临床实践中，借助胃镜诊断慢性萎缩性胃炎，根据内镜所见认为该病与中医的痿症极为相似，提出从痿论治的论点，并依据镜下表现认为慢性萎缩性胃炎的病机是热邪伤阴、瘀血阻络，治以清热养阴、活血通络。自拟方剂"九味饮"，药物组成：黄连、大黄、蒲公英、土元、三棱、莪术、石斛、黄精、麦冬。疗程3个月。在治疗过程中通过显微镜的"望"诊发现，该药除能使萎缩的胃黏膜恢复外，还有良好地逆转黏膜非典型增生和肠上皮化生作用。2015年6月24日经河北省医学情报研究所科技项目查新咨询报告："未查到应用清热养阴、活血通络法的报道"，"国内未查到治疗慢性萎缩性胃炎所用中药方剂与该课题九味饮（黄连、大黄、蒲公英、土元、三棱、莪术、石斛、黄精、麦冬）药物组成完全相同的文献报道。"该实例就是借助胃镜"望诊"、显微镜"望诊"来诊断疾病，指导中医病机诊断，依据中医中药理论遣方用药，用两个"望诊"判断疗效。九味饮在组方时还从中药现代药理研究出发，应用莪术就是参照了该药具有抗非典型增生、抗肿瘤作用而被选定，这个作用在本实验中通过微观"望诊"得以证实。

总之，借助现代科学手段弥补传统中医望诊的局限性，丰富中医望诊内容，对正确地诊断疾病、全面地评价疗效，具有重要的指导意义，应将现代科技手段写进中医诊断教科书，表现中医兼容并蓄的胸怀，让现代手段为中医服务。另外，借助于现代科技手段可以简化中医诊察疾病的分型，准确把握病机，针对病机遣方用药，使中医疗效更加突出，增加应用的可重复性。应用现代科技手段"望诊"，可改变传统中医诊断疾病时一人单打独斗，发挥协同作战的优势将成现实。

三、借助现代科技手段推动中医精准医学

中医的辨证论治思想讲的是因地、因时、因人而异，将疾病不同阶段所表现的症状参照发病季节、个人体质等综合起来辨出为某个证，针对"证"给予相应的治则及方药，这个中医思维就是整体观念与辨证论治。从形式上看，就是追求证型辨证的精准与治疗

的精准。然而，在辨证中四诊得来的症状是辨出证型，和依据证型确定之后的治疗中精准与否的前提。我们在临床常常发现，就是高年资中医师在获取患者四诊资料时也存在很大偏差，比如舌质、舌苔、脉象等。问诊的方法不同，医生对疾病的认识不同、理解不同、知识面不同、分析问题的方法不同、病人对本身痛苦的表达不同、对医师所问问题的理解不同等，这些因素使得每位医生辨出的结果不同。仁者见仁、智者见智，辨出的证型林立，让人莫衷一是。证型不同治疗也自然就五花八门，产生的临床疗效也就可想而知了，中医的精准医学思想难以落地。环境的变化、生活方式的改变、西药的大量应用，食物添加剂的大量使用，新的病因、病种使得传统中医不能在古老的医籍法典中找出解决问题的答案，这就要求中医在遵循中医哲学思维的模式下，去寻找解决这些新问题的新办法。时代的发展，高科技手段的应用，使得中医走出传统的中医四诊模式，让察外揣内变得直截了当。

中医辨证论治是以症状、体征、舌象、脉象等一系列软指标为依据，缺乏客观的、规范的标准，导致疾病的证候分型缺乏统一的规范，常因个人经验水平、辨证思路不同而辨证结果截然不同。中医诊断过程中的不够精准性，制约了中医的标准化和规范化，也在一定程度上影响了中医疗效的可重复性。所以，中医学要走精准医学之路，必须与时俱进。必须对传统的四诊加以改造，让四诊的结果经得起验证，经得起重复，克服主观因素，克服凭经验诊断，要实现这些就必须引进现代技术手段，充实到中医的四诊之中，让四诊首先变得可信、客观、准确。在此基础上，运用中医思想、中医的方法去辨证出疾病的病机。这个病机是建立在精准的四诊信息之上的，又是运用中医思维的中医方法，这可以说是中医的精准诊断。

在辨证的基础上，总结出该病的基本病机（核心病机），以此指导治疗，避免陷入证型林立、莫衷一是的情况。以此解决同一疾病，不同医生辨出不同结果的差异问题。

辨出基本病机（核心病机）是辨证思路，是从症候入手，分析其核心症状，得出核心病机，依据核心病机运用相应的药物组成方剂，并进行加减治疗，即"症候 - 核心症状 - 核心病机 - 药串"辨证模式。这个模式以不变应多变，从而适应临床证候繁杂多变的复杂局面，从而摆脱了传统辨证方法的相对刻板和固定（有其"症"，辨其"证"，分其"型"）。该模式为精准医学与中医学搭建了紧密联系的桥梁。

把精准医学思想引入中医，既是对传统中医的冲击，又是中医药创新的机遇。中医药现代化离不开精准医学思维，把传统中医的整体观念和辨证论治思想很好保留，用中医的思维模式去认识疾病，分析和解决群众关注的健康问题，才是中医。但是，中医也必须认识到什么是健康问题，怎样才能解决健康问题。临床上常常见到，没有任何症状、没有任何不适表现，在体检中通过影像检查发现某部位存在恶性肿瘤，严重危及健康时，患者无症状却认为自己是"健康人"。中医面对无症状的患者却无症可辨。如果中医能把影像诊断作为中医利用现代技术"望见"的现象作为中医的主症，就能解决传统四诊不能及的问题，就能运用中医中药的特殊优势进行有效地干预。利用消化内镜"望见"消化腔道内部，镜下表现就会把主症从繁杂的症状中准确地提炼出来，为辨证论治或辨病论治提供客观且准确的素材，据此可选择精准的治疗方法。

中医药的精准医疗必须坚持在中医理论的指导下，通过精确的辨证论治，为患者制定符合自身的养身、预防、治疗和康复的个体化方案，这才是符合中医特色的精准医疗道路。也只有这样，才能促进中医药产业的生存和发展。从青蒿中提取青蒿素治疗疟疾不是中医的精准治疗之路，因为它不符合中医的辨证思想，不是中医思维。但是，中医也必须与时俱进，必须在继承中医传统思想上大胆吸收现代的先进思想和现代技术手段，创造出中医的精准医疗之路。

四、段素社主任与时俱进的中医思维模式

段素社主任指出，中医思维模式应与时俱进。虽然中医理论是在中医的思维方式下产生和形成的，但其形成的基础离不开当时的社会背景、生活方式、居住环境和气候条件等。社会的发展，居住条件的改善，气候的改变，生活方式的不断改变，使得病因、病种发生了重大变化，疾病谱随着人类的富足和生产劳作模式的变化而变化，中医认识疾病、治疗疾病亦应有所改变。例如，心脏血管病、高血压病、糖尿病等难以治愈的慢性病的大量出现；工业化的发展引发大气理化因素的改变，如呼吸系统疾病的高发；各脏器慢性病的高发；老龄化社会老年病的高发；西药大量长期的应用，它在治疗疾病的同时，不良反应对人体产生的伤害；社会竞争压力导致心理疾病的增加等。2002 年卫生部组织的全国 27 万人群营养与健康状况调查显示，我国 18 岁以上的成人高血压患病率已经达到 18.8%，计算全国患病人群约 1.6 亿。与 1991 年的资料相比较，患病率上升了31%。高血压患病人数的急剧上升，主要与社会生活方式和生活行为等原因有关，与生活习惯和膳食结构等因素密切相关。1999 年调查表明，中国居民糖尿病患病率约为 9%，2010 年数据显示为 11.6%。最新统计数据显示，心血管病占农村居民死亡的 44.8%，占城市居民死亡原因的 41.9%，均位列第一，其后分别是肿瘤、呼吸疾病及损伤/中毒。在近 20 ~ 30 年就发生了如此巨大的变化，对于以上许多疾病的诊治，在中医古籍中往往找不到处理现代疾病的方法。如若我们还遵古循经，完全依照中医古籍中的诊治策略，

那么疾病无法治愈，中医也将无从发展。

中医的病因古今有极大的不同，现在的中医教科书为了强调中医的本色，还是没有多大的突破。拿着历代医家的观点想把当今的问题说个明白，结果不是说不明白，就是不能把现代的问题写进去，绕着问题走。为了中医能自圆其说而写书，结果脱离了实际，偏离了现实，解决不了当今的问题，因而不被当今的医者所接受，也就禁锢了中医的发展。

如对于胃炎、胃溃疡，中医内科学可对应为反胃、胃脘痛，病因自然是饮食不节、肝气犯胃等，治法为祛除病因、节制饮食，但现代医学研究发现致病原因是幽门螺旋杆菌为第一因素，非甾体抗感染药为第二因素。为什么不把感染疫毒之邪写进病因之中？长期大量用药对胃的伤害不少于饮食不节，一个身患心脑血管病的中老年人，抑或是患有高血压、糖尿病的患者，哪个人不同时服用了 3 种以上，甚至有的高达 10 余种中西药，而哪一种药物中没有胃肠道反应，这些病人在治疗上怎么能"祛除病因"，所有这些却看不见把西药刺激写进中医疾病的病因形成之中。这些现象在古籍上难觅答案，这些都是临床医生绕不过的问题。当今中医工作者必须面对，必须改变，必须对传统中医没有的进行补充，使中医更能解决当今的问题。中医理论应与时俱进，随着社会的发展，医学的发展，人类对疾病认识的深入，中医理论也应吐故纳新，像西医理论一样不断修正提高。

中医治疗疾病首先要祛除病因，讲得非常正确，对于吃大量西药这个引起胃脘疼痛、不思饮食，甚至发展到药物性溃疡、胃黏膜出血糜烂的"病因"不能祛除时该怎么办？那就只能从顾护胃气、益气保胃、扶正固本，确保胃腑免受西药这个去不掉的"病因"之害。有多少慢性患者特别是几种慢性病同时缠身的人，因西药所害，胃脘部疼痛不适等胃肠疾患折磨患者难受不已，如果通过中医的治疗，能与西药之病因共存，岂不使得中医中药不可或缺。

目前抗幽门螺旋杆菌主张四联疗法，虽然疗程 10 ～ 14 天，可仍有不少人因西药的不良反应而难以坚持，更有感染耐药菌株的患者对药物产生抗药性者越来越多。段素社主任指出如果中医把其写入中医的病因之中（疫毒之邪），祛除疫毒自然是其治疗大法，经过中医中药的有效治疗，确能使得疫毒得清，幽门螺旋杆菌得除，中药的优势不就显而易见了。现代药理研究，中医有不少药物都有抗幽门螺旋杆菌的作用，如中医应用中药组合成符合中医清除疫毒的专门方剂，经过大样本的资料证明，它确能杀灭或清除体内 HP，不仅从治疗上得到社会的公认，而且还可以把西医的检查（如 ^{13}C、^{14}C）来诊断中医的病因，这就是中医思维方式的改变。

段素社主任与时俱进的思维模式在临证时处处可见：他强调应吸取西医之长，为中医所用，利用西医检查来丰富中医四诊，把望闻问切进一步延伸，使其更具准确性、科学性。段素社主任认为，望诊是中医四诊重要组成部分，借助胃镜观察胃黏膜的形态，是中医望诊的延伸。他主张借助西医增加四诊内容，帮助分型，借助西医检测仪器来排除器质性胃肠病，有利于正确地诊断功能性胃肠病。段素社主任强调在辨病基础上总结出该病的基本病机，以此指导治疗，避免陷入证型林立、莫衷一是的情况。治疗疾病时应抓住其基本病机，拟定基本方药，从而简化分型，使中医治疗像西医那样便于重复，才能使中医广泛应用，发挥其优势。临证时要结合西医对此病病因的认识，不拘泥于古籍。段素社主任亦指出：组方时可运用中医辨证论治思想，根据现代药理研究精选药物组方，如能在中医药基本理论的指导下，在不违背中医"辨证立法""方从法出"和"君臣佐使"的组方原则下，大胆吸收现代医学和现代科学的研究成果。精选现代药理研究成果，表明对该病的形成机制有治疗作用的中药，这种组方模式既符合中医学理论，又结合现代药理研究成果，使组方更具科学性、临床效果更突出。

中医应以博大的胸怀吸纳现代医学的研究成果，与传统中医融会贯通。在保持中医完整的理论体系和传统特色的前提下，有目的、有选择地逐步吸收现代科学技术，并使其有机地融入中医药学的各相关部分中去，丰富中医的诊断、治疗手段，使中医获得新的生命力，使中医的固有特色更突出，适应时代要求的能力更强。像当时的中西医汇通学派一样，这样才能够运用中医解决现实社会中的医学问题，中医才能被当今社会所利用，提升中医的价值。

参考文献

[1] 柯美云，方秀才. 罗马Ⅲ·功能性胃肠病解读. 北京：科学出版社，2012.

[2] 秦光利，马汴梁，牛月花. 功能性胃肠病诊治与调理，人民军医出版社，2008：223-224.

[3] 柯美云. 罗马Ⅳ功能性胃肠病. 北京：科学出版社，2016.

[4] 段素社，周焕荣，段浩博. 消化病中西医特色治疗. 北京：科学技术文献出版社，2016.

[5] 段浩博，赵艳，周焕荣，等. 九味饮治疗慢性萎缩性胃炎组方分析. 国际中医中药杂志，2016，38（3）：274.

[6] 毛泽东 . 矛盾论 . 北京：人民出版社，1952.

[7] 温建炫，范冠杰，宋薇，等 . 基于"动－定序贯八法"临床思维的核心病机内涵探讨 . 中国中医药杂志，2015，30（6）：1928、1930.

[8] 段素社，赵巍，刘玉玲，等 . 胃新胶囊治疗胃动力障碍研究 . 中国医药指南，2005，3（7）：795.

[9] 段浩博，周焕荣，赵艳 . 段素社从痿论治慢性萎缩性胃炎 . 环球中医药，2016，9（3）：316–317.

[10] 段素社，赵艳，严晓红 . 从痈论治反流性食管炎的理论依据与临床实践 . 中国社区医师，2011，13（34）：169.

[11] 段素社，周焕荣，段浩博 . 清热解毒、生肌敛疮从痈论治反流性食管炎的疗效观察 . 河北中医药学报，2011，26（4）：19.

[12] 张学林，段素社，王素平，等 . 清胆和胃从痈论治胆汁反流性胃炎胃镜下疗效分析 . 河北中医药学报，2013，28（4）：10–11.

[13] 张学林，段素社，严晓红，等 . 清胆和胃、通腑泄浊、从痈论治胆汁反流性胃炎理论探讨 . 环球中医药，2013，6（s2）：66.

[14] 赵丹惠，韩亮，等 . 精准医疗的研究进展 . 中国实验诊断学，2017，21（1）：152–154.

[15] 卢绪香，张伟 . "精准医学"与中医辨证论治的相关性思考 . 中国中医药科技，2017，24（1）：53.

[16] 申晓伟，刘建平 . 精准医学与中医学 . 中国中西医结合杂志，2018，38（1）：106.

[17] 胡昌江，陈志敏，等 . 中医精准医疗的智慧 . 中华中医药学刊，2018，36（1）：7.

[18] 陈益 .《中国高血压基层管理指南（2014 年修订版）》在基层社区卫生服务的实施效果 . 医疗装备，2016（7）：109.

[19] 陈伟伟，高润霖，刘力生，等 .《中国心血管病报告 2014》概要 . 中国循环杂志，2015，7（30）：617–622.

[20] 丛林 . 中医应当与时俱进 . 山东中医杂志，2002，6（21）：375.

第五章 临证经验

第一节 癔球症

半夏厚朴汤治疗癔球症的传承与衍化：

癔球症属于功能性胃肠病的一个疾病之一。根据罗马Ⅲ诊断标准，癔球症的诊断应具备：①持续性或间断性发作非疼痛性的咽喉部哽咽感或异物感；②感觉发生于两餐之间；③没有胃食管反流导致该症状的依据；④无吞咽困难或吞咽疼痛；⑤没有伴组织病理学异常的食管动力障碍。诊断前症状出现至少6个月，近3个月症状符合以上诊断标准。由罗马Ⅲ对癔球症的诊断标准可以看出两点：一是该病仅为咽部异物感或哽咽感这样的一个症状，该标准是对这一症状的特点进行了详尽的描述；二是癔球症类似中医的梅核气。

一、中医对癔球症的认识

癔球症多发生于女性，癔球症患者多有精神脆弱、人际关系敏感等特点。精神心理异常者多见，且多存在抑郁、焦虑、睡眠及饮食障碍，癔球症属中医郁证的范畴。《金匮要略·妇人杂病脉证并治》："妇人咽中如有炙脔，咳之不出，咽之不下，半夏厚朴汤主之。"仲景不仅描述了该病的症状特点，而且提出了用半夏厚朴汤治之。历代医家多认为梅核气的病机为痰气互结。其形成原因在《喉科心法·梅核气》中认为："此症……乃由七情气郁，郁则生痰，结聚于胸膈之间。"七情致病与现代医学认为该病多伴抑郁、焦虑、感觉过敏等因素相一致。

既然癔球症（梅核气）的基本病机为痰气互结，那么对应病机的治法就应为行气解郁、化痰散结。《金匮要略》中的半夏厚朴汤基本符合该病的病机，故为临床多数医家所采用。方中半夏、厚朴、生姜苦以降逆，辛以散结，痰气并治；茯苓配合半夏以增化痰之力；苏叶芳香理气解郁。诸药相伍，共奏化痰行气、解郁散结之功。

二、治疗癔球症的基本方药的传承衍化

在临床运用半夏厚朴汤治疗癔球症中发现，初用有效，连续应用两三周后，多数患者咽部堵塞感的症状渐渐如初。分析原因：该方虽切合病机，但癔球症患者多存在情绪异常，随着时间的推移，因情绪问题没被解决，患者初诊时能够被治愈的信心发生了动摇，故疗效渐不如初。要想获得持久疗效，必须在原方中加入疏肝解郁之品，并配以心理疏导，解决患者的心理问题。本人在辨证时透过临床表现，发现引起临床表现之因，进行更周详的病机辨证，重新把基本病机定义为：肝气郁滞、痰气互结。治以疏肝解郁、行气化痰。基本方药更改为半夏厚朴汤加玫瑰花、合欢花，4周为1个疗程。

玫瑰花行气宣滞，疏肝解郁。《本草正义》："玫瑰花，香气最浓，清而不浊，和而不猛，柔肝醒胃，流气活血，宣通窒滞而无辛温刚燥之弊，断推气分药之中，最有捷效而最为驯良者，芳香诸品，殆无其匹。"合欢花解郁安神，悦心定志。《神农本草经》："主安五脏，和心志，令人欢乐无忧。"应用传承古方并进行衍化后的方剂治疗癔球症，不仅起效快，且无反复。

在临床实际应用中如遇患者有兼证时，仅在原方的基础上加味对症治疗即可，不必另行分型，这样有利于简化治疗，便于重复应用。

三、典型病历

患者周××，男，46岁，河南省人，2016年3月7日初诊，因爱人患乳腺癌后心情不畅而诱发咽喉部异物感，嗳气。查血常规正常，咽部无红肿，胃镜无食管炎表现。多方治疗，病情反复。根据患者症状特点，发病时间等符合罗马Ⅲ诊断标准中癔球症诊断，给予疏肝解郁、行气化痰的基本方药，半夏厚朴汤加玫瑰花、合欢花。方药组成：半夏12g，厚朴15g，茯苓20g，紫苏梗10g，生姜3片，玫瑰花15g，合欢花10g。水煎取汁300ml，分早晚两次饭后服药。治疗1周患者症状明显好转，2周症状消失。共服4周停药，停药后2个月随访患者无复发。该患者治疗前虽有嗳气，但并未在基本方中加用其他药物，嗳气症状随主症消失而自解。继续用药到4周停药。

参考文献

[1] 柯美云，方秀才. 罗马Ⅲ·功能性胃肠病解读. 北京：科学出版社，2012：126.

[2] 汪涛，侯鹏. 癔球症患者的精神心理状态以及行为疗法和 SSRI 对其治疗作用的临床研究. 胃肠病学，2010，15（10）：587-590.

[3] 陈晓鸥，颜红. 半夏厚朴汤联合电针治疗癔球症 45 例临床观察. 中医杂志，2014，3（5）：410.

第二节 功能性嗳气症

下气宣滞饮治疗嗳气症：

一、疾病概述

功能性嗳气症，又称吞气症、神经性嗳气或嗳气综合征，临床指反复的吞咽空气并嗳气，常表现为可听见的吞咽空气、厌食、上腹饱胀、过度肛门排气、反复嗳气等，且症状多在夜间，可自行缓解，多见于慢性焦虑状态的女性，或者有明显精神因素诱发。患者自觉胸闷，上腹部不适、腹胀，试图通过吞气、嗳气缓解不适症状，是一种无意识的表现，与进食无关，有人将其归入癔症的范畴。

根据功能性胃肠病罗马Ⅲ诊断标准将其分为吞气症和非特异性过度嗳气。吞气症诊断标准必须包括以下所有条件：①每周出现数次令人不适的反复嗳气；②能客观地观察到或检查到吞咽气体。诊断前症状出现至少 6 个月，近 3 个月符合以上诊断标准；非特异性过度嗳气诊断标准必须包括以下所有条件：①每周出现数次令人不适的反复嗳气；②无过度吞咽气体导致嗳气症状的证据。诊断前症状出现至少 6 个月，近 3 个月符合以上诊断标准。

中医虽有嗳气之描述，但无嗳气单独治疗的记载，而是分列于"呕吐""胃脘痛""郁证""腹痛""胁痛"等病症中的一个症状。功能性胃肠病罗马Ⅲ将嗳气症单列，从中医论治应根据嗳气症的发病特点，找准嗳气症的总病机，针对病机施治尤为重要。根据嗳气症的特点和中医脏腑功能的特性，嗳气病位在胃，属胃气不降，上逆而嗳气。嗳气的形成与肝脾两脏关系密切，如脾失健运，清气不升，则胃气不能和降；情志不遂，肝失条达，肝气横逆犯胃，则胃气壅滞，通降不利，胃气上逆，嗳气频作。胃的生理特性应突出一个"降"字，只有胃气和降才能保证脏腑通畅。故《临证指南医案》指出："脾宜升则健，胃宜降则和"；胃的病理特点主要体现一个"滞"字，胃气壅滞不降反升则发生嗳气、呕吐、呃逆等。由上可知中医当把嗳气症的总病机确定为肝郁脾虚、胃气上逆，治当疏肝健脾、下气宣滞。自拟方：下气宣滞饮，方药组成：玫瑰花6g，党参30g，旋覆花（包煎）10g，代赭石30g。玫瑰花芳香行气，味苦疏泄，有疏肝解郁、醒脾和胃之功，为君；党参健脾益气，为臣；旋覆花性温而能下气消痰，善降胃气，降逆止嗳，代赭石质重性降，善降上逆之胃气而具有止呕、止呃、止噫之效，两药相合共为佐使。木香辛行苦泄温通，《本草求真》："木香，下气宽中，为三焦气分要药。然三焦则又以中为药……中宽则上下皆通，是以号为三焦宣滞药剂。"引药下行以助胃气和降为使药。诸药相配，共奏疏肝健脾、下气宣滞之效。单用下气宣滞饮治疗胃气上逆之嗳气、呕吐、呃逆收到良效，临床可随兼证而加减，如胸闷不舒加柴胡10g、香附20g，心烦失眠加枣仁40～60g，烧心反酸加煅瓦楞30g、海螵蛸20g，腹泻加厚朴10g。

二、典型病例

病例1：

患者，女性，55岁，已婚，2016年3月21日初诊。主诉与人生气后嗳气连连半年余，情绪不舒每当提起旧情时加重，整日闷闷不乐，伴胸闷失眠，反复查胃镜均诊断为慢性非萎缩性胃炎，口服多潘立酮（吗丁啉）不缓解，后到广宗县中医院服用中药治疗，效果不佳。口干、易疲劳、大便费力、不干，符合非特异性过度嗳气诊断，治以疏肝健脾，下气宣滞，用自拟方下气宣滞饮加味治疗。组方如下：玫瑰花6g、合欢花10g、党参30g、旋覆花（包煎）10g、代赭石30g、炒枣仁40g、香附20g、木香10g。水煎取汁300ml，分2次晚饭后及睡觉前服用。嘱患者控制嗳气，告诫患者嗳气会伤及胃气，还会把胃之食物、胃液带入食管而引起反流性食管炎。1周后复诊，嗳气明显减轻，有时一日无嗳气，睡眠、心情明显好转，只是乏力、大便仍费力，上方加锁阳30g以温胃润肠，2016年4月4日复诊诸证消失，半年余嗳气起效于1周，治愈于2周，此患者怕复发而要求再度吃药，给石家庄长城中西医结合医院自制胃新胶囊善后。

病例2：

患者，女性，42岁。2016年初诊主诉自爱儿突然离世后难以承受现实，胸部憋闷，反复嗳气达8个月，只有嗳气后方能暂时缓解胸闷，就诊时边叙述病情边做吞咽、嗳气动作，甚为痛苦，夜不能寐，面色无华，自发病 8 个月来多方诊治无效果，认为自己得了"不治之症"，体重下降 10kg 余，大便溏薄，日 2 ~ 3 行。善太息，舌淡，苔白厚。外院胃镜、腹部彩超、生化检查均无器质性及代谢性疾病。当即诊断为吞气症，给病人做心理疏导后并告诉病人一周就可大减轻，让病人控制嗳气，给其讲明胃主降，如果嗳气会把胃内食物胃液带入食管而发生反流性食管炎，并告诉她所用中药可降胃气下行，加上控制吞咽动作及嗳气会彻底治愈。经做心理疏导，患者就诊时吞咽嗳气立刻减少。用药如下：玫瑰花 6g、合欢花 10g、党参 30g、旋覆花（包煎）10g、代赭石 30g、香附 20g、柴胡 10g、白术 10g，水煎取汁 300ml，早晚分服。1 周后复诊，病人仅偶有精力不集中，时嗳气，自我控制下可以不嗳气，复诊共用药 4 周，病愈。体重 28 天长 5kg。

讨论：功能性嗳气症多发生于女性，与情志及心理因素有关，治疗时应做细致的心理工作，病人相信医生，积极配合医生可明显提高药物治疗效果，正如《内经》所说"病不许治者，病必不治，治之无功矣"。先取得病人的信任是治愈疾病的重要环节。

中医认为，该病病机为胃气上逆，与肝脾关系密切，肝气郁结，横逆犯脾，胃失和降，气机郁滞，胃气不降，反而上逆而发生嗳气。应用疏肝健脾、下气宣滞方法治疗该症效果良好。笔者应用该方随症加减治疗成人反刍综合征、恶心呕吐症等属中医胃气上逆之病机的功能性胃肠病，每能收到良效。

参考文献

[1] 秦光利，马汴梁，牛月花．功能性胃肠病诊治与调理．北京：人民军医出版社，2008：223-224.

[2] 柯美云，方秀才．罗马Ⅲ：功能性胃肠病解读．北京：科学出版社，2012：127-128.

第三节　功能性烧心

段素社治疗功能性烧心的辨证用药经验：

一、概述

功能性烧心是一种常见的功能性食管病，临床表现为烧灼样胸骨后不适或疼痛，而无病理性胃食管反流或病理基础的食管动力或结构异常。目前西医缺乏有效的治疗措施，中医中药治疗该病效果显著。

二、诊断必须明确

临床引起烧心的原因很多，如消化性溃疡、反流性食管炎、急慢性胃炎等。功能性烧心的诊断是建立在排除器质性疾病基础之上的。罗马Ⅲ的诊断标准为：必须包括以下所有条件：①胸骨后烧灼样不适或疼痛；②没有胃食管引起症状的依据；③没有伴组织病理学异常的食管运动障碍。诊断前症状出现至少 6 个月，近 3 个月满足以上标准。

由于临床上表现为烧心的病人较多，如何才能区分反流性食管炎与功能性烧心是临床上的一个难题，特别是与非糜烂性胃食管反流病相鉴别。在消化内镜检查时发现食管异常或消化性溃疡等，就排除了功能性烧心的诊断，如果未发现异常，应进一步检测食管部有无异常酸暴露，没有异常的酸暴露方可诊断功能性烧心。如果基层医疗单位无法开展食管酸测定，可做 PPI 试验性治疗：即应用双倍剂量的 PPI 药物 1～2 周，如果患者烧心症状明显减轻，表明烧心是由酸反流引起，否则表明烧心是由反流之外因素所致。

三、功能性烧心的形成机制

功能性烧心患者没有病理性反流，也就是说在生理性反流时即可有胸骨后烧灼样不适或疼痛，这就表明病人的食管处于高敏状态。功能性烧心患者一般情绪不稳，焦虑，善疑多虑，睡眠障碍，个性不稳定，社会支持较差和负性生活事件增多等心理社会因素。情绪上的应激变化可通过大脑边缘系统和下丘脑使自主神经功能发生改变，并通过内分泌、免疫系统、酶系统和神经递质的中介作用引起食管和胃功能失调。段素社主任把这些因素综合起来用中医的观点加以分析，认为该病应与肝的疏泄功能有关。

从中医角度来看，烧心的病因多是由于胃阴不足，肝胃郁热所致。肝与脾胃在五行中虽然为相克关系，但"木赖土培，土赖木疏"，两者生理上关系密切，相互依存才能发挥正常的生理功能。但当受到情志不遂、肝气郁结、中焦失疏，则表现木不疏土；如胃阴亏虚，中焦失运，肝血失养，其气横逆，可出现木不培土。如《四明心法·吞酸》云："凡为吞酸尽属肝木，曲直作酸也"。朱丹溪亦云："吞酸者，湿热布积于肝，而出于肺胃之间。"肝体阴而用阳，以血为本，以气为用，其病多郁，郁而化热，气逆犯胃而烧心始作。

四、功能性烧心的辨治

段素社主任根据功能性烧心的形成机制和烧心症状的特点，结合脏腑辨证理论，认为功能性烧心的基本病机为肝火犯胃，气机逆乱。治疗应紧扣基本病机，施以疏肝清热、通腑和胃。基本方药为：黄连 12g、吴茱萸 6g、玫瑰花 15g、木香 12g、海蛸 30g、浙贝 10g。段素社主任认为，黄连、吴茱萸为左金丸的组成药物。黄连能"泄一切有余之火"，吴茱萸辛温，防黄连苦寒伤胃，辛味药的木香、吴茱萸配伍苦味药的黄连能起到辛开苦降、通腑泻浊的作用。现代药理研究吴茱萸含吴茱萸碱，后者表现对感觉神经有特异性钝化作用，可见吴茱萸碱是通过使感觉神经钝化而发挥止痛作用的。由此推测钝化感觉神经后，内脏敏感性增高而引起的烧心同样会减弱或消失。段素社主任在应用该方时常提示我们黄连与吴茱萸两药的比例不是 6∶1，而是 2∶1。玫瑰花可疏肝解郁、醒脾和胃。《本草正义》："玫瑰花，香气最浓，清而不浊，和而不猛，柔肝醒脾，流气活血，宣通窒滞而绝无辛温刚燥之弊。断推气分药之中，最有捷效而最为驯良者，芳香诸品，殆无其匹"。段素社主任在治疗癔球证时也用玫瑰花，因该药有解郁安神、悦心定志的作用。治疗功能性胃肠病患者凡精神心理影响较重，情志症状明显者，加用此药每收良效。

五、典型病历

关某某，因胸骨后烧灼感，善太息，胸闷不适，郁郁寡欢 1 年余就诊。就诊前近 8 个月做三次胃镜均诊断为慢性非萎缩性胃炎，幽门螺旋杆菌阴性。外院均按慢性胃炎给予埃索美拉唑、雷贝拉唑、复方阿嗪米特肠溶片（泌特）、磷酸铝凝胶等治疗，均无效果。症状时轻时重。近半年来有所加重，有时 1 周烧心几次，有时 1 日烧心几次。后到中医院吃汤药似无任何效果。于 2015 年 11 月 9 日到石家庄长城中西医结合医院脾胃科就诊。经分析病史及诊治过程，认为病人可能为功能性烧心。经用奥美拉唑 40mg/ 次，2 次 / 日；复合维生素 B 2 片 / 次，3 次 / 日，治疗 2 周，患者无疗效。以此推断病人为功能性烧心，并给病人做了心理疏导，告知病人该病不会对健康有重大伤害，不会引起食管癌及胃癌，最好的治疗是自己放下包袱，转移对烧心的关注，并处以下方药：黄连12g、吴茱萸6g、玫瑰花15g、木香12g、香附20g、合欢花15g、海螵蛸20g，7剂，水煎取汁300ml，分2次服用。

二诊：患者诉用药第2天即无烧心，担心会复发，段素社主任告诉病人只要心情开朗就不会复发，并嘱病人再服3周以巩固疗效。共守原方用药4周，停药1个月随访无复发。

按语：病人以烧心就诊者大多做胃镜检查，慢性非萎缩性胃炎在胃镜的诊断率极高，是否慢性非萎缩性胃炎就一定有烧心呢？这是值得大家思考的问题。慢性非萎缩性胃炎可以有烧心，但烧心并非一定就是胃炎引起的。在按胃炎治疗不见好转，病人有心理负担、性格内向、爱生闷气者，往往心理因素致使患者内脏敏感性增高，放大了临床症状，故在治疗时应用疏导的办法，在药物治疗时，应注意选用现代药理研究有降低内脏敏感性的药物，像吴茱萸、薤白、乌梅等都有该作用。

参考文献

[1] 柯美云，方秀才.罗马Ⅲ·功能性胃肠病解读.北京：科学出版社，2012：125.

[2] 孙永顺，朱生梁.烧心的发病机制与中医辨治规律探讨.江西中医药，2004，4（4）：15-16.

[3] 梅全喜.现代中药药理临床应用手册.北京：中国中医药出版社，2008，10（1）：474.

第四节　功能性腹胀

段素社主任应用李时珍药学理论治疗功能性腹胀经验：

明代医学家李时珍竭尽毕生精力，广搜博采，独抒己见，历时二十六个春秋，通考文献600余种，根据在长期的临床实践中积累的丰富经验，在他的巨著《本草纲目》中载药1892种，附方11000余首。在《本草纲目》第三、第四卷记载了"百病主治药"，其篇幅占全书的十分之一左右，其中共载有113个病症的主治药物。《本草纲目》不仅对药物学有巨大贡献，对方剂学、内科学同样影响深远。师从段素社主任中医师临证，观其在治疗功能性胃肠病方面，每用李时珍《本草纲目》指导辨治，都能收到满意疗效。本文仅对段素社主任以《本草纲目》"胀满"内容指导功能性腹胀辨治的经验做一探讨。

一、功能性腹胀的诊断标准

功能性腹胀属于功能性胃肠病，它和所有功能性胃肠病一样，都是以症状为核心所做出的诊断的疾病。根据罗马Ⅲ诊断标准：必须包括下列 2 项：①反复出现腹胀感或可看见的腹部膨胀，近 3 个月内每月至少 3 日；②不符合功能性消化不良、肠易激综合征或其他功能性胃肠病的诊断标准。诊断前症状出现至少 6 个月，近 3 个月符合以上诊断标准。中医无功能性腹胀的病名，但从该病的症状特点来看，该病与《本草纲目》"胀满"相仿。因此，段素社主任常用李时珍"胀满"中所载药物进行治疗。

二、用李时珍对"胀满"的认识指导辨证

李时珍认为"胀满"有"湿热""寒湿""气积""食积""血积"等不同证型。他所述的胀满涵盖了多种病因病机所致的胀满，这里不乏有器质性病变和功能性病变所引起。而功能性腹胀非常具体到"功能性"，不仅排除了器质性病变所导致的腹胀，从诊断标准还可以看出，就连像功能性消化不良、肠易激综合征或其他功能性胃肠病所引起的腹胀均应被排除在诊断之外。从罗马Ⅲ诊断标准中不难看出，功能性腹胀是间断发生的。长期反复出现的单一腹胀，所以段素社主任认为功能性腹胀应为李时珍"胀满"中的气积，气积于腹，不通则胀。气的特点是时聚时散，故症状时有时无，反复出现。这一点可与血瘀相鉴别。他主张辨证施治在于辨出疾病的基本病机，针对基本病机发力，精准治疗，方能获得良效。段素社主任强调既然功能性腹胀属于"气积"，气机积聚于腹是该病的基本病机。再根据功能性胃肠病的专家共识意见认为该病多与焦虑、抑郁有关，属于身心疾病，与情志关系最为密切。因肝主疏泄，故认为治疗"气积"之功能性腹胀，当疏肝破积。

三、用李时珍对"胀满"的用药经验指导组方遣药

李时珍治疗"胀满"用香附子"治诸气胀满，同缩砂、甘草为末服"；用莱菔子"治气胀、气盅，取汁浸缩砂，烧七次，为末服"；用蓬莪术"治积聚，诸气胀"；用京三棱"治气胀、破积"；用橘皮"下气破瘀，除痰水滞气"。依李时珍思想，段素社主任治疗功能性腹胀用香附、莪术、三棱、砂仁、莱菔子、陈皮、玫瑰花组成基本方，取名

为"调气除胀汤"。段素社主任告诫我们，之所以加入玫瑰花是因为该药有很好的芳香行气、疏肝解郁作用。如《本草正义》说："玫瑰花，香气最浓，清而不浊，和而不猛，柔肝醒脾，流气活血，宣通窒滞而绝无辛温刚燥之弊。断推气分药之中，最有捷效而最为驯良者，芳香诸品，殆无其近。"段素社主任认为，治疗脾胃病立法不离升降。侍诊发现段素社主任治疗功能性腹胀时，多用升降之药，根据临床表现不同，仅微调药物，变化剂量。如病人心情闷闷不乐，加合欢花；大便不畅可加枳实；睡眠障碍加枣仁；腹胀甚者加大腹皮等，体现了尊时珍之意而不泥时珍之迹。

四、典型病历

赵某，女性，52岁，衡水市人，2016年3月7日初诊。因腹胀腹大4年就诊，4年前因家中琐事与他人生气后腹部胀满，不思饮食，善太息，大便干，但不需泻药能自行解出。总觉有一口气郁于腹中，当时吃中药后症状虽有缓解，但病人总认为病根未除，多次行腹部B超检查，均诊断为慢性胆囊炎，口服消炎利胆片、熊去氧胆酸、胆通片等无效。后服用附子理中丸，症状时轻时重。依据患者病史、诱因和以往辅助检查，段素社主任诊断为功能性腹胀，治以"疏肝破积"，用调气除胀汤。方药组成：香附30g、莪术15g、三棱15g、砂仁6g、莱菔子10g、陈皮10g、玫瑰花10g，7剂，水煎，取汁300ml，分2次服用。

二诊：病人服药1周，腹胀减轻2/3，发作次数也有减少，唯大便仍干。二诊把莱菔子加量至15g，以行气润肠。嘱病人多吃蔬菜，以利排便，但不吃香蕉、葱头、土豆等食物，以防产气过多而影响疗效，再用7剂。

三诊：病人已服药2周，服二诊药物后大便畅，无腹胀，再用二诊方2周，停药。停药4周后，随访病人病情无复发。

参考文献

[1]胡恩,陈坤全,黄建平,等《本草纲目》用药特点及对现代中医药的启示.北方药学,2011，8（9）：69.

[2] 朱红云, 姜淼.《本草纲目》中肿瘤相关研究之发现.中药与临床, 2013, 4（6）：41.

[3] 徐冬英.《本草纲目》对临床医学的贡献.中医药学报, 1997（3）：3.

[4] 柯美云, 方秀才.罗马Ⅲ·功能性胃肠病解读.北京：科学出版社, 2012：127.

[5] 段浩博，赵艳，周焕荣，等.九味饮治疗慢性萎缩性胃炎组方分析.国际中医中药杂志，2016，38（3）：274-275.

<h2 align="center">第五节　反刍综合征</h2>

段素社主任运用《本草纲目》指导反刍综合征的诊治：

李时珍是我国明代杰出的医药学家，其一生著作甚多，最具代表性的是医学巨著《本草纲目》，影响颇大，具有划时代意义。它除了在药物学上具有较大贡献外，对临床各科疾病的防治也有很深的造诣。段素社主任中医师深学李时珍学术思想之精髓和对药物作用认识之精华用于对功能性胃肠病之辨治，形成了自己的临证风格。下面仅对其治疗反刍综合征的辨治及用药经验做以总结。

一、反刍综合征的诊断标准

反刍综合征属于功能性胃肠病，是指在无器质性疾病的情况下，把刚摄入的食物又从胃反刍至口腔，进行再次咀嚼，然后咽下或吐出。发生这种症状时无须用力，也不伴有腹部不适、烧心、恶心。根据罗马Ⅲ诊断标准：必须符合以下两点：①持续或反复将刚进食的食物反入口中，然后吐出或重新咀嚼吞咽；②反刍前无干呕。诊断前症状出现至少6个月，近3个月症状满足以上标准。支持诊断的标准：①反刍前一般无恶心；②当反入物质变为酸性时此过程停止；③反流物是可以辨认的食物，并且无难闻的气味。

二、《本草纲目》对该病的认识

段素社主任强调诊治反刍综合征时应参照《本草纲目》主治第三卷上·反胃篇。李时珍认为反胃"主于虚，有兼气、兼血、兼寒、兼痰、兼积者。病在中下二焦。食不能入，是有火；食入反出，是无火。"段素社主任认为，反刍属于"主于虚，兼气"型，治以"温中开结"，符合李时珍"温中开结"的基本原则。师其意而不泥其迹，在原则之上有发挥，结合当今对反刍综合征的认识和病人情志不畅的实际，加用疏肝理气之品，再以引导之术，提醒病人有意识地控制食物上行，助胃气下行，药物与行为疗法共同作用，恢复脾胃的正常升降功能。正确理解李时珍温中开结的"开结"的含义。开结有疏肝和胃、理气解郁、辛开苦降、消滞散结之意，恢复脏腑的生理功能。

三、组方用药原则

段素社主任强调功能性胃肠病的辨证是以症状为核心的。功能性胃肠病一般是一个症状，辨证时应详细挖掘这个症状的发生、变化、起伏等特点。从这特点之中探求出用中医理论可解释的精髓，从中辨出基本病机，针对病机进行施治。功能性胃肠病症状单一，一般不再分型，如有兼症，或病人合并其他疾病时，在基本方药上加减即可。依据基本病机，确立基本治法以及派生的基本方药的治疗才是精准治疗。精准治疗不仅疗效突出，且便于重复。反刍综合征依照基本病机确定的基本治法是"温中健脾、和胃降逆"。从《本草纲目》治疗反胃用"温中开结"法所选用的药物为依托精选白芷、良姜、草豆蔻、党参、旋覆花、半夏、鸡内金、莱菔子、甘草组成，取名为温中反刍汤。方中以党参益气健脾为主药，辅以高良姜温胃散寒；党参、甘草，归脾、肺经，补中益气，生津养血，用于中气不足产生食少便溏、四肢倦怠之症。高良姜辛热，温中止痛，用于脘腹冷痛、呕吐、泄泻等症；半夏燥湿化痰、降逆止呕、消痞散结，用于胃气上逆、恶心、呕吐等症；旋覆花消痰行水，降逆止呃，用于嗳气、呕吐之症；草豆蔻辛温，具有燥湿、温中行气之功，治疗心腹疼痛、呕吐、消口中臭气。白芷辛温，归肺、胃经，祛风燥湿止痛，以莱菔子、鸡内金为佐药；莱菔子降食化积，降气化痰，鸡内金运脾消食；甘草补脾益气，缓急止痛，缓和药物，用于补脾，调和诸药为使。诸药合用，共起到温中健脾、和胃降逆之功，用于治疗反刍综合征，疗效显著。临床用本方治疗脾胃虚寒之呕吐，亦每获良效。

四、典型病历

候某，女，65岁，南宫市人，4～5年来进食后，早晨中午发生食物反入口腔，无异味，有时咽下，有时吐出，伴嗳气，善太息。曾口服"埃索美拉唑"治疗无好转于省人民医院查胃镜示：慢性非萎缩性胃炎、十二指肠球炎。辗转多家医院，按慢性胃炎应用西药、中药不见好转，慕名找段素社主任诊治。首诊：近6个月来患者餐后食物反流入口，咀嚼后再咽下或吐之，食物变酸或口苦后即停止。无腹痛、腹胀、烧心、反酸；无胸骨后疼痛、恶心及眩晕等不适。多于餐后15分钟至1小时出现，食物反流与体位及食物种类无关。近日自觉发作频繁且消瘦，故来诊治。段素社主任看完病人，结合腹部彩超、心电图、头颅CT均无异常，考虑功能性胃肠病可能性大，依据罗马Ⅲ诊断标准与功能性恶心与呕吐病临床特点不甚一致。经排除食管动力障碍及胃食管反流病后，临床诊断：成人反刍综合征。反复与病人沟通，继以心理诱导，后处方如下：白芷12g、良姜12g、草豆蔻15g、党参30g、旋覆花18g、半夏10g、鸡内金15g、莱菔子15g、甘草

10g，7剂，水煎，取汁300ml，分2次服用。二诊时，患者诉反酸好转，有时烧心，上方去鸡内金，加竹茹，再次服用7剂后。三诊时，患者诉仅反酸一次，食欲好转，饭后无不适，但易生暗气，偶有胸部不适，上方加麦冬20g、合欢花10g治疗。四诊，无症状，共用4周停药。

参考文献

[1] 黄运秋，唐梅文，陈先翰，等.略论《本草纲目》治疗脾胃病的学术思想.江苏中医药，2014，46（6）：12.

[2]Clouse RE，Richter JE，Heading RC.Functional esophageal disorders.Gut，1999，45（Suppl Ⅱ）：Ⅱ31−Ⅱ36.

[3] 柯美云，方秀才.罗马Ⅲ•功能性胃肠病解读.北京：科学出版社，2012：129.

[4] 李时珍.本草纲目.北京：中国档案出版社，1999：112−115.

[5] 高学敏.中药学.北京：中国中医药出版社，2002.

第六节　上腹疼痛综合征

段素社主任运用《本草纲目》指导上腹疼痛综合征的诊治：

《本草纲目》的第三、第四卷记载了"百病主治药"，其篇幅占全书的1/10左右。其中共载有113个病症的主治药物，以病名为纲，以辨证用药为目。第三卷主要包括内科杂病和外科的主治药物，共有70种病证。第四卷主要有五官、外科、妇科、儿科诸病的主治药，共有43种病证。其中某些病症为功能性胃肠病的诊治提供了有益的借鉴。

一、上腹疼痛综合征的诊断标准

上腹疼痛综合征是常见的功能性胃肠病，在临床上往往被误认为是慢性胃炎、慢性胆囊炎的症状之一，因而治疗效果不佳。其实上腹疼痛综合征之疼痛有其自身的临床特点，是独立的疾病。根据罗马Ⅲ的诊断标准必须包括以下所有条件：①中等程度以上的上腹疼痛或烧灼感，每周至少一次；②间断性疼痛；③不是全腹痛，不位于腹部其他部位或胸部；④排便或排气后不能缓解；⑤不符合胆囊或Oddi括约肌疾病的诊断标准。

诊断前症状出现至少 6 个月，近 3 个月满足以上标准。支持诊断标准：①疼痛可能为烧灼样但不包括胸骨后疼痛；②疼痛通常由进食诱发或缓解，但也可能在禁食时发生；③可能同时存在餐后不适综合征。

二、《本草纲目》对该病的认识

段素社主任强调诊治上腹疼痛综合征时应参照《本草纲目》主治第三卷下·心腹痛篇，心腹痛指当心口部位之疼痛，罗马Ⅲ标准的上腹疼痛综合征与《本草纲目》之心腹痛相关。从部位讲李时珍虽然认为心腹痛的病因有 10 种之多，但根据罗马Ⅲ诊断标准中所描述的本病的特点分析，该病是以症状为核心进行诊断的，疼痛在病程中是间断出现而非连续性，且诊断时要求病程应＞6 个月。间断发病多属气滞，病久多瘀，气滞日久，气不行血，血随气瘀。故本病应以气滞为主，血瘀为辅，气滞血瘀，不通则痛。症状可有烧灼感，说明有热象或为肝气郁结，郁而化热。根据以上分析，段素社主任认为本病当属《本草纲目》心腹痛之火郁症。根据其对功能性胃肠病的一贯辩证思维辨出该病的基本病机为：肝气郁结，郁而化火，气滞血瘀，不通则痛。治以疏肝清热，通络止痛。该治法符合《本草纲目》治疗心腹痛之"活血流气"法。

三、组方用药原则

段素社主任强调，功能性胃肠病的辨证是以症状为核心的。功能性胃肠病一般是一个症状，辨证时应详细挖掘这个症状的发生、变化、起伏等特点。从这些症状的特点之中探求出用中医理论可解释的精髓，从中辨出基本病机，针对病机进行施治。功能性胃肠病症状单一，一般不再分型，如有兼症，或病人合并其他症状时，在基本方药上加减即可。段素社主任中医师称作为基本病机的治疗为精准治疗，以此指导治疗，避免陷入证型林立、莫衷一是的情况。精准治疗不仅疗效突出，且便于重复。

上腹疼痛综合征依照基本病机确定的基本治法是"活血流气"。从《本草纲目》对"心腹痛"选用的药物中精选枳壳、延胡索、蓬莪术、蒲黄、五灵脂、赤芍药组成，取名为活血流气汤。方中枳壳治"心腹结气"；延胡索"活血利气"；蓬莪术"破气"；芍药"止痛散血，分上中腹痛"；蒲黄治"口气，心腹诸疼，同五灵脂煎，醋或酒服"。后两者为失笑散，是治疗腹痛的常用方剂。用以上六味药组成的方剂——活血流气汤，与上腹疼痛综合征的病机切合紧密，故临床疗效突出。

段素社主任治疗该病时并非一成不变，当病人烧灼感明显时加左金丸以清肝和胃；情志抑郁，闷闷不乐者加合欢花。《本草纲目》认为合欢花"安五脏，合心志，令人欢乐无忧"；嗳气者加木香。《本草纲目》："木香乃三焦气分之药，能升降诸气。"段素社主任治疗脾胃病把气机升降贯穿在遣方用药的始终，对功能性胃肠病的辨治更是如此。

四、典型病历

张某，女，63 岁，邢台市人，间断性上腹痛 7～8 年，省内三甲医院反复做胃镜均诊断为慢性非萎缩性胃炎，每于诊断后用药奥美拉唑、胶体果胶铋、气滞胃痛冲剂、元胡止痛片等不效。疼痛时有时无，时轻时重，疼痛时影响正常生活。心情不好，常发无名之火。疼痛时多伴有嗳气。后用中药汤剂治疗，多是前一周有效，再治则无效。患者对能否治愈疾病丧失信心。后经人介绍，慕名找段素社主任诊治。头诊：患者近 6 个月来上腹疼痛间断发作，每次持续多则 5～6 小时，少则几分钟，生气时加重，每周均有发病，有时一日疼痛数次，疼痛可自行缓解，无呕吐，无大便异常。

段素社主任看完病人腹部彩超、心电图、电子胃镜等检查后，详细为病人做中医四诊后，告诉病人该病为上腹疼痛综合征，不必再做任何检查。病人担心是否有病未被查出，经段素社主任的耐心解释后，患者消除了疑虑。当得知需 4 周可治愈疾病后，患者当即表现出了兴奋之情。与病人沟通后处方如下：枳壳 12g、延胡索 20g、蓬莪术 15g、蒲黄 10g、醋五灵脂 10g、赤芍 20g、合欢花 15g，7 剂，水煎，取汁 300ml，分 2 次服用。

二诊时，患者诉服药第 2 天开始已无腹痛，但稍有嗳气，二诊上方不变，另加木香 10g。三诊，无任何不适症状，共用 4 周停药。

参考文献

[1] 徐冬英.《本草纲目》对临床医学的贡献.中医药学报，1997（3）：3.

[2] 柯美云，方秀才.罗马Ⅲ·功能性胃肠病解读.北京：科学出版社，2012：127.

[3] 李时珍.本草纲目.北京.中国档案出版社，1999：205-208.

[4] 段浩博，周焕荣，赵艳，等.段素社从痿论治慢性萎缩性胃炎.环球中医药杂志，2016，9（3）：316-317.

[5] 段浩博，赵艳，周焕荣，等.九味饮治疗慢性萎缩性胃炎组方分析.国际中医中药杂志，2016，38（3）：274-275.

第七节 功能性大便失禁

段素社主医师治疗功能性大便失禁的经验:

一、概述

功能性大便失禁(functional fecal incontinence, FFIC)是指持续性或反复发作性排便失控至少一个月以上,且无任何明显神经或解剖结构上的异常,单纯的肛门排气不能定义为功能性大便失禁。功能性大便失禁不包括神经源性损伤、直肠黏膜脱垂、不良卫生习惯、故意排便污染衣物所致的大便失禁,但可与神经源性或解剖结构异常所致的大便失禁同时存在。据统计,普通人群大便失禁的发生率为1%~22%,其中成形大便失禁的发生率为0.7%。随着年龄的增加,大便失禁的发生率增加,65岁以上大便失禁的发病率为青年人的5倍,女性远高于男性,产妇尤其多见,男女之比为1:(3~8)。其严重地影响了患者的生活及工作,给患者带来了沉重的精神负担。

二、发病机制

功能性大便失禁目前的发病机制尚不明确,但正常排便节制机制涉及肠动力、肛门直肠感觉、粪便体积及稠度、肛门括约肌、盆底肌及神经功能等,任何一种或多种机制受损即可导致大便失禁。肛直肠动力障碍主要由于外括约肌压力降低,导致大便不能节制;盆底括约肌功能减弱导致排便无力和大便不能节制,与社会心理因素和直肠顺应性降低有关;还有资料表明功能性大便失禁与精神因素有关。精神因素可能引起肛门直肠及盆底肌肉之间的协调性减弱,导致不能控制排便,亦可影响结直肠运动,有的人精神紊乱时肠蠕动增强而引起排便异常,大脑长时间抑制排便,可使直肠对粪便刺激的敏感性降低或消失,易产生便秘或大便失禁。

中医理论认为:大便失禁为脾肾气虚,固摄失常所致。肾为先天之本,脾为后天之本,脾肾不固,中气下陷,使肛门失摄,不能控制排便与排气。目前西医药物治疗只有止泻药物。然中医治病求本,溯本求源,抓住疾病的总病机,遣方用药,每能收到良效。段素社主任中医师经过多年临床,认为功能性大便失禁当归属于中医"遗粪""泄泻""遗矢"等范畴,认为本病病位在肠,与肝脾肾密切相关。脾胃虚弱,运化失司,中阳之气下陷,收提无力可致大便失禁;情志不遂,肝气郁结,横逆犯胃,肝气疏泄太过,脾胃虚弱可致大便失禁；肾开窍于二阴，司开阖，又为胃之关，肾气虚弱，开阖无权，关门不固亦可致大便失禁。临床上患者往往肝、脾、肾三脏皆病，相互影响，恶性循环，故认为肝郁脾虚，开阖无度是总病机。段素社主任中医师在临床上治疗功能性大便失禁，通过给予疏肝健脾、补肾固摄治法，选用黄芪补中益气，气盛则阳升陷举；白术补气健脾，脾气足则统摄有权，合黄芪增补气健脾之功；少入柴胡疏肝解郁，升举下陷之中气，合升麻升发阳明，以协助益气之品升提下陷之中气；补骨脂补肾壮阳，暖脾止泻；地榆味酸涩，收敛止泻；薤白辛行苦降，行气导滞，使气补而不滞。临证时根据患者的具体症候，因人而异，灵活加减，并联合生物反馈治疗功能性大便失禁疗效显著。

生物反馈是利用仪器将与心理生理过程有关的体内某些生物学信息（如肌电活动）加以处理，以视觉或听觉的方式显示给人，使人们认识并有意识地控制自身的生理心理活动。生物反馈是在行为疗法基础上发展起来的一种新的心理治疗技术，属于行为医学范畴，强调防病治病中的主观能动作用。生物反馈作为一门新兴的行为医学范畴，在强调"生物－心理－社会"医学模式的今天具有广泛的研究和推广价值。随着功能性疾病的增多，强调人体自身的自我纠正也是科学的。现选用直肠肛门测压仪对患者进行生物反馈训练。向直肠球囊内注气模拟粪便，在患者模拟排便与控制排便的过程中，通过改变刺激容量，降低患者感觉阈值，经过几次生物反馈治疗后，直肠感觉阈值降低，肛门外括约肌反射性收缩也可恢复。同时，通过增加腹压、提肛、缩腹等来完成显示器中的动画（图中有两组动画，分别代表排便时直肠运动及肛管收缩舒张运动），以此来纠正、训练、强化患者的排便功能。每次生物反馈治疗约需 30 分钟，其间进行 30 余次排便训练，每周 2～3 次，治疗 1～6 周，可根据个人病情及治疗效果决定疗程长短。

三、典型病例

病例 1：

患者王某，女性，52 岁，邢台市南宫人，2015 年 4 月 6 日初诊，主诉大便失禁 2 年余，患者 2 年余前无明显诱因出现大便失禁，逐渐加重，排便前无腹痛，每于咳嗽、下蹲、睡眠时常有粪便黏液外流，污染内裤，性情急躁，舌淡边齿痕，脉缓。经检查未发现器质性病变及代谢性疾病，考虑功能性大便失禁。治以疏肝健脾、补肾固摄，药物组成如下：黄芪 40g、白术 40g、升麻 12g、柴胡 15g、薤白 15g、地榆 30g、诃子 15g、白芷 10g、补骨脂 15g，7 剂，水煎，取汁 300ml，分 2 次早晚温服。同时嘱患者进行肛门收缩锻炼，每天 2 次，每次 10 分钟，1 周后患者复诊自诉症状较前明显减轻，只排气时有少量液性大便排出。效不更方，4 周后患者症状完全缓解，能控制大便、气体排出。嘱其保持心情舒畅，健康饮食，后随访患者未有大便失禁情况发生。

病例2：

患者梁某，男性，54岁，邢台市人。2016年2月22日初诊，主诉排便后遗便1～2次，无腹痛，神疲面黄，气短乏力，纳食减少，害怕进食，未诉其他不适，舌淡胖苔白，脉弱。肛门指诊无异常。经肛门直肠测压及结肠镜检查未发现器质性病变，诊断为功能性大便失禁。给予中药汤剂口服以疏肝健脾、补肾固摄。处方如下：黄芪60g、白术18g、升麻15g、柴胡5g、薤白10g、地榆30g、补骨脂12g、吴茱萸10g、槐花12g，7剂，水煎，取汁300ml，早晚温服。嘱患者做提肛锻炼，治疗1周后患者自诉便后无遗便，服药2周后停药，停药1个月后做随访，患者排便正常，未有大便失禁情况发生。

分析：段素社主任中医师认为：治病应把握病症的总病机。根据这个总病机确定治则，遣方用药，随症加减。同时也应开阔思路，中西并用，不仅仅拘泥于应用中医中药、针灸推拿，要紧跟现代医学的发展步伐，将新的西医适宜技术引用到患者的治疗中来，做到真正的中医西医相结合，更有效地为患者解除病痛。功能性大便失禁的患者中精神心理因素也不容忽视，根据患者病情可进行必要的心理疏导，使患者克服心理障碍，消除紧张情绪，增强治愈信心，方能收到良效。

参考文献

[1] 彭燕，李昌.功能性大便失禁的研究进展.中国肛肠病杂志，2003，23（1）：40-43.

[2]Kouraklis G，Andromanakos N.Anorectal incontinence：aetiology，pathophysiology and evaluation.Acta Chir Belg，2004，104（1）：81-91.

[3] 尹继霞.针灸治疗功能性大便失禁疗效观察.辽宁中医杂志，2006，33（9）：1175-1176.

[4] 秦光利，马汴梁，牛月花.功能性胃肠病诊治与调理.北京：人民军医出版社，2008：223-224.

第八节　便　秘

一、段素社主任内调外治功能性便秘的经验

1. 疾病概述

便秘是指排便困难或费力，排便不畅，粪便干结且量少，正常成人每日便次为1～2次或2～3天排便一次，便秘患者的排便每周低于3次。有的每日排便可多次但排便困难很突出，排便时间每次可长达30分钟以上，且数量很少，排便后仍有粪便未排尽的感觉。

功能性便秘指原发性持续性便秘而无器质性疾病引起，又被称为单纯性便秘、习惯性便秘或特发性便秘。功能性便秘发病率很高，中青年发病率为1%～5%，老年人发病率高达15%～30%。随着社会的发展，生活方式的改变，这个发病趋势还在增高。功能性便秘对人体健康的危害不能小觑，轻则使患者情绪受到影响，反复治疗不愈的患者感到无奈、无助，有的发展到抑郁、自杀倾向，也有的发生心脏事件。便秘长时间得不到改善，停留在肠道，分解产生苯酚、尸胺、吲哚、硫化氢、甲酚、丁酸、组胺、氨等22种毒素对人体有害。大肠中的有害物质不能彻底排出，长期积存会被人体吸收，导致面色无华、面部丘疹、斑、痤疮等。大肠功能正常，毒素得排，则面色有华。由此可知，对便秘必须重视，必须快速缓解或根治。

段素社主任谈起便秘引起的重要事件历历在目。两个例子均发生在段素社主任做临床医师的20世纪80年代，一例是一位姓唐的患者，他是清朝皇室公主的女婿，"文化大革命"期间被下放在石家庄，时年80多岁时患心肌梗死住院，段素社主任是其主管医生，患者准备次日出院，因感念段素社主任的精心治疗与关怀，把自己亲手撰写的百寿图表送给段素社主任，唐老用篆书写一百个寿字，字字有别，段素社主任当时甚是喜欢，也惊叹唐老的出众才华，唐老当天下午给段素社主任详细讲述了他的人生经历，并讲了对段医生的感激之情，愿意与段医生结忘年之交……可第二天段素社主任到病房才知道，昨天的忘年之交，夜间大便时因排便费力而猝死。第二个例子是一位郭姓职工，长期便秘多方治疗不见效果，渐渐患上了抑郁症，最后选择了自缢结束了生命。段素社主任也是为他治疗便秘的大夫之一。这两个实例让段素社主任触目惊心，自20世纪80年代起就让段素社主任对便秘的重视程度大大提高。研究便秘，优化治疗方案一直在路上。经

过 30 多年的积淀，形成了当今我们脾胃病科成熟的内调外治路径和诊疗方案，现介绍如下。

2. 核心病机

段素社主任临证时强调诊断功能性便秘时必须排除器质性便秘和代谢性疾病引起的便秘，谨遵罗马标准明确诊断。当确诊为功能性便秘后还要了解病人是否合并其他疾病，详细了解治疗过程和全部用药情况。依据综合情况调整用药，精准治疗。值得一提的是，段素社主任在组方时所有药物紧扣病机，要求这些药物既符合中医中药理论，也同时符合现代药理研究来组方遣药。用段素社主任的话就是双保险，即从中医中药理论和现代药理研究都有理论和实践依据，这也可以说是对准靶位精准治疗。

经过 30 多年的精心研究，段素社主任认为功能性便秘的发病机制有两点最为重要：一是肠道动力障碍；二是肠道水分不足。这两个机制对应中医病机当为气虚津亏。肠道动力障碍的产生为老年体弱、肥胖或明显消瘦、经产妇腹肌、肠平滑肌、肛提肌功能衰弱，多用久用刺激性泻剂引起肠道神经受损（毒邪伤正），这些因素都是功能性便秘的成因；肠道水分不足的产生是饮水过少，脾胃虚弱不能为肠道行其津液，肝郁气滞，忧愁思虑过度，肝脾气滞，津液不行，肠道失于濡养，而产生便秘。

3. 内调

段素社主任对功能性便秘的内调手段强调针对核心病机进行调治。既然核心病机是气虚津亏，那就针对气虚津亏的病机遣方用药。段素社主任应诊时对功能性便秘患者的慢传输型、混合型便秘应用畅泰Ⅰ号、畅泰Ⅱ号口服治疗，这两个院内制剂是段素社主任经过 30 多年治疗便秘过程中不断优化而确定下来的有效方剂。畅泰Ⅰ号的组成为黄芪、红景天、莱菔子、山药、肉苁蓉、火麻仁、瓜蒌仁、麦冬，功效补气养阴、润肠通便；畅泰Ⅱ号的组成为山药、枳实、莱菔子、厚朴、火麻仁、玄参、芒硝，功效益气生津、宣滞通便。从两个组方看都是紧扣病机，都没有一味含蒽醌类的对肠道刺激的药物，所不同的是畅泰Ⅱ号"通"的力量较Ⅰ号为足，故适用于便秘较重或正在应用麻仁滋脾丸、芦荟胶囊、通便灵、香丹清、番泻叶等含蒽醌类药物者。在初治时停用这些中成药就得用畅泰Ⅱ号，待治疗几周后再改畅泰Ⅰ号。当没有用刺激性泻药者直接用畅泰Ⅰ号即可。段素社主任给我们讲肠道好比弯弯的小河，大便好比行驶在这条小河中的舟船，舟船的行驶需具备两个条件：一是舟船需要有动力；二是河道需要有水，仅此两者足矣。段素社主任的一席话让我们茅塞顿开。"若要长生，肠中常清"说的是大便通畅可保证人体健康。反之，便秘会使粪便中的有害物质被人体吸收，如果超出肝脏的解毒能力，可引起中毒症状，如精神淡漠、疲乏头晕，还可引起肛肠疾病，诱发老年痴呆、心脏血管疾病、胃肠神经功能紊乱，长期便秘与结肠癌相关，长期便秘引起皮肤病更是屡见不鲜。

4. 外治

功能性便秘的外治要选对适应证。段素社主任治疗时一般有三种情况下使用外治，一是出口梗阻型便秘；二是便秘症状突出，即所谓急者治标；三是接诊时病人正在用刺激性泻药，如蒽醌类中药者要停用这些药物时。有时内服药不能马上缓解因停药而引起的便秘反弹，这些需辅以外治。

（1）结肠水疗：在全电脑肠疗机控制下将与体温相一致的经过滤的纯净水或药物经结肠流进流出再辅以轻柔的推拿按摩，让患者在安全舒适之中将粪便连同积存于肠道中的毒素排出体外。洗去肠道内的有害物质，最大限度地减少细菌的繁殖，保持肠道内正常菌群的平衡；改善肠道内正常的蠕动状况，增强对营养物质的吸收；使肠道内毒素得不到及时清除而引起的各种疾病通过水疗得到改善和治疗。适用于习惯性便秘的患者及有粪便嵌塞肠道、数日不下等便秘急症。二日一次，5 ~ 10 次为一个疗程。

（2）生物反馈：在模拟排便的情况下将气囊塞入直肠并充气，让患者试图将其排出，同时观察肛门内外括约肌的压力及肌电活动，让患者了解哪些指标不正常，然后通过增加腹压，用力排便，协调内外括约肌运动等训练，观察上述指标的变化，并不断调整、训练，学会有意识地控制收缩的障碍，肛门矛盾收缩或肛门不适当的松弛，从而达到调整机体，防止疾病的目的，适用于出口梗阻型便秘。也可通过肛门指诊的方法来帮助患者训练肛门收缩、舒张功能。具体做法：右手戴上消毒手套，示指和患者肛门外部都涂上石蜡油，示指深入患者肛门内，嘱患者做收缩肛门及模拟排便动作，了解有无矛盾收缩，并协助其锻炼收缩、舒张功能。每日一次，10 ~ 20 次一个疗程。

（3）蜜导煎：虽为古方，但市面无售，需要自制，具体治法为炼蜜滴水成珠时即离火，将研细的细辛及皂角粉加入炼蜜中趁热搅拌、揉匀，然后捻成栓子状，每粒 3 ~ 4g，用硅油纸包好放冰箱冷藏备用，用时纳入肛门内，少顷即可产生肛门刺激症状。本品蜂蜜起润滑肛门作用，同时又是皂角、细辛的赋形剂，皂角、细辛宣风利窍，同时刺激肛管直肠使腺体分泌滑液，有利于燥屎速下。

（4）药物温灸：脐疗是中医治疗疾病的一种古老的外治方法。肚脐具有皮肤薄、敏感度高、含有大量微血管、渗透性强、吸收力快等特点。应用脐疗治疗便秘是段素社主任近几年研制的一种新的外治方法。段素社主任把它叫作药物温灸，穴位选择神阙、双天枢，药物用檀香、莱菔子、肉苁蓉、槟榔、牵牛子、黄芪研粗粉沫，放于三孔温灸盒内，点燃三支艾条施灸于神阙、双天枢，每次 15 分钟，每天 1～2 次，7～10 天为一个疗程，该法具有简、便、廉、验的特点，患者乐意接受，特别是功能性便秘伴腹部冷痛、手足不温的阴虚患者更为适宜。

段素社主任治疗便秘应用自拟组方和器械，不仅疗效好、见效快，而且通过内调外治后配合饮食，改变生活方式等，停药后很少复发，这些也与不用蒽醌类泻下药有关。

二、段素社自制六顺通便酒治疗功能性便秘经验

1. 概述

功能性便秘的罗马 Ⅲ 标准如下。

（1）必须包括下列 2 项或 2 项以上：①至少 25% 的排便感到费力；②至少 25% 的排便为干球粪或硬粪；③至少 25% 的排便有不尽感；④至少 25% 的排便有肛门直肠梗阻 / 堵塞感；⑤至少 25% 的排便需要手法辅助（如用手指协助排便、盆底支持）；⑥每周排便少于 3 次。

（2）不用泻剂时很少出现稀粪。

（3）不符合肠易激综合征的诊断标准；诊断前症状出现至少 6 个月，近 3 个月符合以上诊断标准。

流行病学资料显示，功能性便秘发病率正在逐年增加，我国发病率为 4%～6%，在欧洲普通人群发病率为 17.1%，国内外在治疗功能性便秘方面提出了许多行之有效的方法，但西医疗效不能持久，停药后易复发；而一些中成药太多含有蒽醌类物质，长期应用形成泻药依赖，引起黑色或棕色色素在结肠黏膜沉着，即结肠黑变病。它使平滑肌萎缩，肌间神经丛破坏，令便秘更加重。由于中药汤剂煎煮费时，不方便，因此，我们要寻找符合现代人服药习惯的剂型。六顺通便酒正符合这一要求。

2. 病因病机

段素社主任认为，功能性便秘多见于老年人和久卧、久坐少动之人，这些人年老体弱，阴阳俱虚，阳虚动力不足，阴虚不能濡润；或平素精气衰退或久病或产后伤津，气虚肠道传导失司，津虚肠道失于濡润；或忧愁思虑过度，气机不畅，腑气不通形成便秘。段素社主任讲治疗便秘应抓住便秘的基本病机，基本病机就是气虚阴亏。抓住了基本病机就等于抓住了纲，抓住了要害。段素社主任常把大肠比作一条弯弯的河道，大便比作在河道行驶的舟船，舟船行驶顺畅需要两个条件，一是动力；二是水。温阳补气等于给

舟船以动力，生津补阴等于给河道填水。有了动力，有了水，舟船畅行，大便通畅。

3. 中药治疗

段素社主任对各种便秘都有一套治疗方案，对功能性便秘段素社主任所创方剂取名为畅泰，就是基于上述理念采用补气与养阴组成的有效方剂。为了适应现代人们的快节奏，改变剂型已成为必然。

药酒应用于保健和疾病的治疗，具有悠久的历史，并成为传统的药物剂型之一。它在中国医药发展史中占有重要的地位。《太平圣惠方》指出："夫酒者，谷蘖之精，和养神气，性惟剽悍，功甚变通，能宣利胃肠，善导行药势。"《圣济总录·汤醴》中记载："病之始起，当以汤液治其微。病既日久，乃以醪醴攻其甚。"由此可见，酒不但走而不守，能宣利胃肠，而且药酒汤剂效力更大。

段素社主任所创六顺通便酒为 6 种药物和 40～50 度的白酒组成，六味药物为生地、枸杞、桑葚、肉苁蓉、锁阳、火麻仁。生地、枸杞、桑葚养阴生津清热；肉苁蓉、锁阳、火麻仁温阳润肠通便；火麻仁润肠通便。《神农本草经》认为火麻仁："补中益气，久服肥健"；《药品化义》认为火麻仁："凡年老血液枯燥，产后气血不顺，病后元气未复，或禀弱不能运行者皆治。"从药物组成看，完全符合段素社主任认为的功能性便秘的治疗，应针对气虚阴亏的基本病机而遣方用药的一贯思想。从现代药理研究看，火麻仁有润肠作用，同时在肠中遇碱性肠液后产生脂肪酸；刺激肠壁，使蠕动增强，从而达到通便作用。肉苁蓉、锁阳能显著提高小鼠小肠推进度，增强肠蠕动。

另外，酒是一种有机溶剂，溶解性能介于极性溶剂与非极性溶剂之间，既可以溶解水溶性的某些成分，如生物碱及其盐类、苷类、糖类、苦味质等，又能溶解非极性溶剂所溶解的一些成分，如树脂、挥发油、内酯、芳烃类化合物等，少量脂肪也可被乙醇溶解。这可能是药酒有很好的作用，"病既日久，乃以醪醴攻其甚"的原因。

4. 六顺通便酒的制备及服法

生地、肉苁蓉、锁阳切碎，火麻仁捣碎与枸杞、桑葚放于大口瓶中用 40～50 度饮用白酒浸泡一周，每天用力摇动一次，每次一分钟。一周后倒入自制压榨取汁器中压榨取汁，过滤备用。每次口服 20～30ml，视病情轻重决定用药次数，重者早晚各一次，轻者每晚睡前一次。

段素社主任强调药酒的制备必须压榨取汁，压榨取汁可多产生 10% 的药酒，压榨取汁能把存在药物内的酒压出，是否更能提高药酒中的有效成分有待进一步研究。

5. 典型病例

赵某，男，63 岁。2016 年 8 月 12 日初诊，主诉便秘 5 年余，当初做肠镜无异常，反复用通便灵、番泻叶、芦荟胶囊、麻仁滋脾丸等。用药时有效，但用药量逐渐增大，近来大便干结，无便意，腹胀，有时大便带血。再次做肠镜为结肠黑变病。面色无华，舌红少津，脉沉细无力。诊断为功能性便秘。其基本病机为阳虚阴亏，治以温阳滋阴、助力通便，给六顺通便酒，每次 20ml，早晚各一次。嘱 7 日后复诊，服药酒期间多运动，多吃蔬菜。二诊（2016 年 8 月 19 日），患者诉服药 2 天有便意，第 3 天自行排便，但仍干燥费力，服药第 5 天又有一次大便，干结明显减轻，后每天都有一次大便，一周来未用任何其他药物。段素社主任认为该患者病程较久，不能即刻停药，减量为每晚一次，服 20ml，再用药 7 天复诊。三诊（2016 年 8 月 26 日），患者诉大便规律，每早起床后大便一次，成形便，无任何不适，且食欲良好，嘱患者停药，停药后应注意多饮水，多运动，多吃蔬菜。停药 1 个月后随访无复发。

按语：六顺通便酒所有药物组方时避开了像大黄、虎杖、芦荟、何首乌、番泻叶、决明子等含蒽醌类刺激性泻药，故停药后一般不复发。患者在诊疗时，嘱患者改进引起便秘的习惯为疗效持续的基础治疗。药酒制备时采取自制的压榨器，使有效成分更充裕。药物组方时结合了现代药理研究成果，从中医角度讲，与对应的基本病机丝丝入扣，从现代药理研究成果与西医机制相吻合。酒剂可节省药物，免除煎药之苦，药借酒力，酒助药威，药效明显，服用方便，由此可见段素社主任治疗功能性便秘的匠心所在。

另外，段素社主任用药酒时每次都提醒病人不能用引起双硫仑样（又称戒酒硫样反应）反应的西药。

三、段素社治疗慢传输型便秘的经验

段素社主任长期致力于消化系统疾病的临床与研究工作，主张中西医结合互参，辨证与辨病相结合，临证穷本溯源，组方考究。在遵循辨证论治的原则下，结合现代药理学对中药的研究遣方用药，取得良好临床疗效。笔者从师段素社主任期间，留心学习其临床方法，现将段素社主任诊治慢传输型便秘的经验整理如下。

慢性便秘 60 岁以上人群的发病率为 15% ~ 20%，女性多于男性。慢性便秘的主要临床表现为粪便干结，排便困难，排不尽感或排便次数减少。慢性便秘中功能性便秘占57.1%，功能性便秘临床分慢传输型、出口梗阻型和混合型三种，绝大多数为慢传输型。从师段素社主任期间，目睹了远道跋涉前来求治的慢性便秘患者，从叙述病情中得知便

秘长期困扰的痛苦，采取各种手段无济于事的烦恼和病情反反复复的无奈，这才引起笔者对便秘一病的重视。经过细心学习和观察段素社主任对慢性便秘诊治经验颇有心得。

1. 用现代医学手段辅助诊断

功能性便秘指发生便秘 6 个月以上，且排除器质性病变的便秘。患者一般多为老年人或为年轻女性。单从便秘患者的症状来看很难确定分型，引发原因大都不明确，不同的证型需要有不同的针对性治疗方案。通过肛门直肠测压和胃肠传输实验很容易鉴别患者是哪个证型的便秘。如果在传输实验检查，患者 72 小时排出的标志物不足 80%，肛门直肠测压排便动作无矛盾运动，即可诊断为慢传输型便秘。慢传输型便秘是结肠蠕动功能差，前向推动无力，粪便在肠道行进缓慢，水分被长时间过度吸收所引起。利用西医诊断手段阐发该病的发病机制，为准确的治疗奠定基础。

2. 慢传输型便秘的病机属中医的气虚津亏

慢传输型便秘患者大多为年老体弱、久坐少动者，女性居多。其临床表现多无便意或排便无力、大便干结或粪便不干、肌肤粗糙、面色无华等，系气虚推动无力、肠道津液不足、粪便行进动力不足，阻力增加所致。

慢传输型便秘病位在大肠，与肺、脾、肾三脏气虚有关。津液的生成是通过胃对饮食的"游溢精气"和小肠的"分清别浊"，然后"上输于脾"而生成；津液的输布和排泄主要是通过脾的转输、肺的宣降、肾的蒸腾气化来完成。正如《素问·经脉别论》所说："饮入于胃，游溢精气，上输于脾，脾气散精，上归于肺，通调水道，下输膀胱，水精四布，五经并行，揆度以为常也。"值得一提的是，三脏之中以肺脏最为紧要，因肺主气，肺主肃降，通调水道；肺与大肠相表里。

段素社主任形象地把大肠比作一条弯弯曲曲的河道，干结的粪便比作在河道中行驶的舟船，舟船在河道中能够前行，一则需要驱动船的动力，二则需要河道水的载舟，两者缺一不可。慢传输型便秘的病机为气虚推动作用不足，脏腑生理活动减弱，肠道运动迟缓；津液生成不足，肠道干涸。其结果是无力行舟，无水舟停。

3. 遣方用药，谨守病机

段素社主任认为，慢传输型便秘的病机为气虚津亏，故治疗上也是谨守病机。补气生津为主，兼以助运通滞。制定这样的治则，既遵循中医传统理论的施治原则，又结合现代医学对该病的认识以及对中药的研究成果，即依据中西医结合原则来组方用药的。

段素社主任经过 30 余年对慢传输型便秘的研究，自拟方剂——畅泰治疗该病，取得良好疗效，畅泰的药物组成如下：黄芪、红景天、山药、麦冬、肉苁蓉、火麻仁、瓜蒌仁、莱菔子、木香。方中黄芪补肺健脾为主药，红景天、山药助黄芪补肺气，增强肠道动力，助力行舟为辅药。麦冬生津有增水行舟之意。《本草汇言》："治津液干少，虚秘便难"亦为辅药。瓜蒌仁、火麻仁润肠通便为佐药。木香、莱菔子味辛善行，引药下走肠间，且能助运通滞当为使药。《本草求真》："木香下气宽中……中宽则上下能通，是以号为三焦宣滞要剂。"《医林纂要》讲莱菔子："下气消痰，攻坚积，疗后重。"从引文来看，木香、莱菔子都能"下气"，两者均入肺经，下气即助肺之肃降，肺与大肠相表里，肺气肃降则大便畅快。《医经精义·脏腑之官》讲："大肠之所以传导者，以其为肺之腑，肺气下达故能传导。"

畅泰在遣方用药时，既在针对中医对便秘病机认识的基础上，精选补气生津药物的同时，还结合了胃肠传输实验所发现的肠道传导功能减慢的特点而给治则上丰富了助运通滞法则。助运通滞是治疗慢传输便秘原则的创新，这个创新是传统中医理论与现代科学相结合的创新。在具体药物上，所用药物既有补气生津（养阴）润肠的作用，也有现代药理研究具有增加肠道蠕动功能的作用。黄芪可使在体兔肠管的紧张度明显增加，蠕动振幅增大。莱菔子对小肠运动有明显的推动作用。肉苁蓉有效成分为无机离子和亲水性胶质类多糖，能促进粪便的湿润和排出，改善肠肌运动，增强肠蠕动功能，显著缩短通便时间和抑制大肠中水分吸收。

畅泰精选的药物作用与中医的病机严丝合缝，根据现代药理对所选中药的研究成果与西医对慢传输型便秘机制的认识丝丝入扣。用心之精良，选药之精当，焉有不效之理！

4. 含蒽醌的中药不适合慢传输型便秘

有许多中药具有良好的泻下作用，但这些药物含蒽醌类物质，如大黄、番泻叶、虎杖、芦荟、草决明、何首乌等，这些药物只适用于突然发生的急性便秘，是治标之策，不适合慢传输型便秘。慢传输型便秘病程较长，应用"缓则治本"之法，即补气生津，以图功效长久。段素社主任常讲治疗慢传输型便秘要细火慢炖，不能急攻。含蒽醌类物质的中药用于治疗慢传输型便秘仅能起一时之效，且越用越伤正，越用量越大，产生依赖，恶性循环，给以后的治疗带来更大难度。像很多治疗便秘的中成药如芦荟胶囊、麻仁滋脾丸、麻仁软胶囊、通便灵胶囊等都含蒽醌类物质，同样不适用于慢传输型便秘。含蒽醌类中药长期应用还可引起结肠黑变病。段素社主任治疗慢传输型便秘考虑之详尽可见一斑。

5. 治疗过程中的注意事项

　　段素社主任在患者刚诊断明确后接受其治疗前，耐心细致地给患者做相关知识的讲解。慢传输型便秘一般发病旷久，治疗应缓图其功，疗程应为 2 ～ 3 个月，治疗过程中排便一天天见好，这时切忌马上停药，而应逐渐减量，以致停药。当病人在刚开始治疗时如果排便困难，可在原方的基础上加芒硝冲服以救急。随着服用畅泰时间的延长，药物的作用会慢慢地凸显，这时药物应减量减次使用，降阶梯式停药更能减少复发。

　　生活调理不可忽视，多活动，多吃粗纤维食物，养成定时排便习惯，建立条件反射，不宜排便时分散注意力。

　　总之，段素社主任治疗慢传输便秘有其独到的认识和方法，其临床疗效也是有口皆碑的。

四、段素社治疗便秘型肠易激综合征的经验

　　肠易激症状（irritable bowel syndrome，IBS）以腹部不适伴随排便异常为主要变现，无特异性临床表现。便秘型肠易激症状（irritable bowel syndrome with constipation，IBS-C）是肠易激综合征的主要类型之一，表现为腹痛或腹部不适反复发作，排便后症状改善、大便非持续性干结，段素社主任中医师常提及便秘型肠易激起病多隐匿，症状反复发作或迁延难愈，虽有腹泻、便秘或腹痛但整体健康情况多无特别影响，但症状反复发作严重影响正常的生活，并可诱发、加重患者其他疾病症状，尤其长期患病者多存在焦虑、抑郁、失眠、头痛等精神症状。临床观察发现大多患者随病情症状的加重精神问题越发严重，患者以中青年居多，女性发病率高于男性。段素社医师分析这种发病情况与当代社会生活节奏紧张，尤其与中青年群体面临巨大的社会压力有密切关系，加之生活习惯不规律、多食不健康食品。本病在青年群体中发病率愈发增高，女性群体发病居多正所谓"女子以肝为本"暗合。

　　段素社主任中医师根据便秘型肠易激的主要临床表现：腹痛或腹部不适、排便习惯和粪便形状发生改变（糊状、稀水样便，干结、羊粪样或细杆状便，可附有黏液），多伴有腹胀、排便不净感等，认为本病归属于中医"腹痛""便秘""泄泻"范畴，其病因病机不外乎先天不足，禀赋虚弱，久病体虚，感受外邪，其核心病机为情志不遂，肝气郁结，木郁不达，忧思伤脾，脾土郁滞而致土虚木乘。本病主要病位在肠，与肝、脾密切相关，脾胃虚弱和肝气疏泄障碍存在于肠易激发病的整个过程，肝郁脾虚是导致本病发生的重要因素。清代叶天士认为："肝病必犯土，是侮其所胜也，克脾则腹胀，便或溏或不爽"；清代吴东旸《医学求是》："木郁不达，风郁不达，风木冲击而贼脾土，则痛于脐下。"

在治疗上，段素社强调临床辨证首先要分清虚、实，"泻责之脾，痛责之肝，肝责之实，脾责之虚，脾虚肝实，故令痛泄"，病变部位虽在大肠，却与肺、肝、脾、胃、肾等脏腑功能相关，尤以肝、脾二脏关系密切。便秘之气秘病因病理可以概括为：情志失调而致肝气郁滞，忧思伤脾而致脾运不健，脾土虚弱则肝木乘之，肝脾不和，引起肠道气机不畅，肠腑传导失司，"肝郁脾滞"为便秘型 IBS 的主要病机。"肝为将军之官，谋虑出焉"，应激、情志不遂是肝郁发生的常见原因；脾主运化，饥饱失常，劳役思虑过度则伤脾，脾气郁滞"思则气结"，则胃纳呆滞，腹胀便秘，脾虚不能为胃转输水谷精微，则水湿痰浊壅滞肠道，导致便秘反复发作，时轻时重。肝木乘土，脾胃气受伤则脾滞愈重。

段素社主任指出，无论中医辨证何种 IBS-C 都存在气机失调，患者常伴有焦虑、抑郁等肝气不舒的情况，是为肝失疏泄不能畅达气机，脾胃为后之本，气血生化之源，五脏六腑皆赖其滋养，外感六淫之邪及七情内伤皆可伤及脾胃，影响其运化吸收。脾主升胃主降，仰赖肝气之疏泄，所以治疗时应以疏肝理（脾）气为主，同时兼顾调理情志。IBS-C 随着病情发展，肝气乘脾，脾虚失运而为虚实夹杂，病程迁延日久，则肝脾俱虚之证。近年来，伴随神经胃肠病学研究的进展，认为肠易激综合征 IB-C 发病与神经免疫内分泌网络调控失衡相关，而不仅仅是肠道疾病，更与中枢神经系统密切相关，验证了段素社治疗便秘型肠易激综合征重视肝郁脾滞，以"泄木安土"为治疗根本的整体调节无偏颇失误。此外，段素社针对 IBS-C 发病原因进行药物治疗，并主张配合疾病心理调护、情绪疏导等综合干预，多取得良好的疗效。

五、段素社主任中医师治疗便秘型肠易激综合征组方体会

便秘型肠易激综合征（IBS-C）为便秘的常见类型，属于功能性肠病，患者表现为便秘，但缺乏器质性和结构性改变、生化异常引起症状的证据，容易造成混淆。肠易激西医诊断参考罗马Ⅲ的 IBS-C 标准：患者至少 6 个月内存在下列中的 2 项或 2 项以上：①排便后症状改善；②伴随排便频率的改变；③伴随粪便性状的改变。以上症状最近的 3 个月持续存在，在观察期间疼痛（不适）症状的频率至少 9 天。下列症状可支持 IBS 的诊断：①每周排便＜3 次；②块状或硬便；③排便费力。

中医没有肠易激综合征的病名，根据其临床表现应将其归于中医"腹痛""便秘""郁证"的范畴。本病病位在肠，与肝脾肾密切相关。段素社主任中医师认为，"肝郁脾滞"是其总病机，治当疏肝解郁、理气健脾。精选药物组成柔肝醒脾饮加减对症治疗，临床临证时每能获效。

柔肝醒脾饮药物组成：玫瑰花、青皮、厚朴、太子参、木瓜、茯苓、白芍。如何柔

肝醒脾呢？情志不畅，肝气郁结，横逆犯脾，气机不畅，枢机不利，腑气不降。肝气郁结是因，脾滞不行是果。结者散之，《内经》云："肝欲散，急食辛以散之"，用辛味药散肝实为泄木；脾滞，胃肠气机不畅，腑以通为用，用苦味药降胃肠之气，实为安土。柔肝醒脾法，可使木疏脾土，土培肝木，气机升降有序，病必能除。方中青皮疏肝破气以泄肝木为主药；厚朴下气宽中，通腑祛滞助青皮破气为辅药。两药针对 IBS-C 的"肝责之实，脾责之滞"的病机而治，切中靶位。"见肝之病，知肝传脾，当先实脾"，方中用太子参、茯苓健脾益气，也有"醒脾"之意。诸药合用，能起柔肝醒脾、疏肝理气之效。方中辛味药与苦味药相配，发挥辛开苦降的效果，治疗 IBS-C 效果明显。

临床应用加减：便秘型肠易激综合征的病位在肠，与肝脾密切相关，与精神心理因素也密不可分，所以在临床工作中辨证施治、随症加减显得尤为重要。便秘甚者加枳实、肉苁蓉、火麻仁、大腹皮，以行气宽中除胀；情志不畅、抑郁寡欢者加合欢花，以疏肝解郁；睡眠不佳、情绪不稳加酸枣仁、生龙骨，以安神定志。

典型病例一：

患者成某，女，60 岁，主因间断腹痛、腹胀、大便困难一年，加重一周就诊于我科。患者一年来无明显诱因出现排便困难，3～4 天一次，伴腹痛、腹胀、食欲差、睡眠差，曾在多家医院就诊，电子结肠镜无异常，口服药物（具体用药不详）治疗无明显好转。近一周来，病人自觉腹痛、腹胀加重，大便干结难下，排便后腹痛缓解，伴纳差、乏力、睡眠差、舌质紫暗、苔白、脉弦。诊断为便秘型肠易激综合征，用柔肝醒脾饮治疗。给予玫瑰花 15g、青皮 12g、厚朴 12g、太子参 12g、木瓜 20g、茯苓 15g、白芍 18g、枳实 10g、火麻仁 15g、木香 12g、元胡 15g、枣仁 40g，水煎取汁 300ml，早晚分服，并给予干扰电、针灸配合治疗，服药一周后，病人腹痛、腹胀明显好转，继续服药两个月，病人每天能排大便，便秘诸症状缓解。

典型病例二：

李某，男，45 岁，2016 年 4 月 27 日初诊，主因反复腹痛、腹胀不适数年就诊，患者数年来无明显诱因出现腹痛、腹胀、睡眠差、排便困难。曾就诊于多家医院，行胃肠镜检查均未见异常，来石家庄长城中西医结合医院前曾多方就诊，疗效均不理想，还曾经人介绍到外地的一家医院行埋线治疗，病情缠绵不愈，自认为还有其他疾病未被查出而心情烦乱，情绪低落。后慕名找到段素社主任，当时主诉胃脘部不适，有腹部胀满、时有疼痛，大便干结难下，给予柔肝醒脾饮中药口服。二、三诊：患者自觉服药后无明显效果，并诉睡眠极差，心烦易怒，中医讲"胃不和则卧不安"，而段素社主任考虑该患者是"卧不安则胃不和",并据此处方如下:酸枣仁40g、合欢花20g、夜交藤30g、青皮12g、厚朴12g、党参12g、木瓜20g、茯苓15g、白芍18g、枳实10g、火麻仁15g、木香12g、元胡15g,7剂,水煎取汁300ml,分晚饭后及睡前两次服用以宁心安神、柔肝醒脾。四诊:患者腹胀明显好转,睡眠较前改善,能自行排大便。继服药2个月,病人每天能排大便,至今随访无腹痛、腹胀,无胃部不适,夜寐安。

按语:现代医学认为功能性胃肠病与情志关系密切,心理应激、社会压力、性格情绪等影响脑肠轴,进而导致对胃肠症状的放大,内脏运动及内脏敏感性的变化等与发病相关,所以本病也归属于中医"郁证"的范畴。叶天士泄木安土法后所附方药为人参、木瓜、厚朴、茯苓、益智仁、青皮。IBS-C虽大便时干时稀,未形成肠道结滞,但必然以干为主。IBS-C病机为木郁土滞,但木郁为先,故易益智仁为白芍,一则防益智仁加重便秘,二则用"白芍酸寒可泄土中木乘,又能和阴止痛",能防肝郁化火而伤阴液。方中青皮疏肝破气以泄肝木,加玫瑰花合青皮柔肝醒脾共为主药,《本草正义》:"玫瑰花香气最浓,清而不浊、和而不猛、柔肝醒胃、流气和血、宣通窒滞而绝无辛温刚燥之弊。断推气分药中,最有捷效而最为驯良者,芳香诸品,殆无其匹";厚朴下气宽中,通腑祛滞助青皮破气,白芍养阴柔肝共为辅药。主辅药针对IBS-C的"肝责之实,脾责之滞"的病机而设立,切中靶位。仲景曰:"见肝之病,知肝传脾,当先实脾",方中用太子参,是因为该病是脾滞而并非脾虚,以太子参替代人参,降低健脾之作用,而增加了生津之力,有利于大便的排出,又防脾虚的发生;茯苓健脾益气,也有"安土"之意,共为佐使药。诸药合用,贯彻柔肝醒脾之法则,并将方药定为柔肝醒脾饮,能起泄木安土、柔肝醒脾之效,并在此基础上加入了酸枣仁、夜交藤等宁心安神之品。段素社主任认为,心身疾病均影响睡眠质量,而长时间的睡眠障碍又会使人体免疫力下降,抗病的康复能力低下。段素社主任临床十分重视消化系统疾病伴发睡眠障碍的治疗,这对提高患者生活质量及促进患者疾病向愈有积极作用。他提出:"卧不安则胃不和"的理论,临床上据此应用安神助眠的药物来改善患者睡眠,进而解决功能性胃肠病的案例不在少数。心身疾病与睡眠障碍的关系是互为因果、互相影响的,认清这一点,在治疗原发病的基础上,注意改善睡眠障碍,一定会事半功倍。

六、柔肝醒脾法治疗便秘型肠易激综合征的理论与临床

1. 疾病概述

肠易激综合征(irritable bowel syndrome,IBS)是一种常见的功能性胃肠病,具有排便异常的特征,腹痛或腹部不适,伴随排便或排便习惯的改变。IBS在世界范围内普遍

存在，患者症状迁延起伏，是一个重要的公共卫生问题，罗马Ⅲ对功能性胃肠病的诊断标准为：反复发作的腹痛或腹部不适，最近 3 个月内每月发作至少 3 日，伴有以下 2 项或 2 项以上：①排便后症状改善；②发作时伴有排便频率的改变；③发作时伴粪便性状（外观）改变。诊断前症状出现至少 6 个月，近 3 个月符合以上诊断标准。若为便秘型 IBS（IBS-C）至少 25% 的排便为硬粪或干球粪，糊状粪或水样粪 < 25%。

从以上所知可以总结出 IBS-C 有如下特点：①腹痛或腹部不适症状反复发作而非持续存在；②排便后症状改善；③大便非持续性干结。有别于功能性便秘的患者不用泻剂时很少出现稀粪。

IBS 的发病机制尚未完全阐明，考虑与肠道动力改变、内脏感觉高敏、脑 – 肠调节功能异常、遗传和环境因素、感染后遗留的轻微炎症以及社会 – 心理障碍等机制有关。根据 IBS 的发病机制和 IBS-C 的特点，用中医的理论对该病做如下分析。

2. 病因理论

祖国医学通过对疾病病因病机的挖掘，找准引起疾病的病因病机，对于精准确立病因病机理论是阐述疾病内在实质的重要理论之一，治疗法则和遣方用药，进而取得治疗效果十分重要，正所谓治病求本。功能性胃肠病是以症状为诊断依据的，临床发现这类疾病与情绪关系很大，调查显示约半数功能性胃肠病患者存在精神心理障碍。精神心理障碍在功能性胃肠病发病和治疗中的作用已经得到公认。在功能性胃肠病的诊断中，要注意到患者合并精神心理障碍是其功能性疾病的表现之一，精神心理障碍有可能使患者放大胃肠症状、夸大病情、过度关注检查未发现异常的特殊性，担心有严重的疾病被遗漏，治疗依从性差，并影响治疗效果，但也有可能患者存在精神心理障碍同时不能客观表达自己的病情。由此可见，IBS-C 是心身疾病，随着医学模式由生物模式向心理 – 社会 – 生物模式的转变，情绪致病越来越受到重视，尤其是功能性胃肠病。

《黄帝内经》：有"百病生于气"之论，它认为许多疾病的发生都与七情过激有着千丝万缕的联系，在情志致病过程中，情志变化的刺激导致机体的不同脏腑产生相应的变化，《素问·举痛论》讲："怒则气上，思则气结。"七情过激，刺激过于持久，超过机体的调节能力，导致情志失调，尤以悲忧恼怒最易致病。《临证指南医案》讲："肝为风木之脏，又为将军之官，其性急而动，故肝脏之病，交织他脏为多而于妇女尤甚。"IBS患者多发生在青少年和成年早期，与学习和工作压力过大、生活节奏过快有关，女性高于男性，城市患者明显高于农村，这与《临证指南医案》的论述相一致。若恼怒伤肝，肝失条达，气失疏泄，而致肝气郁结；肝气郁结，久之化火，火热伤阴，阴不制阳，肝气过旺，横逆犯脾；谋虑不遂或忧思过度，思则气结，伤及脾脏，脾失健运，脾气不升，胃肠之气不降。由此可见，七情中恼怒、忧思是 IBS-C 的主要病因。

3. 病机理论

从 IBS-C 的发病特点看，腹痛或腹部不适是时有时无，而且有便后症状改善，从腹痛特点的角度看当为气滞于胃肠，不通则痛。腹痛变化多端，时有时无，时轻时重，排便后缓解，该症状特点当属于气滞而非血瘀。《医方考》云："泻责之脾，痛责之肝，肝责之实，脾责之虚，脾虚肝实，故令痛泻。"有不少医者认为，IBS-C 的病机是肝郁脾虚，认为脾虚传导失职，糟粕内停。脾虚运化失司，水湿停留肠道当为腹泻。《医方考》的论述对解释腹泻型肠易激综合征（IBS-D）是最合适不过了，但用以解释 IBS-C 的病机有些牵强。笔者认为与 IBS-D 脾责之虚，肝责之实不同的 IBS-C 当为脾责之滞、肝责之实。当情志所伤，肝郁气滞，疏泄无权，木不疏土；或忧思气结，脾胃升降之枢不利，脾土郁滞不行，肠道传导失司时，便秘由生。粪块阻塞，胃肠之气不得下行，气滞于胃肠，腑气不通而腹痛。便后气通，通则不痛，便后腹痛、腹部不适得以缓解。由以上分析得出的结论是：肝郁脾滞是 IBS-C 的核心病机。

4. 治疗理论

针对核心病机的治疗乃是精准治疗。IBS-C 的核心病机是肝郁脾滞，治疗的重点应针对核心病机施以泄木安土。泄木安土法的应用见于《临证指南医案·木乘土》："大便未结，腹中犹痛，食入有欲便之意，胃阳未复，肝木因时令尚横，用泄木安土法。"这里的"大便未结，腹中犹痛"特别符合 IBS-C 的临床特点。IBS-C 不同于功能性便秘的大便不用泻药很少出现稀粪，而是临床表现特点有便秘，但也有时表现为稀便和正常大便，故称作"大便未结"。症状时有时无，仅在症状出现时方有便秘和腹痛或腹部不适，当腹痛或腹部不适出现时，病人便后可缓解症状，因而病人有"欲便之意"，以求得通过排便而使症状缓解，这样的症状特点正符合 IBS-C。《临证指南医案》治疗这种病情"用泄木安土法"。如何泄木安土？情志不舒，肝气郁结，横逆犯脾，气机不畅，枢机不利，腑气不降。肝气郁结是因，脾滞不行是果。结者散之，《内经》云："肝欲散，急食辛以散之"，用辛味药散肝实为泄木；脾滞，胃肠气机不畅，腑以通为用，用苦味药降胃肠之气，实为安土。泄木安土法，可使木疏脾土，土培肝木，气机升降有序，病必能除。本研究受《临证指南医案·木乘土》启发，结合 IBS-C 的间断发作特点。从女性发病为主，把泄木改为柔肝使治疗和而不猛；把安土改为醒脾，达到升降有序。实为师《临证指南

《医案》之意而不泥其迹。诚如《类证治裁》所示："肝为刚脏，职司疏泄，用药不宜刚而宜柔，不宜伐而宜和"，至于醒脾，是基于古人治疗脾气郁滞的有关论述，如《本草纲目》认为："甘松，芳香能开脾郁，少加入脾胃药中，甚醒脾气"；《医学衷中参西录》"气香则醒脾"，即使用芳香药物激发脾气，解除脾气郁滞。

治疗 IBS-C 还应结合现代医学对该病的病因病机理论的认识。现代医学认为功能性胃肠病与情志关系密切，心理应激、社会压力、性格情绪等影响脑肠轴，进而导致对胃肠症状的放大，内脏运动及内脏敏感性的变化等与发病相关。治疗上应对这些影响因素加以调理。

5. 组方用药

应依据治则。叶天士泄木安土法后所附方药为人参、木瓜、厚朴、茯苓、益智仁、青皮。IBS-C 虽大便时干时稀，未形成肠道结滞，但必然以干为主。IBS-C 病机为木郁土滞，但木郁为先，故易益智仁为白芍，一则防益智仁加重便秘，二则用"白芍酸寒可泄土中木乘，又能和阴止痛"，能防肝郁化火而伤阴液。方中青皮疏肝破气以泄肝木，加玫瑰花合青皮柔肝醒脾共为主药。《本草正义》："玫瑰花香气最浓，清而不浊、和而不猛、柔肝醒胃、流气和血、宣通窒滞而绝无辛温刚燥之弊。断推气分药中，最有捷效而最为驯良者，芳香诸品，殆无其匹"；厚朴下气宽中，通腑祛滞助青皮破气，白芍养阴柔肝共为辅药。主辅药针对 IBS-C 的"肝责之实，脾责之滞"的病机而设立，切中靶位。仲景曰："见肝之病，知肝传脾，当先实脾"，方中用太子参，是因为该病是脾滞而并非脾虚，以太子参替代人参，降低健脾之作用，而增加了生津之力，有利于大便的排出，又防脾虚的发生；茯苓健脾益气，也有"安土"之意，共为佐使药。诸药合用，贯彻柔肝醒脾之法则，并将方药定为柔肝醒脾饮，能起泄木安土、柔肝醒脾之效。方中辛味药与苦味药相配，发挥辛开苦降之作用，治疗 IBS-C 效果明显。临床通过对 120 例 IBS-C 患者随机分为治疗组及对照组各 60 例，治疗组用柔肝醒脾饮，对照组用乳果糖，共治疗 4 周观察疗效。

6. 治疗效果

（1）主要症状单项的记录与评价：症状判定标准：①腹痛和腹胀程度评分：无症状为 0 分；经提示后方觉有症状为 1 分，轻度；不经提示即有症状为 2 分，中度；患者主诉为主要症状为 3 分，重度；②便秘的频率评分：排便正常为 0 分；排便 ≥ 3 次/周为 1 分，轻度；排便 1～2 次/周为 2 分，中度；排便 < 1 次/周为 3 分，重度。

单一症状疗效判定标准：①显效：症状消失；②有效：症状减轻，积分下降2分以上（含2分）；③进步：症状减轻，1分＜积分值下降＜2分；④无效：症状无改善。改善包括显效、有效和进步，计算各主要症状的总改善率进行症状评价。

（2）统计学方法：采用医学统计软件SPSS22.0进行统计分析，其中计量资料和计数资料分别采用t检验和X^2检验，差异有统计学意义（$P < 0.05$）。

（3）主要症状治疗前后比较（表5-1）

表5-1　腹痛或腹胀治疗前后比较

单位：例（%）

组别	n	显效	有效	进步	无效	总有效率
治疗组	60	25	17	11	7	88.3
对照组	60	12	15	15	18	70

治疗组与对照组单项症状比较，差异显著，$P < 0.05$（表5-2）。

表5-2　便秘治疗前后比较［例（%）］

单位：例（%）

组别	n	显效	有效	进步	无效	总有效率
治疗组	60	27	16	9	8	86.7
对照组	60	20	13	10	17	71.7

治疗组与对照组单项症状比较，差异显著，$P < 0.05$。

由上可知，以上治疗结果对照说明两组疗效有显著差异，在中医理论指导下，从病因到病机，由治法到方药，从理论到临床，环环相扣，诠释了IBS-C为心理–社会–生物模式的疾病，形成原因在情志与心理，核心病机为肝郁脾滞，治疗当用柔肝醒脾法，形成方药为柔肝醒脾饮，用药特点在辛苦味药并用能起辛散苦降的作用。诚如《临证指南医案》所云："长于辨证立方，因而投剂自能辄效。"

参考文献

[1]段素社,周焕荣,段浩博,等.消化病中西医特色诊疗.北京:科学技术文献出版社,2016:193.

[2]朱宪.排毒养颜新概念——大肠水疗.医药世界,2000(7):50.

[3]刘宁.中医美容学.北京:中国中医药出版社,2005:21.

[4]王惟恒,孙建新.《黄帝内经》养生经.北京:人民军医出版社,2010:131.

[5]高海宁.脐疗.北京:科学出版社,2014:5.

[6]宫倩倩,周焕荣.药物温灸治疗腹泻及便秘的理论与临床.2018年健康服务适宜技术推广交流大会,2018:83.

[7]柯美云,方秀才.罗马Ⅲ·功能性胃肠病解读.北京:科学出版社,2012:129-130.

[8]George P, Vangelis GA, Eleni M, et al.Epidemiology of constipation in Europeand Oceania: a systematic review.BMC Gastroeenterology, 2008, 8(5): 1-7.

[9]秦光利.功能性胃肠病诊治与调理.北京:人民军医出版社,2008:311.

[10]竺翊,余苏萍.功能性便秘中西医治疗进展.辽宁中医药大学学报,2014,4(16):224.

[11]孟学敏.中药学.北京:中国中医药出版社,2002:186.

[12]梅全喜.现代中药药理临床手册.北京:中国中医药出版社,2008:849-851.

[13]祁公任.中华药酒.北京:化学工业出版社,2013:4.

[14]柯美云,罗金燕,许国铭,等.慢性便秘的诊治指南.中华消化杂志,2004,24(1):39-40.

[15]秦光利.功能性胃肠病诊治与调理.北京:人民军医出版社,2008:309.

[16]李宗信,黄小波,张东岳,等.芪蓉润肠口服液治疗习惯性便秘400例临床观察.中医杂志,1997,38(7):424.

[17]王梨,蔡永敏,张国泰,等.中药药理与临床应用.北京:华夏出版社,1999:258、268.

[18]黄捷平.中药穴位离子导入联合莫沙必利治疗便秘型肠易激综合征.实用中西

医结合临床，2013，13（8）：53.

[19] 葛均波，徐永健. 内科学（第8版）. 北京：人民卫生出版社，2013：399.

[20] 潘国宗，鲁素彩，柯美云，等. 北京地区肠易激综合征的流行病学研究：一个整群、分层、随机的调查. 中华流行病学杂志，2000，21（1）：26-29.

[21] 彭燕，李昌. 功能性大便失禁的研究进展. 中国肛肠病信息网，2003，23（1）：40-41.

[22] 马建芳，王尚书，李洁，等. 老人院老年人睡眠质量抑郁的现状及其相关性研究. 河北联合大学学报医学版，2012，14（1）：26-27.

[23] 柯美云，方秀才. 罗马Ⅲ·功能性胃肠病解读. 北京：科学出版社，2012：129-130.

[24] 中华医学会消化病学分会胃肠动力学组. 肠易激综合征诊断和治疗的共识意见. 中华全科医师杂志，2008，5（7）：298.

[25] 王玲，吕娟，吴玉芳. 调肝理脾治疗肠易激综合征的理论探讨及研究进展. 中西医结合研究，2012，4（4）：210-211.

[26] 方秀才，柯美云. 功能性胃肠病诊断中应该注意的几个问题. 中国实用内科杂志，2010，2（30）：180-181.

[27] 张仲景. 黄帝内经. 北京：冶金工业出版社，2012.

[28] 叶天士. 临证指南医案. 北京：中国中医药出版社，2008：119.

[29] 秦光利，马汴梁，牛月花. 功能性胃肠病诊治与调理. 北京：人民军医出版社，2008：259.

[30] 吴昆. 医方考. 北京：中国中医药出版，1998.

[31] 林佩琴. 类证治裁. 北京：中国医药科技出版社，2011.

[32] 张山雷. 本草正义. 北京：中国中医药出版社，2015.

[33] 中华中医药学会脾胃病分会. 肠易激综合征中医诊疗共识意见. 中华中医药杂志，2010，25（7）：1064.

第九节 消化系统心身疾病

消化系统心身疾病中医治疗三则。

消化系统心身疾病广泛地对应于痞满、胃痛、吐酸、腹痛、便秘、泄泻、痢疾等病证范围。在七情致病中，忧思、郁怒与消化系统疾病的发生关系最为密切。如《素问·举痛论》云："怒则气逆，甚则呕血及飧泄。"《症因脉治·痢疾论》言："七情内伤痢疾之因，忧愁思虑则伤脾……转输失职，日久水谷不能运化，停滞肠胃之中。"现代动物实验及临床研究结果表明，焦虑、生气可使胃蠕动增加、胃酸分泌增多及黏膜充血，甚至形成溃疡。情绪抑郁可抑制食欲，同时也可减弱或消除胃酸的分泌。本人有幸师从段素社主任，他从事临床工作数十载，临床治疗消化系统疾病疗效显著，对于功能性胃肠病的诊治见解独到，现将验案列举如下。

一、吞气症

秦某，女，50岁，2016年2月26日初诊，主因频繁嗳气、纳差6个月就诊，6个月前其配偶因患消化道肿瘤去世，自此患者食欲缺乏，纳食不香，脘腹痞胀，嗳气频发，身体消瘦。曾先后就诊于多家省级医院，查胃镜示慢性非萎缩性胃炎，^{14}C呼气试验阴性，肝胆彩超及肝功能检查未见异常，服用兰索拉唑、多潘立酮、依托必利等药物无效，后慕名找段素社主任看病，问诊时见患者频繁吞咽，而后嗳气连连。根据功能性胃肠病罗马Ⅲ诊断标准中关于吞气症诊断标准："每周至少发生数次反复嗳气；可以客观地观察或检测到吞咽空气。诊断前症状出现至少6个月，近3个月满足以上标准。"段素社主任认为，该患者突出的症状是频繁的嗳气，每次嗳气前先有吞咽空气，症状特点鲜明，诊断为吞气症。根据吞气症的特点和中医脏腑功能的特性，吞气病位在胃，属胃气不降，上逆而嗳气，给予中药以下气宣滞。处方如下：玫瑰花6g、党参30g、旋覆花（包煎）10g、代赭石30g，7剂。水煎取汁300ml，早晚分服，并给予心理疏导，嘱患者配合治疗，引导胃内气体下行，不要嗳气，否则会影响药物带动胃气的下行，服药后不做吞咽和嗳气动作，以助药力下行。二诊，患者诉嗳气较前减轻，继续守方。三诊，患者诉无嗳气，病情好转。随访，至今病情无反复。

按语：功能性胃肠病与情志相关，属心身疾病，情志致病机制之一是干扰气机。情志异常往往会扰乱气机，出现气机郁滞、气行不畅，甚至气机上逆而出现脏腑疾病。本例患者因配偶亡故而致悲忧过甚，精神抑郁，使脾运化失调，出现食欲缺乏，脘腹痞胀，久则肌肉瘦削。接诊这样的患者时，应给患者做细致的心理工作，让患者相信医生，积极配合医生治疗可明显提高药物治疗效果，正如《内经》所云："病不许治者，病必不治，治之无功矣。"先取得患者的信任是治愈疾病的重要环节。心身疾病从中医上讲，主要以心、肝、脾三脏的病症为多。段素社主任指出，对于消化系统心身疾病的治疗，中医有其独特的优势，本患者病位在脾胃，与肝相关，故处方时给予重镇降逆药物的同时，配伍疏肝解郁之品，方证相符，其效必验。

二、功能性呕吐

谷某，男，64岁，于2016年6月22日初诊。主诉：间断恶心呕吐半年，家属诉半年前其儿患重病，心理及经济负担较重，患者出现食欲减退，呕恶纳呆，时有呃逆、嗳气，进食极少，身体羸弱，半年内体重下降10kg，神疲乏力，少气懒言，行走无力，需人搀扶。先后就诊于两家省级医院，家属诉当时接诊医师考虑肿瘤可能，经过全身CT及化验检查，除营养不良外，未发现其他异常，遂给予抑酸保胃、营养支持等治疗，患者病情仍不见好转。几经辗转患者就诊于石家庄长城中西医结合医院门诊，正值段素社主任出诊，根据患者的检查结果可排除器质性病变，符合功能性胃肠病功能性呕吐的诊断标准："平均每周至少1次呕吐；无进食障碍、反刍综合征或精神疾病证据；无自行诱导的呕吐、无长期使用大麻史，无可以解释反复呕吐的中枢神经系统或代谢性疾病；诊断前症状出现至少6个月，近3个月满足以上诊断标准"，遂诊断为功能性呕吐。段素社主任耐心地向患者及家属讲解病情，告知其不是得了什么不治之症，只要配合医生治疗，你的病很快能得到恢复。患者及家属当即非常高兴，并保证能配合医生治疗。因患者体质虚弱，收住院治疗。段素社主任指示：目前患者恶心呕吐，虽能正常进食，但进食量极少，先予静脉营养支持，配合针刺疗法，选穴：上脘、中脘、下脘、双天枢、双足三里、双脾俞、双肝俞、双胃俞、双太冲。待患者症状缓解，可与中药汤剂口服，这样既能保证药物不被呕出，产生疗效，还能增加患者配合医生治疗的信心。2天后患者家属诉恶心呕吐次数较前明显减少，进食量较前增加，此时给予中药汤剂口服。处方如下：党参20g、炒白术30g、茯苓10g、木香9g、甘草6g、陈皮12g、清半夏9g、酸枣仁40g、生姜5片、大枣5枚，以健脾、益气、止呕。经2周的精心调治，患者可正常进食，无恶心、呕吐现象，进食量较前明显增加，体力、精神状态均有恢复，病愈出院。出院后依嘱调养，2周后随访，病人已能正常劳作。

按语：中国经典论著早就有对心身医学情志致病的论述与治疗，在心身疾病的发病中，内伤七情无疑是最重要的，如丧偶、工作压力过大、家庭关系不和睦等，这些不良因素的刺激如持续时间过长或者强度过大，就会对心身产生严重负面影响，当超出人的承受能力时，就会破坏人体健康，导致心身疾病的发生。"善医者，先医其心，而后医其身。"本例患者诊断为功能性呕吐，治疗时首先选用心理疏导及针刺疗法，而非口服中药汤剂，这也就是说的要灵活、对症选择治疗方法，合理安排治疗顺序。针灸疗法作为中医学的重要组成部分，它的治疗效果不容忽视。段素社主任告诫我们心理调适、非药物治疗也是重要的取效手段，临床可选择应用，不应偏废。治疗功能性呕吐在于疏通脾胃之枢机，使脾升胃降则呕吐自止，胃主受纳，脾主运化，共同完成对食物的消化吸收，从而发挥后天之本的作用，把所化精微物质输布全身，为五脏六腑提供营养物质。该病人经心理、针灸、中药、营养支持等综合治疗，呕吐迅速消失，脾胃恢复正常功能。方中加酸枣仁40g，宁心安神，病人随着呕吐症状的控制，体力和精神状态迅速转变，故能收到良好疗效。

三、慢性特发性恶心

赵某，男，45岁，2016年4月27日初诊，主因反复恶心、胃脘部不适数年就诊，患者来石家庄长城中西医结合医院前曾多方就诊，经检查后均考虑慢性非萎缩性胃炎，服用过多种治疗胃病的药物，疗效均不理想，还曾经人介绍到河南的一家医院行埋线治疗，病情缠绵不愈，自认为还有其他疾病未被查出而心情烦乱，情绪低落。后慕名找到段素社主任，当时主诉恶心，胃脘部不适，时有烧心，腹部胀满、下坠，愿用手托住方觉舒适，大便稀，给予健脾止泻中药口服。二、三诊：患者自觉服药后无明显效果，并诉睡眠极差，心烦易怒，舌苔白厚。中医讲："胃不和则卧不安"，而段素社主任考虑该患者是"卧不安则胃不和"，并据此处方如下：酸枣仁40g、合欢花20g、夜交藤30g、陈皮12g、苍术15g、厚朴12g、半夏10g、神曲15g、灵芝草10g、甘草10g，7剂，水煎取汁300ml，分晚饭后及睡前两次服用，以宁心安神、燥湿、健脾、和胃。四诊：患者症状明显好转，睡眠较前改善，偶有恶心，进甜食后偶有烧心，诉自患病以来从未像现在这样轻松，轻松心情溢于言表。上方加海蛸20g。五诊：患者无不适，巩固治疗1周。至今随访无恶心，无胃部不适，夜寐安。

按语：心身疾病均影响睡眠质量，而长时间的睡眠障碍又会使人体免疫力下降，抗病能力低下。段素社主任临床十分重视消化系统疾病伴发睡眠障碍的治疗，这对提高患者生活质量及促进患者疾病向愈有积极作用。他提出："卧不安则胃不和"的理论，临床上据此应用安神助眠的药物来改善患者睡眠，进而解决功能性胃肠病的案例不在少数。心身疾病与睡眠障碍的关系是互为因果、互相影响的，认清这一点，在治疗原发病的基础上，注意改善睡眠障碍，一定会事半功倍。处方中重用酸枣仁，现代药理研究也表明，酸枣仁具有显著的镇静、催眠作用。当患者睡眠改善后，消化系症状也随之减轻。段素社主任强调：临证应用安神药物时应注意以下几点：①酸枣仁为治疗失眠的常用药，而且根据临床用药经验，用量应较常规量大，约40g，只有量大才能效彰；②服药时间也应根据治疗疾病的特点而选择不同的进药时间，以提高药效，不能墨守成规。就治疗失眠的患者来讲，以晚饭后及睡前服药为佳。

四、跟师体悟

工作后有幸师从段素社主任，他多年来一直从事消化病的临床工作，辨病准确，选药精准，治病疗效显著，花费低廉，每于坐诊时全国各地患者慕名而来，笔者也因此所见消化道病症较多，能列举一二。观段素社主任治病，首先耐心向患者讲解疾病，消除患者疑虑，取得患者信任，增强患者治病信心，即所谓心理疏导；处方时结合现代中药药理研究精准选药，不开大方；临床对于功能性胃肠病的诊治灵活，善于运用中医中药，但不拘于此，能协调多种非药物治疗手段；治疗中的方方面面都细致入微，比如对于服药时间视患者病情，或频服，或早晚服，或晚上及睡前服等，受益匪浅。

参考文献

[1] 张景州, 李济同, 刘铁军. 重视疏肝解郁法在治疗消化系统心身疾病中的应用. 中国药物经济学杂志, 2013（21）102–103.

[2] 刘丽萍, 罗日永. 中医学对消化系统心身疾病的心理学认识. 新中医, 2012, 7(44): 5–6.

[3] 王卫明. 心身疾病的中医诊治. 中医中药, 2015, 15（80）: 146.

[4] 李春林, 杨慧. 心身疾病中医认识及从肝论治探讨. 河北中医, 2013, 12（35）: 1874.

[5] 马建芳, 王尚书, 李洁, 等. 老人院老年人睡眠质量抑郁的现状及其相关性研究. 河北联合大学学报, 医学版, 2012, 14（1）: 26–27.

[6] 侯家玉, 方泰惠. 中药药理学. 北京：中国中医药出版社, 2007: 181–183.

第十节　慢性萎缩性胃炎

一、段素社从痈论治慢性萎缩性胃炎

1. 重辨病，执简御繁

慢性萎缩性胃炎的临床表现为胃脘部胀满、疼痛、早饱、纳差、嗳气、乏力、消瘦等，临床医家多将其归为中医学的"胃脘痛""痞满"等范畴。在辨证分型上，医家根据不同的临床表现各抒己见，但由于该病临床表现缺乏特异性，医学界尚未提出得到广大医务工作者接受、并用于临床实践的辨证分型规范，导致医生辨证时多以自身临证经验为基础，主观性强，如蔡罗平等认为此病辨证分型包括：脾胃虚弱气失健运型、肝气不舒气机阻滞型、胃阴不足气机不利型、瘀血阻滞气机不畅型和胃热上亢胃气上逆型。而黎军则将此病分为气滞、血瘀、湿阻、热郁、阴虚、气虚多达六个证型。如此证型林立，重复性差，不易推广，因此在临床应用上有一定的困难。

段素社主任强调，辨病论治与辨证论治同为中医识病疗疾的重要手段，两者相得益彰，不可偏废。慢性萎缩性胃炎病程缠绵，临床表现复杂多变，且该病在诊断上并不主要依靠临床表现。在本病的诊治中，重视辨病论治有利于把握疾病的发生、发展规律，在辨病基础上总结出该病的基本病机，以此指导治疗，避免陷入证型林立、莫衷一是的情况。

段素社主任还指出，慢性萎缩性胃炎临床表现与病变严重程度并不完全一致，相当数量的患者临床症状不明显，但在胃镜下却显示胃黏膜萎缩、黏膜皱襞变平甚至发生癌前病变。对于此类患者，不能仅因临床症状不明显而说明他们病情不严重、不需要治疗。可见，对于慢性萎缩性胃炎，传统的中医诊察手段——"望、闻、问、切"有时也难以客观反映患者的疾病，因循守旧只会陷入无证可辨的尴尬境地。段素社主任认为，望诊是识病辨证的重要手段之一，正所谓"望而知之谓之神"。由于历史条件的限制，古代中医的望诊局限于体表皮毛等肉眼可见的部分。消化内镜等现代技术的发展使医生可以直接观察脏器黏膜表面的外观改变，应当拿来为我所用。例如，段素社主任在治疗反流性食管炎的实践中，已将胃镜所见的食管壁红肿、糜烂、溃疡与患者临床表现综合考虑，从痈立论，施以清热解毒、生肌敛疮之法，取得良好疗效。可见只要应用得当，现代科

学技术成果完全可以作为传统中医四诊的延伸，纳入中医辨病、辨证论治之中。

2. 立新说，从痿论治

论及本病，段素社主任认为，慢性萎缩性胃炎可归属于中医的"痿证"。痿证最早见于《素问·痿论》，本指肢体筋脉弛缓，软弱无力，日久而致肌肉萎缩为特征的疾病。受技术手段限制，无论是"肺热叶焦，则皮毛虚弱急薄"的"皮痿"，还是"胃干而渴，肌肉不仁"的"肉痿"，都只是局限于体表的皮肉。而慢性萎缩性胃炎临床多发且难治，其临床过程是由慢性非萎缩性（浅表性）胃炎演变而来，患者的胃黏膜已发生萎缩性改变，胃镜下表现为红白相间，以白为主，胃黏膜萎缩，黏膜皱襞变平甚至消失，部分黏膜血管显露、结节隆起或糜烂。病理所见胃黏膜固有腺体减少。痿者萎也，枯萎之义，慢性萎缩性胃炎不管是病程演变，还是借助胃镜（望诊）所见，以及微观病理都呈现出胃腑内在之"皮肉"失于濡养，萎缩失用。这是借助现代科学技术看到的疾病本来面目，各种临床症状正是胃腑痿弱不用的外在表现。

段素社主任认为"胃痿"的病位在胃，病机为胃热阴伤、瘀血阻络，强调针对病机进行施治，从而避免在临床上论治慢性萎缩性胃炎的无证可辨或证型林立。段素社主任常讲，胃痿患者胃镜下所见黏膜表面糜烂、红肿等表现，与火热之邪有关，是胃热伤阴、黏膜失养的表现。细追此类患者的病史，大多有喜食辛辣香燥之品，或烟酒炙煿进食无度，这种饮食生活习惯易致火热伤阴，故在治疗时，不厌其烦地叮嘱患者一定要改变生活习惯，配合医生治疗。处方善用清热养阴之品，以清解胃之火热。慢性萎缩性胃炎内镜多见结节隆起，血管显露。段素社主任认为其形成大多经过较长的病理过程，是致病因素日积月累作用于胃黏膜所致，这些表象正符合中医瘀血阻络的表现。段素社主任常引用叶天士《临证指南医案·胃脘痛》的"初病在经，久病入络，经主气，络主血"来诠释胃痿瘀血为病的病机，认为经络气血不通，荣卫不行，胃阴受伤，水谷精微不能输布于胃，是胃黏膜失去濡养，乃至胃腑痿弱不用的重要原因。治疗时当以活血通络。络通血活，水谷精微物质方能输布于胃，胃黏膜得以濡养，才能使萎缩改善，恢复生机。段素社主任认为，"胃痿"虽然临床表现略有不同，但皆有胃热、阴伤、瘀血为病，此三者贯穿疾病的发展过程，紧扣基本病机立法处方便可纲举目张。

3. 精组方，创九味饮

针对慢性萎缩性胃炎"胃热阴伤，瘀血阻络"的基本病机，段素社主任创立了自拟方"九味饮"，药用黄连、大黄、蒲公英、麦冬、石斛、黄精、三棱、莪术、土鳖虫，治以清热养阴、活血通络。方中黄连味苦性寒，入脾、胃经以清中焦之热毒；大黄通腑泻浊，涤荡菀陈，虽未用气药而有行气之功；蒲公英清热解毒之品，泻火而不损土，助黄连、大黄之力，共奏清胃泻火之效；邪热在胃，必销铄津液，故用麦冬、石斛，此两者甘寒养阴，入胃经，可养胃中亏耗之阴津；黄精味甘性平，为气阴双补之品，合麦冬、石斛则滋阴之功愈著。三药配伍，津液复则胃腑得养。但单纯用清热养阴治疗，疗效却难以令人满意，必不忘此病迁延缠绵，邪居中焦日久，留舍于络脉，故虽清热滋阴而经络不通，病必不除。譬如良田久旱，今虽遮阳引水，然水道瘀阻，沟渠废弛，津液不至。故以三棱、莪术活血祛瘀，又以性善走窜之土鳖虫搜剔经络，疏浚河道，瘀血去而络脉通调，胃津得复。临床以此方治疗慢性萎缩性胃炎屡见良效。

4. 验案举隅

患某，女，51岁，2013年6月12日初诊。患者胃脘部胀满疼痛、恶心4年余，时有夜间痛醒。近2年体重下降8kg，乏力，常服奥美拉唑及枸橼酸铋钾胶囊（丽珠得乐）等药物，症状时有轻重，患者舌暗红有齿痕，少苔，脉缓。半年前于当地医院行胃镜等检查诊断为慢性萎缩性胃炎、幽门螺杆菌感染。服用中药半年，上腹胀满明显减轻，仍有胃痛，遂来就诊。复查胃镜显示：胃窦部黏膜呈脐样增生，顶端糜烂，部分血管显露；病理结果：胃窦部黏膜异型增生；现代医学诊断：慢性萎缩性胃炎、幽门螺杆菌感染；中医诊断：胃痿；证型：胃热阴伤，瘀血阻络；治法：清热养阴，活血通络。处方：九味饮加减，药用黄连3g、大黄6g、蒲公英20g、麦冬12g、石斛6g、黄精10g、三棱15g、莪术10g、土鳖虫3g，每天1剂，早晚分服。配合西药治疗幽门螺杆菌感染。

复诊时，患者诉服药1周后未见夜间痛醒，服药1个月后腹痛消失，饮食如常，但仍腹胀，体重无变化，经 ^{14}C 检查阴性，提示幽门螺杆菌已根除，嘱患者每月取中药1次，待服用中药总共3个月后可复查胃镜及病理。患者服药2个月后前来取药，诉体重增长4kg，腹胀消失，舌仍有齿痕，苔薄白。用药3个月后复查胃镜，未见黏膜变薄及血管显露，仍有痘疹样增生，但顶端已无糜烂。病理显示：黏膜慢性炎症。嘱患者继续巩固治疗3个月后即可停药，停药后一年随访复查胃镜慢性萎缩性胃炎未复发。

按本例患者诊断为胃痿，其久病不愈，黏膜病理为非典型增生，结合胃镜及舌脉，考虑胃热伤阴，兼有瘀血之象，故在根除幽门螺杆菌的基础上，应用九味饮清热养阴、活血通络。治疗本病非一日之功，守方常服既方便患者取药，又针对基本病机，因而取得良好效果。经临床观察，在治疗时嘱患者睡前服药，以便让药物更久地停留在胃部，直接作用于胃黏膜，疗效更好。

5. 结语

慢性萎缩性胃炎是临床常见病、多发病，其中医诊治难点在于症状缺乏特异性，并且部分病人临床表现与病变严重程度相异，故仅以传统四诊方法，易导致证型标准繁杂、难以把握，或辨证不准、治疗失于偏颇，或无证可辨。段素社主任结合临床经验，主张对于慢性萎缩性胃炎应辨病与辨证相结合，根据本病发展规律、患者症状、胃镜检查及病理所见，提出本病实为胃热阴伤、瘀血阻络所致之胃痿。以此为指导立法处方，用"九味饮"清热养阴、活血通络，切合病机，故能化繁为简、效如桴鼓，值得临床推广。

二、段素社治疗慢性萎缩性胃炎的经验

段素社主任治疗萎缩性胃炎的临床经验丰富，并研制出一种治疗慢性萎缩性胃炎的中药制剂，于 2015 年 8 月 25 日获发明专利（专利号：ZL2015 I 0526055.0），而且"清热养阴、活血通络法治疗慢性萎缩性胃炎临床疗效观察"的课题已获得河北省科学技术成果奖。下面将段素社主任的经验介绍如下。

中医古籍中并没有慢性萎缩性胃炎对应的病名，根据其临床表现，可归于中医的"胃脘痛""胃痞""虚痞""嘈杂"等范畴。而段素社主任认为，从《素问·有痿论》："五脏使人痿"的症状，及致痿火热的病机和"治痿独取阳明"的治则，再到后世自张仲景肺痿的提出及历代医家的完善，以至今日《中医内科学》肺痿的独立成篇，其中所用取类比象方法借以认识通过内镜望诊诊断的慢性萎缩性胃炎很有启发意义。再结合大量临床实践，他提出慢性萎缩性胃炎当属中医的痿证——胃痿。他根据胃镜下胃黏膜萎缩，黏膜皱襞变平坦甚至消失，部分黏膜血管显露，结节隆起或糜烂等表现，提出慢性萎缩性胃炎当以"胃痿"立论。

慢性萎缩性胃炎多由幽门螺旋杆菌感染、过食肥甘、烟酒炙煿，或辛辣刺激之品所致。胃热既成，消烁津液，日久则胃阴为之所伤。湿热之邪留而不去，阻滞气机，灼伤胃络，致瘀血内停。故段素社主任提出，慢性萎缩性胃炎病位在胃，病机为胃热阴伤、瘀血阻络。胃痿患者胃镜下所见黏膜表面糜烂、红肿等表现，与火热之邪有关，是胃热伤阴、黏膜失养的表现；内镜下亦多见结节隆起、血管显露。段素社主任认为，其形成大多经过较长的病理过程，是致病因素日积月累作用于胃黏膜所致，这些表象正符合中医瘀血阻络的表现。

针对慢性萎缩性胃炎"胃热阴伤、瘀血阻络"的基本病机，段素社主任创立了自拟方"九味饮"，组方为：黄连、大黄、蒲公英、麦冬、石斛、黄精、三棱、莪术、土鳖虫。

其中黄连、大黄、蒲公英是针对湿浊热毒的病机而清热解毒、化湿泄浊；黄连清热燥湿、泻火解毒，能清中焦湿热；土鳖虫破血逐瘀，性善走窜，能搜剔瘀阻之经络，治疗沉疴旧疾非其莫属，配以莪术、三棱破血行气，消积止痛。九味中药相配，有清热养阴、活血通络之功。

慢性萎缩性胃炎的治疗疗程要足，为 3 ~ 6 个月，一般服用九味饮（每日一剂，上午及睡前口服）3 个月后，复查胃镜及病理。用药的同时，应注重患者心理调摄、生活方式、饮食调护等各个方面。如若病情缓解，可继续口服中药 3 个月以巩固疗效。慢性萎缩性胃炎患者症状的轻重与胃黏膜的病变程度并非一致，所以段素社主任认为，慢性萎缩性胃炎的治疗要治本，要追求病理上的缓解。九味饮是针对慢性萎缩性胃炎的病理而设，是治其根本；而对于不同患者的不同临床表现，可配合相应的西药来缓解症状，是治其标。临床上段素社主任在诊治每一位患者时都要向患者讲明白，不要单纯地认为症状的缓解就是疾病的治愈，慢性萎缩性胃炎属于癌前疾病，病理诊断中常常伴有肠上皮化生或异性增生，这都是癌前病变的病理表现，对其及早进行干预治疗可使其逆转为正常黏膜，阻止其发生癌变。

典型病例一：

患者刘某，女，53 岁，2018 年 2 月 27 日初诊。患者胃脘部隐痛不适 1 年余，有时向后背部放射，与活动无关，发作无规律，舌红少苔，脉缓。于当地医院检查除外心肺疾病，查腹部彩超未见异常；^{14}C 呼气实验阴性；胃镜提示贲门炎、慢性萎缩性胃炎、十二指肠球炎；病理提示有固有腺体萎缩，伴有轻度肠上皮化生。诊断为：慢性萎缩性胃炎，给予瑞巴派特 0.1g/ 次，3g/ 日，口服以保护胃黏膜；九味饮（黄连、大黄、蒲公英、麦冬、石斛、黄精、三棱、莪术、土鳖虫）每日 1 剂，上午及睡前服用。段素社主任特别强调睡前服药可使药物长时间作用于胃黏膜表面，可大大增强药物疗效。

一周后患者复诊诉胃脘部疼痛较前好转，效不更方，嘱其继续服用九味饮；患者每周来院取药，诉偶有恶心，进食可，给予停用瑞巴派特，嘱其连续服用九味饮 3 个月后复查胃镜及病理。用药 3 个月后复查胃镜示：未见黏膜糜烂及血管显露，可见少量结节隆起；病理示：黏膜慢性炎症。继续巩固治疗 3 个月后停药，患者进食可，无不适症状。

按语：本例患者诊断为慢性萎缩性胃炎，属胃痿，应用九味饮以清热养阴、活血通络。方中黄连味苦性寒，入脾胃经以清中焦之热毒，是祛除胃肠湿热的要药，正如《本草正义》云："黄连大苦大寒，苦燥湿，寒胜热，能泄降一切有余之湿火，而心脾肝肾之热，胆胃大小肠之火无不治之。上以清风火之目痛，中以平胆胃之呕吐，下以通腹痛之滞下，皆燥湿清热之效也"；大黄清热泻火，通腹泄浊，涤荡菀陈，虽未用气药而有行气之功；蒲公英为清热解毒之品，泻火而不损土，助黄连、大黄之力，共奏清胃泻火之效；麦冬、石斛甘寒养阴，入胃经，可养胃中亏耗之阴津；黄精为气阴双补之品，合麦冬、石斛则滋阴之功愈著，通过养阴生津，胃得到阴津的滋养，萎缩得以恢复，其功能才能得到正常发挥；三棱、莪术活血祛瘀，可改善胃的血液循环，又配以土鳖虫搜剔经络，使瘀血去而络脉通调，胃津得复。治疗本病非一日之功，守方常服既方便患者取药，又针对基本病机，因而取得良好的疗效。经临床观察，在治疗时嘱患者上午及睡前服药，以便让药物更久地停留在胃部，直接作用于胃黏膜，疗效更好。其专方专药特殊的服药方法在其特色辨证的基础上，大大增加了临床疗效。

典型病例二：

李某，女，51岁，河北省石家庄人，2013年6月12日就诊于石家庄长城中西医结合医院脾胃科。患者胃脘部疼痛、恶心、上腹部胀满4年，有时夜间痛醒。近2年来体重下降约5kg，消瘦乏力，常自服奥美拉唑，症状时轻时重，半年前于当地医院行胃镜等检查诊断为慢性萎缩性胃炎、幽门螺杆菌感染。于诊所服用中药治疗半年，上腹胀满明显减轻，仍有胃痛，复查胃镜示：胃窦部黏膜呈脐样增生，顶端糜烂，部分血管显露。病理结果：胃窦部黏膜轻度异型增生，结合 ^{14}C 检查，诊断为萎缩性胃炎、幽门螺杆菌感染，遂来石家庄长城中西医结合医院诊治，查患者舌淡有齿痕，少苔，脉缓。西医诊断：慢性萎缩性胃炎（伴轻度异型增生）、幽门螺旋杆菌感染。中医诊断：胃痞（胃热阴伤，瘀血阻络）。治则：清热养阴，活血通络。西医治疗：雷贝拉唑20mg，2次/日；阿莫西林1.0g，2次/日；克拉霉素0.5g，2次/日；枸橼酸铋钾0.3g，2次/日。上述药物共服用2周，2周后改中药治疗。方药：九味饮，每日一剂，上午及睡前服药。同时配合叶酸片10mg，2次/日。

复诊时病人诉服药1周后未见夜间痛醒，服药1个月腹痛消失，饮食如常，但仍腹胀，体重无变化。停用抗幽门螺旋杆菌药物4周后复查 ^{14}C 呼气实验阴性，说明HP已根除。嘱患者每月取中药1次，待服用中药总共3个月后，可复查胃镜及病理。治疗期间禁食辛辣刺激之品。

患者服药2个月后前来取药，诉体重增长4kg，腹胀消失，舌仍有齿痕，薄白苔。用药3个月后复查胃镜，未见黏膜变薄及血管显露，仍有痘疹样增生，但顶端已无糜烂，病理示黏膜慢性炎症。嘱患者继续巩固治疗3个月后即可停药，停药后一年随访复查胃镜，慢性萎缩性胃炎未复发。

　　按语：胃癌是我国最常见的恶性肿瘤，它的发生一般要经历慢性胃炎、慢性萎缩性胃炎、肠上皮化生和异性增生，而这些癌前病变发展缓慢，甚至是可逆的。慢性萎缩性胃炎已明确被定为癌前疾病，癌变率可达 10% ~ 15%，所以慢性萎缩性胃炎的防治越来越受到人们的关注，而西医无有效的治疗手段，中药可在很大程度上逆转肠化生和异性增生。经用九味饮联合叶酸治疗慢性萎缩性胃炎总有效率高于对照组，在一定程度上可逆转胃黏膜腺体萎缩，从而对胃癌癌前疾病有一定的治疗价值。

三、九味饮治疗慢性萎缩性胃炎组方分析

　　慢性萎缩性胃炎为消化系统常见病，其主要特征性变化是胃的慢性炎症和固有腺体的萎缩，并常伴有不同类型的胃黏膜上皮肠化生和异型增生，多为胃癌的癌前病变。段素社主任根据胃镜下胃黏膜萎缩、黏膜皱襞变平甚至消失，部分黏膜血管显露、结节隆起或糜烂等表现，提出慢性萎缩性胃炎当以"胃痿"立论，提出胃热阴伤、瘀血阻络为其基本病机，选取黄连、大黄、蒲公英、三棱、莪术、土鳖虫、麦冬、石斛、黄精组成自拟方九味饮。该方紧扣胃痿的基本病机，与清热解毒、化湿泄浊、活血通络、养阴益胃法配合使用，取得良好疗效，现对其组方分析如下。

　　1. 清热解毒、化湿泄浊

　　黄连、大黄、蒲公英针对湿浊热毒的病机为清热解毒、化湿泄浊。黄连清热燥湿、泻火解毒，是祛除胃肠湿热的要药。正如《本草正义》所说："黄连大苦大寒，苦燥湿，寒胜热，能泄降一切有余之湿火，而心脾肝肾之热，胆胃大小肠之火无不治之。上以清风火之目痛，中以平胆胃之呕吐，下以通腹痛之滞下，皆燥湿清热之效也。"大黄其性下行，清热泻火，祛除胃肠湿热浊毒。《神农本草经》曰："破癥瘕积聚，留饮宿食，荡涤胃肠，推陈致新，通调水谷，调中化湿，安和五藏。"其荡涤肠腑、通贯三焦，以复脾胃气机升降。蒲公英也为清热解毒之品，《本草经疏》言："蒲公英味甘平，其性无毒。当是入肝入胃，解热凉血之要药。"《本草新编》赞其："蒲公英，至贱而有大功……亦泻胃火之药，但其气甚平，既能泻火，又不损土，可以长服久服而无碍。凡系阳明之火起者，俱可大剂服之，火退而胃气自生。"

　　慢性萎缩性胃炎患者多有幽门螺杆菌感染（属外邪），多位学者认为慢性萎缩性胃炎中医证型与幽门螺杆菌感染的相关性，幽门螺杆菌感染常见于脾胃湿热证，可将其归为湿热之邪。黄连、大黄、蒲公英均为味苦性寒之品，寒能清热解毒泻火；苦能降下推陈致新，且均有抗幽门螺杆菌作用。

2. 活血通络

土鳖虫、莪术、三棱活血逐瘀、通络助运，针对脉络瘀阻的病机而设。慢性萎缩性胃炎为久病沉疴，非力药不能治，要获效必用药性强悍之品。莪术破血行气、消积止痛，可改善胃的血液循环。《药品化义》曰："蓬术味辛性烈专攻气中之血，主破积消坚。"《日华子本草》曰："治一切血气，开胃消食。"三棱功同莪术，与莪术相须为用。又此病非一日而成，瘀血日久，深阻络脉，正如叶天士所谓："散之不解，邪非在表；攻之不驱，邪非着里；补正祛邪，正邪并树无益；故圣人另辟手眼，以搜剔络中混处之邪，藉虫蚁血中搜逐，以攻通邪结。"故用土鳖虫，以其性善走窜，可搜剔经络、破血逐瘀、活血止痛。国医大师徐景藩常用土鳖虫治疗胃脘痛。研究指出，患者胃黏膜血管扭曲，管腔狭窄，血流灌注不足，血流量较正常状态明显降低，血管内红细胞和微血栓聚集形成，导致血液瘀滞而供血不足，是腺体萎缩和黏膜病变的关键。土鳖虫、莪术、三棱可抑制血小板聚集，促进微动脉血流恢复，明显改善微循环。以此三味药活血逐瘀，疏通胃之经络，使气血津液及各种营养物质得以输布于胃。

3. 养阴益胃

麦冬、黄精、石斛针对胃阴受伤而涵养阴液、生津益胃。胃为阳土，有性燥喜润的特点，胃阴对胃腑的濡润作用十分重要，故叶天士提出"胃为阳土，宜凉宜润""阳明阳土，得阴则安"等观点，治疗上创立了养胃阴法，以味甘、性凉药为主。《类证治裁》有"治胃阴虚、不饥不纳，用清补，如麦冬……石斛"的相关记载。麦冬养阴生津，其味甘柔润，以滋养胃阴见长，广泛用于胃阴虚有热之舌干口渴、胃脘疼痛、饥不欲食等胃阴燥涸证。《神农本草经》云："（麦冬）主心腹结气……胃络脉绝，羸瘦短气。"石斛与麦冬功效相似，可益胃生津、滋阴清热。《神农本草经》曰："主伤中……久服厚肠胃。"《本草纲目拾遗》称其"清胃，除虚热，生津，益劳损"。黄精既补脾胃之气，又养脾胃之阴，对脾胃虚弱、口干食少、饮食乏味有较好疗效。《日华子本草》曰："补五劳七伤，助筋骨，生肌，耐寒暑，益脾胃，润心肺。"三药合用，对萎缩性胃炎胃阴虚的病机可谓丝丝入扣。功能属阳，物质属阴，通过养阴生津，胃得到阴津的滋养，萎缩得以恢复，其功能才能得到正常发挥。

4. 升降之法贯穿于组方之中

段素社主任认为，治脾胃病立法不离升降。脾胃为后天之本，居中焦，为气机升降之枢纽。脾胃升降正常，水谷精微得以生成和上输、糟粕得以下降；反之则水谷纳运发生障碍，继而引发多种变故。他常引用叶天士的一句话："脾宜升则健，胃宜降则和""盖胃者汇也，乃冲繁要道，为患最易。"《吴医汇讲》曰："治脾胃之法莫精于升降……俾升降失宜，则脾胃伤，脾胃伤则出纳之机失其常度，而后天之生气已息，鲜不夭扎生民者已。"治疗脾胃病，应顺应脾胃病的特性，以升清降浊为要。治疗慢性萎缩性胃炎，还应注意辛味药与苦味药的搭配，正如吴鞠通所谓："苦与辛和，能降能通"，符合中医"腑以通为用"的理念。从九味饮的方药组成看，苦味药大黄、黄连与辛味药莪术、三棱相配，寓意以辛开苦降、通腑泄浊。

5. 典型病例

病例一：

患者，女性，67岁，2011年9月就诊。胃脘部不适，嗳气，时有干呕，不思饮食，形体消瘦，面色无华，舌红苔白、脉细。胃镜检查：黏膜红白相间以白为主，黏膜变薄，血管隐约可见，部分呈隆起的黏膜小丘，隆起表面中央黏膜缺损糜烂，部分黏膜充血。诊断为慢性浅表性萎缩性胃炎。予九味饮150ml，口服，2次/天，连用3个月，诸症消失，复查胃镜表现符合慢性非萎缩性胃炎。

病例二：

患者，男性，59岁，2011年2月就诊。患者自诉无任何不适，因其邻居近日被诊断为胃癌，而要求行胃镜检查。胃镜示：胃窦部黏膜皱襞消失，黏膜变薄，可透见黏膜下血管。活检取病理示：胃黏膜轻度非典型增生，诊断为慢性萎缩性胃炎。给予九味饮治疗3个月，复查胃镜示：胃黏膜相符合慢性非萎缩性胃炎表现。

按语：病例一患者脾胃升降失司，纳运失常，故见临床诸症。根据其胃镜表现，考虑胃热阴伤，兼有瘀血阻络。予清热解毒、活血祛瘀、养阴益胃的九味饮正合病机。病例二患者主观无任何不适，经胃镜及病理检查提示确有疾病，且已到癌前病变阶段。此时须以胃镜所见为依据辨病论治。段素社主任将其归为痿证，以清热养阴活血治疗。可见其倡导的重视辨病论治，查胃镜所见于望诊之中，具有临床指导意义。

参考文献

[1] 蔡罗平，卫新国. 卫新国治疗慢性萎缩性胃炎经验. 光明中医，2014（9）：1988-1989.

[2] 黎军. 中医辨证治疗慢性萎缩性胃炎 66 例. 中国医药指南，2012，10（17）：301-302.

[3] 段素社，周焕荣，段浩博，等. 清热解毒、生肌敛疮从痈论治反流性食管炎的疗效观察. 河北中医药学报，2011，26（4）：1920.

[4] 郑东升. 益气养阴活血法治疗慢性萎缩性胃炎的机制探讨. 现代中西医结合杂志，2007，16（3）：428-430.

[5]（清）叶天士. 临证指南医案. 北京：中国中医药出版社，2008：437.

[6] 中华中医药学会脾胃病分会. 慢性萎缩性胃炎中医诊疗共识意见（2009，深圳）. 中国中西医结合消化杂志，2010，18（5）：345-349.

[7] 段浩博，赵艳，周焕荣. 九味饮治疗慢性萎缩性胃炎组方分析. 国际中医中药杂志，2016，3（38）：274-275.

[8] 段浩博，周焕荣，赵艳. 段素社从痿论治慢性萎缩性胃炎. 环球中医药，2016，3（9）：316-317.

[9] 周焕荣，宫倩倩. 段素社经验方的服药时间撷菁. 国际中医中药杂志，2017，39（2）：174.

[10] 牛晓玲. 慢性萎缩性胃炎的中西医临床理论研究和实践经验总结. 首届中医慢病管理学术大会暨世界中医药学会联合会慢病管理专业委员会成立大会论文集. 长沙，2017（9）114.

[11] 严晓红，段素社，周焕荣，等，九味饮联合叶酸片治疗慢性萎缩性胃炎疗效观察. 现代中西医结合杂志，2017，26（1）：41.

[12]Du Y，Bai Y，Xie P，et al.Chronic gastritis in China：a national multi-center survey. BMC Gastroenterology，2014（14）：21.

[13] 杨洋，刘华一. 幽门螺杆菌与萎缩性胃炎中医分型的关系及对治疗的影响. 江西中医药，2014，45（2）：25、35.

[14] 赵晓丹，孙静晶，周斌. 慢性萎缩性胃炎中医证型分布规律. 环球中医药，2015，8（1）：18-21.

[15]Ma F，Chen Y，Li J，et al.Screening test for anti-Helicobacter pylori activity of traditional Chinese herbal medicines.World J Gastrocnterol，2010，16（44）：5629-5634.

[16] 杜群，王汝俊，徐勤，等. 活血化瘀中药对慢性萎缩性胃炎大鼠细胞增殖及凋亡的影响. 广州中医药大学学报，2003，20（2）：136-139.

[17] 王怡，翁维良，刘剑刚.动物类活血化瘀药对血液流变性作用的比较研究.中药药理与临床，1997，13（3）：1-4.

[18] 陆兔林，叶定江，毛春芹，等.三棱总黄酮抗血小板聚集及抗血栓作用研究.中草药，1999，30（6）：439-440.

[19]Xia Q，Wang X，Xu DJ，et al.Inhibition of platelet aggregation by curdione from Curcuma wenyujin essential Oil.Thromb Res，2012，130（3）：409-414.

第十一节 溃疡性结肠炎

一、昌荣合剂治疗溃疡性结肠炎组方体会

溃疡性结肠炎以持续或反复发作的腹泻、黏液脓血便伴腹痛、里急后重为主要临床表现，以电子结肠镜及病理为确诊的主要依据。病变多从直肠开始，逆行向近端发展，可累及全结肠及末端回肠，呈连续性弥漫性分布，常局限于黏膜和黏膜下层。溃疡性结肠炎病变首先是从浅层黏膜的弥漫性炎症病变开始，继之出现水肿、充血、肥厚和组织脆性增加，产生点状小溃疡，进而发展成大溃疡，晚期由于结肠组织增生，肠壁变厚、肠腔变窄，肠管变短，结构往往发生异常变化，可有皮肤黏膜、关节、眼和肝胆等肠外表现。UC以其临床表现类似于中医"肠澼""久痢""泄泻""内痈"范畴。

临床观察溃疡性结肠炎患者大多疲乏无力，面色苍白，舌苔白腻等脾虚湿盛表现。因食物的消化必依赖胃的受纳，脾的运化，小肠的分清泌浊，大肠之传导。若患者素体脾胃虚弱，或病久脾胃受伤，或过用苦寒清热药物损伤脾胃，以致脾胃虚弱，运化无力，水湿不化，湿浊内生，以致郁而化热，下注大肠，脉络受阻，热盛肉腐。本病虽然表现腹痛、黏液血便，但久病脾虚，正气不足，才是其缠绵难愈的根本原因。隋代巢元方《诸病源候论·痢病诸候》云："由脾虚大肠虚弱，风邪乘之，则泄痢虚损不复，遂连滞涉引岁月，则为久痢也。"因而脾虚是本病发病的基础及中心环节，治疗本病必须健脾祛湿，而用益气健脾治法。

患者除表现疲乏无力，面色苍白外，又以腹痛、黏液血便、里急后重为其所苦，溃疡性结肠炎结肠镜下黏膜呈多发性浅溃疡伴充血、水肿，或附有脓血性分泌物，类似中医热盛肉腐之"内痈"，故提出从痈论治本病。热毒是本病发生、发展的关键，故治疗该病以"清热解毒、消肿生肌"入手。

经过十几年的临床研究，依据"益气健脾、托毒生肌"治疗法则，精选中药，研制"昌荣合剂"治疗溃疡性结肠炎，取得较好的疗效。

昌荣合剂药物组成：党参、炒白术、诃子、肉桂、乌药、茯苓、乌梅、仙鹤草、赤石脂、地榆、黄连、苦参、金银花。其中党参益气健脾为主药，辅以炒白术、茯苓健脾祛湿，金银花、苦参、黄连清热解毒、燥湿健脾为辅助，乌梅、赤石脂、仙鹤草、诃子收敛止泻，乌药、肉桂行气散寒止痛为佐。党参《本草从新》说："补中益气，和脾胃，除烦渴。中气微虚，用以调补，甚为平安。"现代药理显示，方中党参能调节胃肠运动、抗溃疡、增强免疫功能。黄连具有广谱的抗病原体的作用，体外对多种细菌有抑制及杀灭作用，抗细菌毒素、提高机体对细菌内毒素的耐受能力，对非感染性腹泻也有对抗作用。黄连苦、寒，归心、大肠经。本方为臣药，苦寒能清热利湿、泻火解毒，配合君药共奏清热利湿之功。现代药理研究，黄连中所含小檗碱浓度，体外试验有抑制人多形核白细胞产生白三烯 B4 的作用，能对抗蓖麻油或番泻叶引起的小鼠腹泻，还能抑制醋酸引起的小鼠腹腔渗出增加。因此认为小檗碱的抗腹泻与抗感染作用有关。苦参味苦，性寒，归肝、肾经，本方中为臣药，与白头翁、黄连合用增强清热利湿止痢功能。现代药理研究，苦参对兔、大鼠肌内注射氧化苦参碱 150mg/kg 对被动或主动皮肤过敏反应均有明显抑制作用，并对兔血清 IgE 抗体形成有明显抑制作用，具有显著的抗感染作用，同时具有免疫抑制作用，主治热痢便血。金银花性甘寒，有清热解毒、凉血、止痢之效。《本草拾遗》主热毒、血痢、水痢，浓煎服之。乌梅酸涩入大肠经，有良好的涩肠止泻作用，可用于湿热泻痢，便脓血者。仙鹤草本品涩敛之性，能涩肠止泻止痢，因本药性平和，兼能补虚，又能止血，故对于血痢及久病泻痢尤为适宜。

典型病例：患者梁某，男性，54 岁，邢台市南宫人，2016 年 4 月 25 日入住石家庄长城中西医结合医院。主诉间断腹痛、黏液脓血便 2 年，加重 1 周。患者 2 年来时有腹痛、黏液脓血便，曾在当地多家医院就诊诊断为溃疡性结肠炎，口服美沙拉嗪等药物，治疗效果不理想而就诊于石家庄长城中西医结合医院。入院时患者神疲面黄，气短乏力，纳食减少，舌质红，苔薄黄，脉滑数。给予昌荣合剂口服 2 次 / 日，及昌荣合剂直肠滴入，1 次 / 晚，用药 1 周后患者自诉腹痛明显好转，继续用药 1 周后，患者无腹痛，黏液脓血便明显减少，用药 4 周后复查肠镜，结肠黏膜的糜烂明显好转，病人带药出院。后随访，病人用药 3 个月后无任何不适，继续巩固治疗 2 个月无复发。

结论：经长期临床观察应用"益气健脾、托毒生肌"之昌荣合剂治疗的溃疡性结肠炎患者，取得了疗程缩短、疗效突出的效果。该治疗花费少，无痛苦，患者易接受，依从性好，取得了良好的经济效益和社会效益，值得临床推广和应用。

二、段素社主任中医师用益气健脾、托毒生肌法治疗溃疡性结肠炎经验

溃疡性结肠炎属于中医"泄泻""久痢""内痈"范畴。病位在大肠，与肝、脾密切相关。近年来，中医从脾胃虚弱、大肠湿热、脾肾阳虚、湿邪留滞等进行辨证治疗，虽取得一定疗效，但尚不满意。我们从临床中观察发现溃疡性结肠炎结肠镜下黏膜呈多发性浅溃疡伴充血、水肿，或附有脓血性分泌物，类似中医热盛肉腐之"内痈"，故提出从痈论治本病。热毒是本病发生、发展的关键。因本病缠绵难愈，正气损伤日重，在清热解毒、消肿生肌同时，必须以"益气健脾、扶助正气"为佐，方能促进溃疡愈合，亦所谓"益气托毒"之法。现代研究表明，UC患者肠黏膜屏障功能受损、通透性增加、肠道炎症活动，进而继发纤溶，使机体处于高凝状态，导致肠黏膜血管阻塞，血液瘀滞，局部微血栓形成，加重肠黏膜缺氧损伤，致使溃疡反复发作，迁延难愈，微血栓的形成同时使抗感染药物不能达到病变部位，这正与中医学"血瘀"理论相一致。因此，在传统抗感染治疗的基础上，对脾虚证的UC患者增加"益气健脾"治疗。该方疗效显著的另一个原因与其特殊的用药方法有关。溃疡性结肠炎好发于直肠及乙状结肠，石家庄长城中西医结合医院应用"昌荣合剂"中药水煎后取汁300ml，分2次口服，同时，应用该中药水煎后浓缩取汁150ml，直肠滴入治疗，每晚1次，直肠滴入时，使臀部抬高，尽量增加中药在肠道内保留时间，可使中药直接作用作用于病变局部，增强治疗效果。

方药组成：党参、炒白术、诃子、肉桂、乌药、茯苓、乌梅、仙鹤草、赤石脂、地榆、黄连、苦参、金银花。

功用：益气健脾，托毒生肌。

主治：脾胃气虚、热毒内蕴之肠痈。

用法：上药加清水600ml，浸泡30分钟，文火煎30分钟，用纱布过滤后浓缩取汁300ml，早晚分服。同时应用该药水煎取汁150ml直肠滴入治疗，每晚1次。

方解：益气健脾党参为主要药物，辅以炒白术、茯苓健脾祛湿，金银花、苦参、黄连清热解毒、燥湿健脾为辅助，乌梅、赤石脂、仙鹤草、诃子收敛止泻，乌药、肉桂行气散寒止痛为佐。党参《本草从新》：说："补中益气，和脾胃，除烦渴。中气微虚，用以调补，甚为平安。"金银花性甘寒，有清热解毒、凉血、止痢之效。《本草拾遗》主热毒、血痢、水痢，浓煎服之。乌梅酸涩入大肠经，有良好的涩肠止泻作用，可用于湿热泻痢，便脓血者。仙鹤草本品涩敛之性，能涩肠止泻止痢，因本药性平和，兼能补虚，又能止血，故对于血痢及久病泻痢尤为适宜。

典型病例：

綦某，男，46 岁，黑龙江佳木斯市人，2016 年 12 就诊于石家庄长城中西医结合医院消化科。患者于 2016 年 6 月无明显诱因出现腹痛、腹泻、脓血便伴发热。腹痛以全腹为主，呈阵发性，发热最高 38℃。曾就诊当地多家医院治疗，效果不佳，后就诊于佳木斯市人民医院，查肠镜示溃疡性结肠炎，病变累及全结肠，尤以乙状结肠、直肠为甚。内镜下表现：黏膜血管纹理模糊，充血水肿，可见弥漫性多发糜烂、溃疡。患者多方治疗，效果均不理想，就诊于石家庄长城中西医结合医院。

西医诊断：溃疡性结肠炎（活动期）。

中医诊断：久痢，脾胃虚弱，热毒内生证。

治则：益气健脾，托毒生肌。

方药：党参、炒白术、黄连、诃子、苦参、金银花、乌药、茯苓、乌梅、仙鹤草、赤石脂、地榆、肉桂。

煎服法：高温煎煮，压榨取汁，真空包装，每剂 2 袋，每袋 150ml，每日 2 袋分服。同时应用该药水煎，取汁 150ml，直肠滴入治疗，每晚 1 次。

患者应用药物 2 周后，腹痛、腹泻、黏液脓血便症状明显改善，里急后重感基本消失，继续用药 2 周，症状基本消失。在当地复查肠镜：结肠病变局限于乙状结肠、直肠，且仅表现为黏膜轻度充血水肿，未见溃疡性病变。嘱患者继续用药 1 个月，后停药，平素嘱患者忌食辛辣刺激性食物，至今未复发。

结论："本虚标实，脾虚湿盛"是本病反复发作、迁延不愈的根本原因，浊毒壅滞，腐蚀血肉为腹痛、脓血便的主要原因。治病必求于本，根据这一病机特点，段素社主任医生用自拟方"昌荣合剂"，以"益气健脾、托毒生肌"法治疗溃疡性结肠炎可明显控制患者症状，改善患者生活质量，值得临床推广应用。

参考文献

[1] 中华医学会消化病学分会炎症性肠病学组 . 炎症性肠病诊断与治疗的共识意见（2012，广州）. 中华消化杂志，2012，32（12）：796-813.

[2] 高学敏 . 中药学 . 北京：中国中医药出版社，2002：119-120、568-569、353、500.

[3] 侯家玉，方泰惠．中药药理学（第 2 版）．北京：中国中医药出版社，2007：44-45.

[4] 陈晓儿．综述黄连有效成分及药理作用．中国现代药物应用，2007，8（4）：64.

[5] 吕爱秀，黄兴国，雷黎明．苦参碱对免疫功能低下小鼠免疫功能的影响．中国现代药物应用，2008，2（11）：7.

[6] 段素社，周焕荣，段浩博．消化病中西医特色诊疗．北京：科学技术文献出版社，2016：227.

[7] 石晶，于素云，樊丽娟．溃疡性结肠炎结肠治疗前后血小板参数改变的相关分析．中国老年学杂志，2008，28（9）：912-913.

[8] 郝丽君，唐文君，李海英．老年溃疡性结肠炎患者 D- 二聚体、部分凝血活酶时间及纤维蛋白原的变化与意义．中华医院感染学杂志，2011，21（10）：4469-4471.

第十二节　肝硬化

段素社中医用浊毒理论治疗肝硬化经验如下。

中医学认为，本病属于"鼓胀""单腹胀"等范畴，因腹部胀大如鼓而命名。以腹部胀大、皮色苍黄甚则腹皮青筋暴露、四肢不肿或微肿为特征。多因酒食不节，情志所伤，感染血吸虫，劳欲过度以及黄疸积聚失治，使肝、脾、肾功能失调，气、血、水淤积于腹内而成。根据这一病机特点，段素社主任中医师用自制方软肝煎扶正益气、活血消症可明显控制肝硬化的发展，改善患者的生活质量，延长患者的生命。

方药组成：茵陈、虎杖、柴胡、黄芪、云苓、炒白术、大黄、三棱、莪术、赤芍、土元、丹参、鳖甲、鸡内金。

功用：扶正益气，活血消症。

主治：气虚血瘀之症瘕。

用法：上药加清水 600ml，浸泡 30 分钟，文火煎 30 分钟，用纱布过滤后浓缩取汁 300ml，早晚分服。

方解：三棱、丹参破血行气、消积止痛，用于症瘕积聚，土元入肝经，破瘀血，鳖甲软坚散结，鸡内金活血消症，与三棱、丹参共奏软坚散结之效，为君药；其中丹参有保肝，改善肝脏微循环的作用。贾所学："赤芍，味苦能泻，带酸入肝，专泻肝火。盖肝藏血，用此清热凉血。"李东垣在《脾胃论·脾胃盛衰论》中说："百病皆由脾胃衰而生也。脾胃为后天之本，气血生化之源，黄芪、白术、茯苓益气健脾，扶助正气，增强机体抗病能力，现代研究茯苓所含茯苓酸具有增强免疫力、抗肿瘤及防止肝细胞坏死等的作用；大黄凉血解毒，逐瘀通经，《本草纲目》：主治下痢赤白，里急腹痛，……黄疸，诸火疮。现代药理研究显示，其有降脂保肝利胆的作用，与虎杖、茵陈、相配共奏清热活血、利胆退黄之效。其中茵陈有显著的保肝作用，对甲、乙型肝炎，黄疸型肝炎，有显著的疗效。以上诸药共为臣药；柴胡入肝经，为使药。诸药相合，扶正益气、活血消症之效甚佳。

典型病例一：

李某，男，46岁，石家庄市人，2004年就诊于石家庄长城中西医结合医院消化科。

患者于2004年体检时查乙肝五项示：大三阳。肝胆胰脾B超发现肝回声粗，门脉直径约1.4cm，脾厚4.6cm，查肝纤四项示三项增高，考虑早期肝硬化。患者念及儿子年龄尚小，终日担心病情进展，思虑过度以致纳谷不香、夜寐欠安、乏力倦怠，遂于石家庄长城中西医结合医院就诊。

西医诊断：慢性乙型肝炎，肝硬化。

中医诊断：症瘕，气虚血瘀证。

治则：扶正益气，活血消症。

方药：软肝煎。

药物组成：黄芪、白术、茯苓、丹参、赤芍、土元、鳖甲、鸡内金、虎杖、大黄、茵陈、柴胡。

煎服法：高温煎煮，压榨取汁，真空包装，每剂2袋，每袋150ml，每日2袋分服。

患者口服石家庄长城中西医结合医院自制的治疗肝硬化专方软肝煎，每日1剂。用药3个月复查肝纤维化指标明显下降，门脉内径1.2cm，脾厚4.2cm，再服中药3个月门脉直径1.2cm，脾厚4.0cm，肝纤四项仅透明质酸和Ⅲ型前胶原增高。停中药汤剂，改用鸡内金烘干研粉，每日6g，并用丝瓜络20g泡水代茶饮，并遵嘱忌酒，每3个月复查肝功能、乙肝五项、肝胆脾彩超，且3年前开始服用拉米夫定，0.1g，1次/日，直至今日。截至2015年9月2日患者复诊化验结果均未见异常，查肝纤四项全部正常，患者正常工作、生活，精神状态良好。

典型病例二：

赵某，男，18岁，河北邢台南宫市人，主因纳差、乏力2年余，于2014年9月就诊于石家庄长城医院消化科。

患者就诊前 2 年无明显诱因出现纳差、乏力，曾在武警北京市总队某医院检查，乙肝五项提示为乙型肝炎，HBV-DNA 7.14E+005 肝胆胰脾彩超示肝回声增粗、增强，门脉直径约 1.2cm，脾厚 5.0cm，肝纤四项异常，诊断为肝硬化、脾大，遂口服药物抗病毒、保肝治疗，虽然乏力诸症状稍有缓解，但复查肝胆彩超仍提示肝硬化、脾大，后多方打听，得知段素社中医师治疗肝病好，慕名就诊于石家庄长城中西医结合医院消化科。

西医诊断：慢性乙型肝炎，肝硬化。

中医诊断：症瘕，气虚血瘀证。

治则：扶正益气，活血消症。

方药：软肝煎。

药物组成：黄芪、白术、茯苓、丹参、赤芍、土元、鳖甲、鸡内金、虎杖、大黄、茵陈、柴胡。

煎服法：高温煎煮，压榨取汁，真空包装，每剂 2 袋，每袋 150ml，每日 2 袋，分服。

患者口服石家庄长城中西医结合医院自制的治疗肝硬化专方软肝煎，每日 1 剂。用药 3 个月复查 HBV-DNA 明显下降，脾厚 4.7cm，再服中药 3 个月，肝胆彩超提示肝回声致密、稍增强，脾厚 3.9cm，诊断意见脂肪肝，肝纤四项均正常。停中药汤剂，改用鸡内金烘干研粉，每日 6g，并用丝瓜络 20g 泡水代茶饮，并遵嘱忌酒，每 3 个月复查肝功能、乙肝五项、肝胆脾彩超。2015 年 7 月 27 日复查肝胆彩超脾厚 3.5cm，肝脏回声均匀，肝功能正常，HBV-DNA 在正常范围，现患者无任何不适，正常生活和工作。

按语：肝硬化早期常无明显的症状体征，给辨证带来一定困难。本例患者通过辨病与辨证相结合，在西医影像学检查基础上得出患者当属症瘕的诊断，从而抓住本病的基本病机——气虚血瘀进行论治，施以扶正益气、活血消症之法。这种预测疾病的发展趋势，及早用药，截断病势，也符合医圣张仲景"见肝之病，知肝传脾，当先实脾"的预防治疗学说。

软肝煎所用黄芪、白术、茯苓益气扶正，现代药理研究黄芪可减轻Ⅰ、Ⅲ、Ⅳ型胶原在大鼠肝脏的病理沉积，在肝硬化患者治疗中可显著提高自然杀伤（NK）细胞活性，调节免疫功能低下状态。丹参、赤芍、土元、鳖甲、鸡内金活血消症，现代药理研究丹参有良好的抗肝纤维化作用，能减少纤维连接蛋白（FN）和层粘连蛋白（LN）的产生，有抗氧化作用。方中虎杖、大黄、茵陈、柴胡保肝，柴胡为肝经的引经药，现代药理研究显示，柴胡的主要活性成分为柴胡皂苷，后者可使肝星状细胞内Ⅰ型胶原含量明显减少，在大鼠试验中发现，应用柴胡可使大鼠体内肝纤维化标志物Ⅳ型胶原的水平显著下降，肝纤维化程度改善。

中药逆转肝纤维化已被国内外医生所公认，当肝硬化、肝纤维化被控制后，改用丝瓜络代茶饮、鸡内金粉长期应用可使肝纤维化指标长期得到控制，临床已验证多例。该方案服用方便，成本低廉，减轻患者的经济负担，有利于长期坚持服用，值得推广。

参考文献

[1] 段素社，周焕荣，段浩博.消化病中西医特色诊疗.北京：科学技术文献出版社，2016：227.

[2] 孔立东，张玫，汤哲.289例失代偿期肝硬化患者预后分析.山东医药，2009，49（32）：10-12.

[3] 梅全喜.现代中医药理.北京：中国中医药出版社，2008.

第十三节　胆汁反流性胃炎

段素社主任中医师诊治胆汁反流性胃炎的经验如下。

胆汁反流性胃炎是胆汁和肠液相混合，逆流至胃，刺激胃黏膜，从而产生的炎症性病变，是消化内科的常见病。段素社主任中医师在临床中将中医四诊与消化内镜检查相结合，对该病进行诊断并指导分型，运用"清胆和胃，通腑泄浊"法治疗胆汁反流性胃炎，取得较为满意效果。

一、胆汁反流性胃炎的认识

1. 西医对胆汁反流性胃炎的认识

胆汁反流性胃炎是慢性胃炎的一种特殊类型，其病因为胆汁反流。在正常生理状态下，幽门是收缩关闭的，当胃内食物经胃蠕动排入十二指肠时，幽门舒张开放，食物排空后，幽门又收缩关闭，从而可防止胆汁反流入胃。胆汁反流性胃炎是由于从胆囊排入十二指肠的胆汁和其他肠液混合，通过幽门，逆流至胃，刺激胃黏膜，从而产生的炎症性病变。临床表现多见胃部饱胀感，往往饭后加重，或有胃痛，或上腹部不适，可伴腹胀、嗳气、反酸、烧心、恶心、呕吐、食欲减退、消瘦等。胃镜下可见胃黏膜红肿糜烂，胃液浑浊，量较多，呈草绿色，幽门开放，胆汁从十二指肠通过幽门反流至胃中。本病多因幽门功能失常或慢性胆道疾病所致，亦多见于胃大部切除胃空肠吻合术后。

2. 中医对胆汁反流性胃炎的认识

胆汁反流性胃炎属中医学胃痛、脘痞、呕胆等范畴，其症可见胃脘痛、脘痞胀满、口苦、呕吐酸苦、胃脘嘈杂、食少纳呆。多因情志不畅，肝气郁结，郁而化火，横逆犯胃，胃失和降所致。正如《沈氏尊生书•胃痛》所说："胃痛，邪干胃脘病也。……惟肝气相乘为尤甚，以木性暴，且正克也。"《内经》"邪在胆，逆在胃，胆液泻则口苦，名曰呕胆"，均指出肝胆火热犯胃、胃失和降、浊气上逆为本病的主要病机。

二、诊治经验

段素社主任从医 30 余年，对消化系统疾病的治疗很有经验，他在辨证论治原则的前提下，大胆引进现代医学手段辅助对消化疾病的辨治，尤其对胆汁反流性胃炎的诊治独具匠心，现总结如下。

在辨证方面，段素社主任把中医辨证论治的基本法则与胃镜表现相结合，将胃镜检查导入中医的"望诊"，与临床表现一起用于辨证，如遇到上腹疼痛、波及两胁、嗳气反酸或呕吐苦水的病例，结合电子胃镜检查，镜下可见胃黏膜红肿糜烂，胃液浑浊，量较多，呈草绿色，幽门开放，胆汁从十二指肠通过幽门反流至胃中，最终则可确诊为胆汁反流性胃炎。胃腔内的表现在传统中医是不可能看到的事实，段素社主任把利用现代医学的手段去发现传统望诊所望不到的腔内情况是他的一大创举，"内镜下的表现有红肿、充血、水肿、糜烂、渗出、溃疡等这些现象属中医的望诊内容"，内镜所见丰富和延伸了中医望诊的内容，为诊断疾病、指导分型提供了客观依据。该病的证型都为胆热犯胃，浊邪上逆。

在治疗方面，该病消化内镜下表现为胃黏膜发红、糜烂，并有黄色胆汁的存留及反流，内镜表现属中医的火证、热证，并有浊邪上逆，因为在临床上见到很多胆汁反流性胃炎的患者，对症状的认识不同，感觉不同，描述也有着差异，不能作为分型的依据，"借助内镜望到的内容作为该病的诊断依据"，该病消化内镜表现局部黏膜发红、糜烂、溃疡是一致的。本着治病求本的原则，把胆汁反流性胃炎依据胃镜确定的证型，对应相应的治疗，就应该清胆和胃，通腑泄浊。故选用黄连、大黄、草豆蔻、炒莱菔子、广木香、丁香、良姜、甘草、麦芽、牡蛎为基本方，取名为运胃合剂。如患者烧心、反酸明显，可加煅瓦楞子、法半夏以制酸保胃；腹胀甚者加大腹皮、砂仁理气通腑；腹痛甚者加九香虫、延胡索以止痛；舌苔厚腻加广藿香、炒苍术醒脾化湿燥湿；兼食滞、消化不良者加鸡内金、焦神曲消食导滞；嗳气明显加代赭石降逆止呕；舌质红、便秘者加蒲公英、黄芩以清热泻火解毒。

三、典型病例

李某，男，52 岁，平素上腹部胀痛不适、嗳气，1 个月前因与家人生气后上腹部及胁肋部胀满，嗳气，口干苦，呕吐酸水，当地医院按"胃炎"给予奥美拉唑 20mg，2 次 / 天，吗丁啉 10mg，3 次 / 天，治疗后症状不见好转。接诊时根据患者症状，做胃镜检查，胃镜显示胃底部有大量黄绿色浑浊潴留液，胃窦黏膜充血、糜烂、水肿，散在陈旧出血点。治以清胆和胃、通腑泄浊，用"运胃合剂"加减。处方如下：黄连 10g，黄芩 10g，大黄 8g，莱菔子 5g，白及 10g，川楝子 12g，木香 15g，草豆蔻 10g，丁香 5 个，枳壳 12g，海螵蛸 20g。1 剂 / 日，水煎服。

7 剂后症状基本消失，偶有烧心。上方去川楝子，加煅瓦楞子 30g，再用 7 剂，症状完全消失。嘱患者照方再服用 2 周，停药后 2 个月随访无复发。

四、体会

该病症状中胁肋部胀满与情志不舒有关，口干苦、舌红苔黄是辨证肝胆有热的依据。"把内镜表现引入辨证论治与确定证型，也是对中医望诊的延伸，使辨证依据更具有客观性"，弥补了中医望诊的不足，极大地丰富了中医望诊的内容，而且内镜下所见胃黏膜红肿糜烂，属中医的"火""毒"，并以此在遣方用药时，选用黄连、大黄等作为君药，针对性更强，治疗依据更明确，因此能收到良好效果。

同时，组方时十分重视现代医学对单味中药的药理研究，组方时考虑患者的四诊与辨证结果得出中医学证型，根据证型遣方用药，也就是紧扣中医的理、法、方、药，在此基础上，结合现代医学的中药药理研究结果对处方中的药物做进一步筛选。对于腹胀、嗳气明显的胆汁反流性胃炎，中医认为属胃失和降，而西医则认为该类患者合并胃动力障碍。段素社主任对该类患者多选用枳壳，因枳壳对胃肠平滑肌呈双向调节作用，既能兴奋胃肠使蠕动增强，又有降低平滑肌张力和解痉作用，对于缓解腹胀痞满、嗳气吞酸有良好的作用。

参考文献

[1] 段素社，张学林，苏振华.内镜所见对反流性食管炎分型及治疗的指导作用.中国卫生产业，2011（31）：79.

[2] 段素社，严晓红.从痈论治反流性食管炎的理论依据与临床实践.中国社区医师，2011，31（34）：169.

[3] 段素社，周焕荣.清热解毒、生肌敛疮从痈论治反流性食管炎的疗效观察.河北中医药学报，2011，26（4）：19.

第十四节　慢性腹痛

慢性腹痛异病同治举隅如下。

慢性腹痛临床多见而难治。腹痛作为一个症状可以由多种疾病所引起。单就腹痛而言，如果病机相同，不管是哪种疾病所引起，都可以用同一种方药来治疗，这就是异病同治。段素社主任从"痿"论治慢性萎缩性胃炎，把内镜所见作为辨证依据，引申了中医的"望诊"，是诊断的创新；认为慢性萎缩性胃炎当属中医的"痿症"，是对病名提法的创新；认为该病的病机为"胃热阴伤、瘀血阻络"，是对病机的创新；治疗以"清热养阴、活血通络"，是治法的创新；自拟"九味饮"，是治疗药物的创新。九味饮是由黄连、大黄、蒲公英、土鳖虫、莪术、三棱、麦冬、黄精、石斛9种中药组成，每3种中药为一组，每组都针对慢性萎缩性胃炎的一条病机，真可谓"谨守病机、各司其属"，故临床疗效颇佳。师从段素社主任期间还发现他在应用九味饮时并非仅用于慢性萎缩性胃炎，当遇到慢性非萎缩性胃炎、慢性胆囊炎、慢性阑尾炎、肠易激综合征、结肠脾曲综合征、慢性盆腔炎等腹痛，用一般治疗方法效果不佳时，用九味饮治疗这些疾病所引起的腹痛，每能收到意外疗效。

一、慢性非萎缩性胃炎腹痛案

杜某，女，46岁，因间断性烧心反酸，胃脘部疼痛3年，近因症状加重而做电子胃镜检查，诊断为慢性非萎缩性胃炎伴痘疹样增生，幽门螺杆菌阳性。经抗幽门螺杆菌及中药治疗 6 周，烧心反酸减轻，但胃痛、嗳气、胸膈满闷无改善，而来石家庄长城中西医结合医院诊治。该院给中药协定方运胃合剂。药物组成：旋覆花、草豆蔻、炒莱菔子、茯苓、枳壳、黄连、木香、神曲、煅瓦楞子、乌贼骨，用药 2 周，胸膈满闷、嗳气消失，但仍胃脘部疼痛。段素社主任根据胃镜结果有痘疹样增生，患者疼痛多发生于夜间，舌有瘀斑、晨起口干等，考虑瘀血阻络为主要病机，给九味饮清热养阴、通络止痛，7 天后患者来诊，腹痛消失，口已不渴，继服 1 周停药。

二、慢性胆囊炎腹痛案

李某，女，56 岁，右上腹疼痛 1 年余，口干口苦，大便干燥，每于情志不舒时加重，善太息。胆囊彩超示：胆囊壁厚 4mm，内壁毛糙，诊断为慢性胆囊炎性改变，给石家庄长城中西医结合医院协定方三金利胆饮，药物组成：金钱草、茵陈、柴胡、郁金、威灵仙、白芍、大黄、鸡内金、甘草，服药 14 天，口苦消失，大便正常，但仍右上腹隐隐作痛，口干。二诊给三金利胆饮加元胡止痛片，每次 4 片，每日 3 次，用 1 周，症状无改善。段素社主任诊察后，认为病人余热伤阴，瘀血阻络为当下病机，随给九味饮清热养阴、活络止痛，治疗 1 周，诸证消失，嘱巩固 1 周停药。

三、慢性阑尾炎腹痛案

苗某，男，61 岁，右下腹疼痛，反复发作 10 余年，每次复发多伴有白细胞增高，发热而输注抗菌素后得以缓解，平素大便偏干。多家医院根据疼痛部位、体征、血常规诊断慢性阑尾炎急性发作，要求其手术治疗，但患者惧怕手术而选择保守治疗。近半年患者平素右下腹疼痛、坠胀，想彻底治疗而服中药，几次更换医生都无疗效，后经人介绍找段素社主任治疗，段素社主任认为慢性阑尾炎一般是由急性阑尾炎转变而来，初期为热盛，经治疗后反复复发多为余邪未清，病情缠绵，日久必瘀，瘀血阻滞，不通则痛。热邪伤阴，则大便干结。提炼该患者的病机为热、为瘀为阴伤，治当清热养阴、活血通络，给九味饮以治之。用药 14 天后疼痛消失，大便正常，这时段素社主任讲：该病人因病延日久，属沉疴痼疾，虽已无症状，但必须深挖病根，再用 1 个月方能停药，病人讲就是用半年也能坚持。共治疗 45 天，10 年沉疴治愈。

四、肠易激综合征腹痛案

乞某，男，52 岁，腹痛隐隐，大便时干时稀，每于精神紧张时加重，大便干时用芦荟胶囊；稀时用诺氟沙星，疗效难以持久，病情多年难愈，近期发病频繁，少有间歇。

听人说吃石家庄长城中西医结合医院协定方"昌荣"能愈而前来一试。昌荣药物组成：党参、白术、茯苓、乌药、诃子、乌梅、肉豆蔻、仙鹤草、肉桂。病人用药1周，症状全部消失，为巩固疗效再用1周，就在用药的第10天，原有症状再次出现。段素社主任根据病人平素爱吃辛辣之品，认为内有瘀毒阻络，不通则痛，瘀毒日久，必灼伤阴津，治以清热养阴、活络止痛，试用九味饮。同时，嘱病人多参加文体活动，转移注意力，作息有时。用药1周腹痛消失，大便调匀，继续服药3周，病情无反复，后每日用半量，2周无反复，停药观察4周，腹痛彻底治愈。

五、结肠脾曲综合征腹痛案

赵某，男，33岁，左上腹疼痛、憋胀，电子结肠镜检查无异常，多地按肠功能紊乱给四磨汤、气滞胃痛冲剂、氟哌噻吨美利曲辛片（黛力新）等治疗症状无改善。病人认为有重病未查出，每年做大量检查，对治疗也失去信心。段素社主任接诊后经拍立位腹平片，发现结肠脾曲大量积气，因充气而使结肠带、结肠袋清晰可见，当即明确结肠脾曲综合征的诊断，并给我们侍诊医生详解该病，病人听后对段素社主任更加敬仰，消除了恐癌心理，树立起可治愈的信心。段素社主任说：常法不效用变法，给九味饮治疗，经服药7天，腹痛憋胀完全消失，再服7天后拍腹平片，肠道脾曲大量积气完全消失。治疗的后7天一直无症状。

六、慢性盆腔炎腹痛案

栾某，女，46岁，因小腹疼痛坠胀、低热、带下黄浊而就诊于妇科。经查阴道B超诊断为盆腔炎输抗生素治疗，2周后已无低热，但小腹疼痛不见好转，仍带下黄浊。又经妇科检查患宫颈糜烂用保妇康栓，病情反复，缠绵不愈，经人介绍找段素社主任诊治。根据带下黄浊、小腹坠胀疼痛、腰骶部酸痛、大便黏滞、舌苔黄厚，治以清热解毒、活血止痛，用九味饮7天带下好转，14天带下、腹痛等诸证消失。我们问段素社主任：九味饮中有三味养阴药，而病人并无舌光无苔等阴虚之象，何以用九味饮？段素社主任分析说：带下属湿，湿从何来，一则正常之津液停滞而化为湿，津液不被输布；二则津被热伤，阴津必虚，该患者之所以舌苔黄厚，是湿热之病象，病象掩盖了正常阴津亏虚时舌光少苔之象。临证应分清真伪，不能被假象所惑，听了段素社主任的讲解茅塞顿开。

七、小结

通过以上案例可以看出，虽为几种不同的疾病，其在发展变化的过程中，出现了大致相同的病机、大致相同的症状，故用大致相同的治法来治疗。不同疾病引起的疼痛，用同一药物——九味饮治疗，取得了良好的效果，这其中的奥妙是这些疾病的某一阶段出现了相同的病机。

第十五节　食管癌

段素社名中医应用旋覆代赭汤加减对食管癌的治疗：

旋覆代赭汤出自张仲景所著《伤寒论》，本方原用于"伤寒发汗，若吐若下，解后，心下痞硬，噫气不除者"。此乃外邪虽经汗、吐、下而解，但治不如法，中气已伤，痰涎内生，胃失和降，虚气上逆之故。《灵枢·口问篇》亦曰："寒气客于胃，厥逆从下上散，复出于胃，故为噫。"所以，其是降逆化痰、益气和胃的良方。临床主要用于胃气虚弱、痰浊内阻、心下痞硬、噫气不除之症。

而食管癌属中医学"噎膈""膈中""关格"范畴，多由于七情郁结，气滞血瘀，脾胃受损，痰湿不化，日久化火，灼伤津液，痰气互结，阻于食道，上下不通而致。噎膈轻证，多由于肝脾气结，痰气交阻，或因胃津亏虚，食管涩滞，以致食物咽下不顺。其重证多系在痰气交阻的基础上，形成痰瘀互结，阻隔胃气，或胃津亏耗而损及肾阴，致使食物水饮难以咽下，甚或食入即吐。其危证系因病情恶化，阴损及阳，肾气耗竭，脾之生化衰败，阴阳离决，致出现水谷不入，二便不通，形体羸瘦日甚，肢体加重的危候。其总体病机为：胃气虚弱、痰浊内阻。段素社主任中医师在多年的临床工作当中，将旋覆代赭汤应用于胃气虚弱、痰浊内阻、心下痞硬、呃逆不除的食道癌患者，可以明显减轻病人的恶心、呕吐、嗳气、烧心反酸、呃逆等症状，取得了良好效果。

方药组成：旋覆花、代赭石、党参、甘草、清半夏、瓜蒌、葛根、冬凌草、白花蛇舌草、半枝莲、生姜、大枣。

功用：降逆化痰，益气和胃。

主治：胃气虚弱、痰浊内阻、心下痞硬、呃逆不除的食道癌。

用法：上药加清水 600ml，浸泡 30 分钟，文火煎 30 分钟，用纱布过滤后浓缩取汁300ml，早晚分服。

方解：方中旋覆花性温而能下气消痰涎，降逆以除噫故为君药；代赭石体重而沉降，镇冲逆，但味苦则性寒，故用小量为臣药；生姜温胃化痰，散寒止呕；半夏祛痰散结、降逆和胃，并为佐药，助君药以平癥气而消痞硬；党参益气补虚；炙甘草温阳中气，辅助已伤之中气，亦为佐药；大枣养胃补脾为佐使药；另加清半夏、瓜蒌、葛根以宽胸理气；冬凌草、半枝莲、白花蛇舌草清热解毒，为抗食管癌之要药。

临床应用加减：食管癌的病位在食道，属胃气所主，《古今医案》引叶天士"食管窄隘使然"之说，即明确指出噎膈的病理改变为食道狭窄。但就起病发病机制而言，除胃以外，又与肝、脾、肾都密切相关。因各脏腑与食道、胃皆有经络联系。在功能上，脾为胃行其津液、肝气之疏泄及肾阳之温煦有助于胃气和降，而肾之精液循足少阴之脉濡润咽喉，以上因素对于食物咽下入胃，均有协同作用，故肝、脾、肾有病累及食管渐生噎膈，即食管癌。噎膈由轻到重，逐步发展，也往往波及肝、脾、肾等脏，故进食困难伴两胁胀痛，加柴胡、黄芩、元胡等以疏肝理气，伴口干欲饮、舌红少苔，加沙参、麦冬以滋阴；如梗阻严重，不能进食，加丁香、降香以增强降逆之功。

典型病例一：患者王某，男，56岁，石家庄藁城化工园区人，主因进食哽噎3个月，加重半个月于2015年5月12日入院。入院前曾在当地某医院确诊为食管癌晚期，双肺转移，纵隔淋巴结转移，已经失去了手术机会。病人每天恶心、呕吐严重，不能进食水，痛苦万分，经多方打听，病人来到了石家庄长城医院肿瘤科。经四诊合参，病人属于气虚阳微证，给予旋覆花20g、代赭石15g、人参9g、炙甘草6g、清半夏15g、瓜蒌20g、葛根20g、冬凌草30g、半枝莲20g、白花蛇舌草30g、白屈菜30g，水煎取汁300ml，早晚分服，并给予抗感染、抑酸保胃等液体输注治疗，病人3天后，能进流食，继续服药1周，病人可进面条等，稍有进食哽噎，生活质量明显改善。住院20余天出院继续口服中药2个月后，病人无明显的进食哽噎感，体重增加了20多斤，现随访仍健在。

典型病例二：刘某，男，60岁，山西太原市人，就诊石家庄长城医院前1个月出现进食困难、气短、乏力、咳嗽、咳痰、痰中带有血丝，在当地医院检查考虑食管癌肺转移，辗转天津、北京等几家医院治疗后以上症状缓解不明显，后多方打听特来石家庄长城中西医结合医院肿瘤科就诊，经检查诊断为食管癌肺转移、纵隔淋巴结转移，给予中药：旋覆花20g、代赭石15g、党参20g、炙甘草6g、清半夏15g、瓜蒌20g、川贝6g、桑白皮20g、葛根20g、冬凌草30g、半枝莲20g、白花蛇舌草30g、白屈菜30g、三七粉3g，水煎取汁300ml，早晚分服。服药1周后，病人气短、乏力、咳嗽、痰中带有血丝明显减轻，继续服药2周，病人无咳嗽、咳痰、痰中带血，进食哽噎较前明显好转。住院1个月好转出院，随访半年，病情稳定，患者及家属表示非常感谢。

按语：旋覆代赭汤是仲景为胃虚气逆作痞、噫气不除而设，从方义分析可以看出该方重在和胃降逆。现代医家应用在胆汁反流性胃炎、反流性食管炎、顽固性呃逆、咽异物感、急性胰腺炎等方面，取得了一定效果。现代药理实验证明，旋覆代赭汤具有改善食管炎症、修复食管黏膜损伤、促动力、抑酸、止吐等作用。以上两例病人均为食管癌晚期，且都诊断为食管癌肺转移、纵隔淋巴结转移。其共有的临床表现是：进食哽噎、呃逆，甚至不能进食水、气短、乏力；其共有的病机是：胃气虚弱、痰浊内阻。段素社主任中医师强调，辨病论治与辨证论治同为中医识病疗疾的重要手段，两者相得益彰，不可偏废。食管癌作为临床上比较常见的一种消化系统肿瘤，常见于老年患者，其病情发展较为缓慢，早期往往没有明显的不良症状，导致后期影响治疗和预后。尽管其临床表现错综复杂，段素社主任中医师抓住病人进食哽噎、呃逆、气短、乏力等几大症状，紧扣其胃气虚弱、痰浊内阻；心下痞硬、噫气不除之大法，将旋覆代赭汤应用于食管癌晚期病人，取得了不错的疗效，值得临床推广。

参考文献

[1] 林东昕.中国食管癌分子流行病学研究.中华流行病学杂志，2003，24（10）：939.

[2] 常燕磊，代二庆，袁红霞.旋覆代赭汤临床应用及实验研究进展.辽宁中医药大学学报，2013，15（3）：86-88.

[3] 张保国，许卫锋.经方旋覆代赭汤当代研究与应用.中成药，2014，36（3）：597-601.

[4] 段浩博，周焕荣，赵艳.段素社从痿论治慢性萎缩性胃炎.环球中医药，2016，9（3）：316-317.

第十六节　难治性幽门螺旋杆菌感染

段素社运用浊毒理论指导治疗消化疑难病三则：

浊毒理论是李佃贵教授经多年的临床实践和理论研究首先提出的，其理论精华为临床对疑难病的认识和治疗开辟了新的途径。李佃贵教授认为浊毒既是一种对人体脏腑经络及气血阴阳均能造成严重损害的致病因素，同时也是多种病因导致脏腑功能紊乱、气血运行失常；机体内产生的代谢产物不能及时正常排出，蕴积体内而化生的病理产物。李佃贵及其研究团队把浊毒的致病特点归纳为3个方面：①黏滞难解，易阻碍气机；②入血入络易伤气阴；③气血失调，易瘀易积。浊毒为患所成病症属于浊毒证，临床常表现为病情反复，缠绵难愈，常伴有颜面晦浊、黯滞、少泽，大便黏滞不爽，小便黄，舌质暗红，苔黄或黄腻，脉弦滑等。段素社主任中医师在诊治疑难杂症时对该理论每有运用，且收效良好。下面谨对运用浊毒理论指导消化疑难病做以介绍。

一、难治性幽门螺旋杆菌感染

李某，男，51岁，2015年10月12日首诊。主因口臭、上腹部满闷7年伴厌油腻就医。患者于7年前因做生意而频于应酬，几乎天天饮酒、吸烟，饮食不规律，当时脘腹胀满、厌油、身体困倦，因怀疑有肝病而到北京301医院就医，经查腹部彩超、电子胃镜、^{13}C、肝功能、乙肝五项、丙肝抗体等诊断为幽门螺旋杆菌感染、慢性非萎缩性胃炎、脂肪肝（轻度），给予抗幽门螺旋杆菌治疗。经用药治疗10天，停药4周复查^{13}C仍为阳性，判断根治失败，并告知患者停药3个月后再次根治。遵医嘱进行第二次根治后再次复查^{13}C仍为阳性，后经过半年的间断治疗，不仅幽门螺旋杆菌未有阴性，且症状逐渐加重，口气难闻，后到南宫市中医院吃中药治疗半年，腹胀略有好转，但口气仍难闻。再次做胃镜及^{14}C检查，诊断为慢性非萎缩性胃炎伴结节糜烂，幽门螺旋杆菌感染。医生让其爱人、子女做^{14}C均为阴性。再次抗幽门螺旋杆菌治疗，如期复查^{14}C仍为阳性。病人对能否治愈丧失信心，几年来每天晨起刮舌苔、盐水漱口以减轻口中异味。2015年12月10日就诊于石家庄长城中西医结合医院，病人脘腹痞满，面色晦浊，口气难闻（无牙病），头身困重，大便黏滞，舌苔厚腻，^{14}C阳性。诊断为难治性HP感染，属中医的浊毒症，治以利湿化浊、清热解毒，甘露消毒丹加减，组方如下：滑石、黄芩、茵陈、连翘、大黄、黄连、蒲公英、藿香、土茯苓、石菖蒲、白豆蔻、玫瑰花。2015年12月19日复诊，病人述服药7天，口气明显感觉清新，大便黏滞好转，看舌苔由垢腻转为黄苔，效不更方。服药2周时，病人诉几年来从没有感觉如此轻松，共服4周，诸症消失而停药。嘱病人停药后清淡饮食，远离烟酒，1个月后复查^{14}C阴性。

按语：此案患者从西医讲为难治性幽门螺旋杆菌感染，螺杆菌不除胃炎难愈，脘腹痞满、口臭为幽门螺旋杆菌感染相关胃炎的典型症状，西医先后3次根治幽门螺旋杆菌都无阴转，再用西药根治已无阴转把握。从中医看，本案口气秽浊、脘腹痞闷、头身困重、大便不爽、舌苔垢腻、面色晦浊，一派湿浊之象。浊邪为病，多易结滞脉络，阻碍气机，缠绵耗气，胶着不去而酿生毒性；浊毒致病，多出现三易四性的特点：三易指黏滞难解，易阻遏气机；入血入络易伤气阴；气血失调，易瘀易积。四性指迁延性、难治性、顽固性、内损性。本病案迁延7年，多方医治，中西药物、多名医生都难获效，正符合浊毒所致的难治性疾病。段素社主任把李佃贵教授及其团队的浊毒理论应用于该病的治疗，所用经典名方甘露消毒丹为基础，结合现代药理研究组方用药，在浊毒理论的指导下，所选药物具有清热解毒、利湿化浊的作用，紧扣浊毒主题。方中黄芩、连翘、大黄、黄连、土茯苓、玫瑰花、蒲公英还有明显的抗幽门螺旋杆菌作用。单用中药4周治疗HP阴转，值得对难治性幽门螺旋杆菌感染做进一步研究。

二、泥沙样胆结石

段某，女性，56岁，2015年6月3日首诊。主因右上腹持续性闷胀不适2年余，伴口苦口黏、大便黏滞、倦怠乏力、舌苔黄腻。追问病史，患者口苦口黏，倦怠乏力，曾查腹部彩超诊断为胆囊泥沙样结石，肝功能正常。后经服胆通片、熊去氧胆酸6个月，复查腹部彩超，诊断同前。后改消炎利胆治疗仍不见效而就诊于石家庄长城中西医结合医院。段素社主任分析：病人经长期治疗未见效果属难治性疾病。难治性疾病多湿多瘀，治当以李佃贵教授团队的浊毒理论为基础进行辨治。选自拟方三金利胆饮加减治疗以清热利湿、化浊排石，方药组成如下：金钱草、郁金、鸡内金、茵陈、威灵仙、柴胡、白芍、大黄、甘草、滑石。4周为1个疗程，4周后复查腹部彩超，未发现胆囊结石。

按语：胆为中精之府，内藏清澈的胆汁，该患者胆囊中出现泥沙样结石，说明体内的浊邪已由肝脏泻于胆囊，积久沉淀而成泥沙样结石，符合"浊"的特性。浊邪久留生热，酿久成毒而成浊毒，符合李佃贵教授所阐述的人体内有许多生理物质，本来是清洁而流动的，如有由于内在、外在的各种原因，失去了其本来的特性，变成浑浊、浓稠的物质，成了引起人体发病的物质，它就是"浊"。因此说"浊毒"既是致病因素，也是病理产物。该案经段素社主任按"浊毒"施治，泥沙样结石4周治愈，诸症消失。

三、顽固性烧心

李某，男性，60岁，2016年7月6日首诊。胃痛、烧心反酸40年，40年前自上高中住校因吃不饱而自带干粮充饥，放置酸腐但不得不吃，遂造成烧心反酸、胃脘部不适，口服小苏打有效，但不能治愈。后做消化道造影诊断为慢性胃炎而服中药治疗，病情时好时坏，迁延至今。多家大医院多次做胃镜诊断为慢性萎缩性胃炎伴结节糜烂，病理为轻度异型增生，肠上皮化生，而来石家庄长城中西医结合医院消化科诊治。段素社医师看过病人，给石家庄长城中西医结合医院自拟中药方九味饮，配叶酸 10mg，2 次 / 日，口服 3 个月，不改变方案，连服 3 个月胃痛消失，复查胃镜及病理，胃镜为慢性非萎缩性胃炎，病理为黏膜慢性炎症。病人病理检查非典型增生消失，非常高兴。

按语：段素社主任根据慢性萎缩性胃炎胃镜下胃黏膜萎缩、黏膜皱襞变平，甚至消失，部分黏膜血管显露，结节隆起或糜烂等表现，提出胃热伤阴、瘀血阻络为基本病机，选取黄连、大黄、蒲公英、三棱、莪术、土鳖虫、麦冬、石斛、黄精组成自拟方九味饮。该方紧扣胃痿的基本病机，与清热解毒、化湿泄浊、活血通络、养阴益胃法配合使用对治疗萎缩性胃炎效果良好。虽病人对治疗效果非常满意，但段素社主任根据病人 40 余年的烧心病史，现仍有间断烧心，认为治疗不应终结，应按李佃贵教授团队的浊毒理论组方，看顽固性烧心是否能彻底治愈。所用方药为：蒲公英、黄连、茵陈、浙贝、滑石、连翘、土茯苓、泽泻、吴茱萸、薤白、海蛸。用药 1 周烧心消失，巩固治疗 3 周，停药 4 周后随访病人，再无烧心侵扰。以浊毒理论为指导，40 年烧心 4 周得以治愈。

以上三案均属浊毒致病，患者在治疗过程中走了不少弯路，耗时长、花费多、效果差。究其原因，是辨证不准。刘小发等认为：浊毒症普遍存在于临床各科室的多种疾病中，只要辨证准确，都会收到良好效果。师从段素社主任临证，治疗各种疑难杂症经辨证认为是浊毒致病者运用化浊解毒为基本大法治愈的病例不在少数。

参考文献

[1] 裴林，李佃贵，曹东义，等.浊毒浅识.河北中医，2010，32（1）：24.

[2] 刘启泉，李佃贵，张纨，等.慢性胃炎从浊毒论治.北京中医药大学学报，2010，33（3）：153-155.

[3] 陈奇.中药药效研究思路与方法.北京：人民卫生出版社，2004：403-404.

[4] 曹东义，李佃贵，裴林，等，中医浊毒症的两个基本观点.湖北民族学院学报·医学版，2010，27（2）：50.

[5] 段浩博，赵艳，周焕荣.九味饮治疗慢性萎缩性胃炎组方分析.国际中医中药杂志，2016，3（38）：274-275.

[6] 刘小发，李佃贵，刘建平.浅析浊毒学说形成的社会自然因素及前景.第九届李时珍医药论坛论文汇编，2016：158.

第十七节　中医适宜技术

一、段素社中医贴敷思想及治疗胃肠病中应用

中医贴敷是以中医基础理论为指导，应用中草药制剂，施以皮肤、孔窍、腧穴及病变局部等部位的治疗方法，属于中医外治法。其功能是通过人体体表穴位的刺激，激发经络的功能，调和气血，改善血液循环，促进调整机体的免疫功能，从而达到内病外治的目的。

1. 段素社中医贴敷思想

吴师机《理瀹骈文》中说：外治之理，即内治之理；外治之药，亦即内治之药，所异者法耳。现中医外治中医贴敷很多，然真正理解其奥妙者不多，独段素社主任深得贴敷之妙，源于其扎实的中医理论基础，加之40年临证积淀，深领"灵素奥旨，伤寒金匮之要"，故能融百家之长，灵活运用贴敷救扶桑梓方圆百余里，受益者以万计。

中医理论是中医贴敷的基础，离开这个基础就不叫中医贴敷，即如当下磁疗、远红外理疗贴等，众多人殊不知中医贴敷只知其外表而不知其关键在内涵也。

段教授讲中医贴敷必辨阴阳，识脏腑，一如内服汤药必求其本。比如段教授针对颈肩腰腿痛多为风寒湿痹所侵研发的段氏霸药膏多选用温热燥性药以制衡寒凉湿气，起到以阳制阴作用。

段素社主任中医贴敷不仅重视膏还重视药，在他手中凡是汤丸经方皆可为膏，不仅香苏神术黄连解毒，木香导滞理中建中，调胃平胃；六君六味补心健脾、补中益气等为常用之方。所用药味必得通经走络，开窍透骨，拔病外出之品为引。如姜葱韭蒜白芥花椒之类，补药必用血肉之物，倡导气血流通即是补。擅用气味具浓者药，如苍术半夏，甘遂牵牛巴豆，且多生用，以生猛峻烈，仿兵家制胜之理，达斩关夺门，擒贼歼魁之效。

段教授中医贴敷多用热药，或据辨证凉热并使，或消补兼行。临床中段素社主任用贴敷多膏药分离，贴温膏敷凉药，抑或贴补药敷消药，所依辨证施治耳。

段教授中医贴敷重视经络选穴和选药，段素社主任常讲：学医之人不能不懂经络，不懂经络，开口动手便错，尤其贴敷更是如此。很多病症都会反映在穴位上，通过"巡经诊断""分经诊断"辅助疾病诊断和治疗。治疗中重视根据中药药性"归经理论""引

经报使"理论合理选择相应归经药物,比如病人有火热之证,当选清热泻火药,黄连归心经泻心火,黄芩归肺经泻肺火,柴胡归肝经泻肝火,知母归肾经泻肾火,石膏归胃经泻胃火;心火旺当选黄连;肺经有热当用黄芩;肝火炽盛当择柴胡等以此类推;依据"引经报使"选药,太阳经病,常用羌活、防风、藁本为引;阳明经有病常选升麻、葛根、白芷为引;少阳经有病,常择柴胡为引;太阴经有病,多用苍术为引;少阴有病,多选独活为引;厥阴病,多择川芎为引。

段教授中医贴敷常讲方不执于一症,症不执于一方。古有洗熏药擦熨之法,亦有针砭灸推拿之技,有用即用无用则换,并可结合现代科技理疗手段,一切为解决病人疾苦为目的。学古不泥古,方能超越古人。所以在临证中常见段素社主任同一病人同一病症膏方法药多种手段施治,不同病人不同病症又见用一种治法效矣。

段教授中医贴敷重视传统辨证更重视与现代科技结合,辨证基础上会选择现代药理研究明确的有针对性药物使用,对于膏贴制作工艺也多有研究,重视最新透皮技术引入,充分发挥中医辨证,现代药理,现代制膏工艺的高度融合以最优的美、简、便、廉、验来适应现代社会发展需求,更好地服务社会大众。

外治贴敷之法,段素社主任所长,学识未到断不能悟。段素社主任常讲制膏药者,亦在乎握其要,病情虽千变万化如满屋散钱,以一线贯串百钱即可,虽千钱万钱不在话下。握要之道,在于理通,理通治自通。然而,"通"需要多读书多临证多思考。这也是为什么当下社会有很多贴敷产品,也有很多使用贴敷的人,但像如段素社主任一般在外治贴敷方面既懂医理又把膏贴用到灵活至极的不多。

2. 段素社中医贴敷治疗胃肠病

段素社主任根据胃肠病表现为胃脘痛、痞满、呕吐、呃逆、腹痛、泄泻等证,依据不同病症病因和病机特点辨证使用贴敷治疗,临床中取得效果显著。比如段教授针对胃脘痛病因多为外邪犯胃、饮食伤胃等,基本病机为胃气郁滞,胃失和降,不通则痛的特点,在临方辨证中以"理气、和胃、止痛"为基本治则,再据不同病机分证论治。属于胃寒者,散寒;属于食停者,消食;属于气滞者,理气;属于热郁者,泄热;属于血瘀者,化瘀;属于阴虚者,益阴养胃;属于阳虚者,温运脾阳。由此段素社主任自拟胃肠膏系列,以良姜、香附、木香、丁香、白芥子为基本方,调生姜汁或醋汁或现代新型透皮剂,采用无铅新型赋形基质熔炼成膏贴,再据以实际辨证,胃寒证加吴茱萸温胃散寒;食停加神曲、山楂、莱菔子消食导滞;气滞加乌药、陈皮、枳壳行气止痛;热郁加黄连、黄芩、栀子清热燥湿;血瘀加蒲黄、五灵脂、丹参活血散瘀止痛;阴虚加生地、沙参、麦冬、当归,配枸杞水养阴生津，滋阴养血；阳虚加黄芪、桂枝补中益气温阳散寒。

施治时段教授常再辅以上下中脘、神阙、脾俞、胃俞、天枢、足三里等相关穴位综合治疗，收效甚好。段教授贴敷选穴善用神阙，神阙又名气舍、气合、维会，位于任脉之上，中医学认为"脐通百脉"，与诸经诸脉相通。在人体胚胎时期，脐部是胎儿连通母体，获得气血的唯一通道，出生后此通道虽已断绝，但脐部与全身经络、五脏六腑仍有着十分密切的关系，是神气出入之门户，故名"神阙"。现代医学认为，肚脐是腹壁最薄的位置，没有皮下脂肪，但是血管非常丰富，所以药物易于渗透、吸收，加上药物不受消化道中各种酶的干扰破坏，因此用药量少、见效快，也极少经过肝脏代谢，可减少毒副反应，特别适合于有胃肠、肝脏疾病的患者，是一条理想的给药途径。段素社主任认为通过神阙治疗可起到以下五大作用：

（1）温通阳气，回阳苏厥：以温热类药物敷脐、熨脐、灸脐，通过药物、艾灸、热熨与穴位的双重刺激，使患者达到阳复厥苏的目的。对虚脱、晕厥、休克、中风昏迷患者急救有效。《神灸经纶》："凡卒中风者，此穴最佳。"罗天益云："中风服药，只可扶持，要收全功，灸火为良。盖不惟追散风邪，宣通血脉，其于回阳益气之功，真有莫能尽述者。"

（2）调理冲任，固经安胎：脐位于任脉之上，通冲、任、督、带四脉，冲为血海，任主胞胎，督为阳脉之海，带约束诸经，上述四脉与妇女经、带、胎、产诸疾息息相关，故脐疗在临床上常用于妇女月经不调、痛经、崩漏、带下及胎产诸疾。

（3）健脾和胃，降逆止泻：脾胃气机为全身脏腑气机之总枢，脐居中下二焦分界之处，与脾胃解剖位置相近，药物直接达于脾胃，可增强脾胃功能，调节脾胃气机之升降，使清阳升而浊阴降，治疗体内气机升降失常所致诸病，尤其善于调理腹痛、腹泻、呕吐及腹胀等脾胃功能失调疾患。

（4）通调三焦，利水消肿：三焦为周身水液及元气通行之道路，脐居三焦中枢，可转运阴阳之气，正如《理渝骈文）所述："三焦者，气之所终始也，三焦通则周身之气通矣"，敷脐可激发三焦气化功能，治疗由于三焦水道不利，水液代谢失司，停聚于体内所导致的水肿、腹水、小便不通及湿热蕴结之黄疸等疾病。

（5）通经活络，行气止痛：脐与全身诸经相通，所以通过脐部的药物治疗，可使诸经脉通畅、气血调和，适用于寒湿痹阻、脉络不和所致的关节、肌肉疼痛麻木诸病症，及由于气血瘀滞所形成的症瘕积聚诸疾。

胃肠病治疗以神阙穴为主，常加以神阙周边相关穴位和脾经胃经相应穴位，收效可事半功倍。

3. 典型案例

刘某，男性，44岁，河北石家庄市裕华区人，2014年3月19日就诊于石家庄长城中结合医院消化科。患者室外劳作受凉后出现胃痛卒发不止，遇寒加重，恶寒，伴头身疼痛，无汗，呕吐清水，喜饮热饮，舌苔薄白，脉沉迟。曾在当地门诊口服"奥美拉唑、气滞胃痛颗粒"等药物，效果差，仍时有腹痛、呕吐发作。门诊查血常规：白细胞计数：4.6×10^9/L，中性粒细胞百分比：64%，幽门螺旋杆菌（-），电子胃镜示：胃窦黏膜充血水肿，可见黏膜下新鲜充血斑。

西医诊断：急性胃炎。

中医诊断：胃脘痛（寒邪犯胃证）。

治则：温中和胃，理气止痛。

方药：良附丸合香苏散。

药物组成：高良姜20g，香附10g，苏梗6g，陈皮10g，木香9g，吴茱萸10g，厚朴10g。

煎服法：高温煎煮，压榨取汁，真空包装，每剂2袋，每袋150ml，每日2袋分服。联合口服奥美拉唑20mg，2次/天，应用1天，腹痛、呕吐症状明显减轻，但自觉腹中冷痛，给予中医贴敷，取中药：高良姜、干姜、肉桂等，碾末用香油、白醋等辅以基质调制成膏，取神阙、脾俞、胃俞、上脘、中脘，每日1次。次日患者自觉腹中冷痛明显减轻，连用3天患者痊愈。

点评：本病例患者外感风寒之邪，塞为阴邪，易伤阳气，卫阳受损，则恶寒，寒形中里，直中脾胃，则纳运升降失常，以致呕吐清稀；寒性凝滞，易致气滑血凝，使经脉不通，"不通则痛"，出现头身疼痛及脘腹疼痛。寒性收引，寒在皮毛腠理，则毛窍收缩，卫阳郁闭，故无汗。方中高良姜味辛，大热，温中暖胃，散寒止痛；香附疏肝开郁，行气止痛，共为君药；吴茱萸散寒止痛，降逆止呕为佐药；患者应用上方后仍感腹中冷痛，应用穴位贴敷为点睛之笔。神阙穴出自《外台秘要》，别称脐中、气舍、气合，属于任脉，在路中央，具有培元固本、回阳救脱、和胃理肠之功，用温热药物散之，有温中散寒、降逆止痛之效。急性胃炎为多发病，常见病，常规应用抑酸保胃药物，效果差者，可应用传统中医中药及适宜技术治疗，多能起到神效。

二、药物温灸治疗腹泻及便秘的理论与临床

药物温灸是在实施传统温灸时加上特定的药物，作用于特定部位使温灸效应与药物

治疗效应相加和相乘，以达到更好治疗作用的中医适宜技术。药物温灸中所用药物的有效成分在温热的激发推动下透皮吸收，直达病所，药助温势，温助药威，相加相乘共同作用于疾病是药物温灸的特色。石家庄长城中西医结合医院用药物温灸治疗慢性腹泻与慢性便秘效果良好，现介绍如下。

1. 依据主症明辨基本病机

辨证论治是中医诊治疾病的精髓，临床上应以主症为中心收集四诊资料，可使病情资料条理清晰，重点突出，主次分明。到了辨证阶段，仍应抓主症，并以主症为中心进行。中医的泄泻包括慢性腹泻、腹泻型肠易激综合征、过敏性肠炎、肠吸收不良等，而便秘则包括功能性便秘、便秘型肠易激综合征、内分泌和代谢性疾病所引起的便秘等。通过主症辨证辨出泄泻的基本病机是脾虚湿盛；便秘的基本病机是大肠传导功能失常。

辨病机就是阐明病症产生衍变的机制，也就是说对病因、病情、病势等病理要素综合起来，对病症本质的概括性认识。能够全面地解释所有临床表现产生的总机制，揭示疾病现阶段的病理实质及特征。准确地辨证是治疗的前提，腹泻、便秘基本病机的辨出，为下一步施以有效的治疗方案奠定了基础。

2. 针对基本病机施以相应的治疗

泄泻的基本病机是脾虚湿盛，对应的治疗就应当是健脾渗湿；便秘的基本病机是大肠传导功能失常，对应的治疗就应是以通下为原则。在此原则的指导下，寻找创新最适宜的技术，发挥特色中医治疗这两种病的优势。

腧穴有接受刺激、防止疾病的作用，通过针刺、艾灸等方法刺激腧穴以通其经络，调其气血，使阴阳归于平衡，脏腑趋于调和，从而达到防治疾病的目的。经络穴位的经皮给药是以中医经络理论为基础，通过人体体表穴位吸收药物，在通过经络的运行使相关脏腑得到比一般注射或口服时通过全身吸收，然后分布全身局部脏腑更直接，也就是说通过穴位给药得到的药物更多，并在药物与经络效应的双重作用下起到调节脏腑功能和治疗疾病的目的。泄泻与便秘在选取穴位时都有神阙穴，神阙即肚脐，随着皮肤生理、生化和理化研究的进展，人们发现肚脐具有皮肤薄、敏感度高、含有大量的微血管、渗透性强、吸收力快等特点。这些理论知识足以能够证明其能改变泄泻及便秘的基本病机。

3. 施治方法

（1）泄泻：穴位：神阙、天枢；药物：苍术、砂仁、肉桂、丁香、吴茱萸，研粗粉。治疗方法：取三孔温灸盒，横置在神阙、双天枢穴位之上，温灸盒内放小铁容器，容器内放置上述药粉，点燃三孔艾条，置于温灸盒上施以药物温灸。每次 15 分钟，每天 1 ~ 2 次，7 ~ 10 天 1 个疗程。

方解：脐是奇经八脉之一"任脉"上的一个重要穴位，又名神阙，与十二经脉相连，也与十二脏腑相通，为经络之总枢，经气之汇海，通过任、督、冲、带四脉而统属于全身经络，联系五脏六腑。泄泻、便秘病位位于大肠，天枢为足阳明胃经之穴位，又为大肠之募穴，为大肠之气汇集之处，该穴用于治疗泄泻、便秘最为贴切。所选药物具有健脾化湿、温中止泻之功。从现代药理研究来看，苍术所含挥发油具有明显的抗副交感神经介质乙酰胆碱引起的肠痉挛。在脾虚泄泻或胃肠功能亢进时，它则显示出明显的抑制作用。丁香、肉桂、吴茱萸均能抑制小鼠胃肠推进而止泻。临床证实药物温灸治疗泄泻作用良好。

（2）便秘：穴位：神阙、天枢。药物：檀香、莱菔子、肉苁蓉、槟榔、牵牛子、黄芪，研粗粉。治疗方法、疗程、方解同泄泻。所不同的在于两者所选的药物有别，便秘所用药物在于通下，具有通导大肠、行气导滞之功。从现代药理研究来看，黄芪、肉苁蓉、槟榔、莱菔子具有改善肠肌运动功能；这些药物还有增加肠蠕动功能。牵牛子含牵牛子苷，在肠内遇胆汁及肠液分解出牵牛子素，刺激肠道、增进蠕动，导致强烈的泻下。檀香水提液对小鼠肠道平滑肌有推动作用。不管是从中药的功能主治，还是现代技术对中药的药理研究成果来看，都与便秘的病机丝丝入扣，加上这些药物借助温灸之力，因而疗效突出。

药物温灸是我科创新研究的特色适宜技术，将温灸作用与中医药物外治技术紧密结合，产生对疾病治疗的穴位刺激与药物治疗的双重作用。因为是外治，减少煎服的麻烦和药物内服的痛苦，灸法又无针刺的疼痛，而疗效产生了几种治法的相加或相乘效果，值得推广应用。

参考文献

[1] 段素社，周焕荣，段浩博. 消化病中西医特色诊疗. 北京：科学技术文献出版社，2016：70.

[2] 高思华，王键. 中医基础理论（第 3 版）. 北京：人民卫生出版社，2016：149.

[3] 薛博瑜，吴伟. 中医内科学（第 3 版）. 北京：人民卫生出版社，2016：156.

[4] 张琳 . 图解常见病中药外治法 . 北京：化学工业出版社，2017：91.

[5] 陈家旭，邹晓涓 . 诊断学 . 北京：人民卫生出版社，2017：191、197.

[6] 薛博瑜，吴伟 . 中医内科学 . 北京：人民卫生出版，2018：192.

[7] 石学敏 . 针灸学 . 北京：中国中医药出版社，2002：22.

[8] 梁秉文，刘淑芝 . 中药经皮给药制剂技术 . 北京：化学工业出版社，2017：4.

[9] 高海宁 . 脐疗 . 北京：科学出版社，2014：5.

[10] 高学敏 . 中药学 . 北京：中国中医药出版社，2002：138、193.

[11] 梅全喜 . 现代中药药理与临床应用手册 . 北京：中国中医药出版社，2008：369、405.

[12] 陈奇 . 中药药效研究思路与方法 . 北京：人民卫生出版社，2004：423、429.

第六章 临床研究

一、柔肝醒脾法治疗便秘型肠易激综合征疗效观察

肠易激综合征（irritable bowel syndrome，IBS）是一种常见的功能性胃肠病，以腹痛或腹部不适为主要症状，排便后可改善，常伴有排便习惯改变，缺乏可解释症状的形态学和生化学异常。世界各地流行病学研究报道显示，IBS是一种世界范围内的多发病。虽然有研究表明腹泻型肠易激综合征和混合型肠易激综合征的发病率高于便秘型肠易激综合征，但因便秘型肠易激综合征的顽固症状且无特效药物治疗而使人们更担忧。历代医家对它的病因、病机有不同的阐述，我们受《临证指南·木乘土》理论启发，将叶天士泄木安土法中的药物稍加调整，加玫瑰花，改益智仁为白芍，变人参为太子参，降低原方的燥性，应用柔润之药，使其更符合便秘型肠易激综合征的病情，实为师其意而不泥其迹，总结为柔肝醒脾法，用于该病的治疗，调整后的方剂为柔肝醒脾饮，效果显著，现报道如下。

1. 临床资料

（1）一般资料：将长城医院脾胃科门诊120例便秘型肠易激综合征的患者采用随机数字表法分为治疗组和对照组，治疗组60例，男性21例，女性39例，年龄18～67岁，平均年龄（45.2±1.79）岁，病程9个月至20年，平均病程（3.14±1.03）年。对照组60例，男性22例，女性38例，年龄19～65岁，平均年龄（46.2±1.64）岁，病程11个月至18年，平均病程（2.89±1.28）年。两组病例一般资料比较差异无统计学意义（$P > 0.05$），具有可比性。

（2）诊断标准：根据罗马Ⅲ肠易激综合征的诊断标准：反复发作的腹痛或不适，最近3个月内每个月至少有3天出现症状；发作时伴有大便性状（外观）改变。就诊前

症状存在 6 个月，近 3 个月满足以上标准。另外，便秘型肠易激综合征应具备硬便或块状便占大便量 ≥ 25%，稀便（糊状便）或水样便占大便 < 25%。

（3）纳入标准：①全部患者符合诊断标准；②年龄 18 ～ 70 岁，性别不限；③入选前 3 个月内电子结肠镜检查无异常发现；腹部 B 超、血尿便三大常规及生化检查无异常；④积极配合治疗，并自愿签署知情同意书者。

（4）排除标准：①患有其他消化道器质性疾病者；②习惯性便秘、药物性便秘以及器质性疾病引起的便秘；③有腹腔、盆腔手术史者；④孕妇及哺乳期妇女；⑤严重精神病；⑥过敏体质者；⑦依从性差，难以完成治疗者。

2. 治疗及观察方法

治疗组用柔肝醒脾法治疗。基本药物组成：玫瑰花 15g、青皮 12g、厚朴 12g、太子参 12g、木瓜 20g、茯苓 15g、白芍 18g，该方为自拟方，命名为柔肝醒脾饮，临床单用每收良效。如主症特别重或有兼证时，可随症加减。便秘甚者加枳实 10g、肉苁蓉 30g、火麻仁 15g，以导滞通便；腹痛甚者加木香 12g、元胡 15g，以行气止痛；腹胀甚者加莱菔子 15g、大腹皮 15g，以行气宽中除胀；情志不畅、抑郁寡欢者加合欢花 10g、香附 15g，以疏肝解郁；睡眠不佳、情绪不稳加枣仁 40g、生龙骨 30g，以安神定志。每日一剂，水煎取汁 300ml，分早晚 2 次温服。对照组用乳果糖口服溶液 15ml（15ml/ 袋，667mg/ml），口服，每日 1 次，便秘明显者用 30ml，每日 1 次，口服。两组均 4 周为 1 个疗程，治疗前及治疗 4 周后评价疗效。观察各组治疗前后腹痛、腹胀、便秘改善情况及其他兼症的变化并记录不良反应。

3. 疗效标准

（1）主要症状单项的记录与评价：症状判定标准：①腹痛和腹胀程度评分：无症状为 0 分；经提示后方觉有症状为 1 分，轻度；不经提示即有症状为 2 分，中度；患者主诉为主要症状为 3 分，重度；②便秘的频率评分：排便正常为 0 分；排便 ≥ 3 次 / 周为 1 分，轻度；排便 1 ～ 2 次 / 周为 2 分，中度；排便 < 1 次 / 周为 3 分，重度。

单一症状疗效判定标准：①显效：症状消失；②有效：症状减轻，积分下降 2 分以上（含 2 分）；③进步：症状减轻，1 分 < 积分值下降 < 2 分；④无效：症状无改善。改善包括显效、有效和进步，计算各主要症状的总改善率进行症状评价。

（2）主要症状综合疗效评定标准：按改善百分率 =（治疗前总积分 − 治疗后总积分）/ 治疗前总积分 × 100%，计算症状改善百分率。症状消失为痊愈，症状改善百分率

≥80%为显效，50%≤症状改善百分率＜80%为进步，症状改善百分率＜50%为无效，症状改善百分率为负值时为恶化。痊愈和显效病例数计算总有效率。

4. 统计学方法

采用医学统计软件 SPSS22.0 进行统计分析，其中计量资料和计数资料分别采用 t 检验和 X^2 检验，差异有统计学意义（$P < 0.05$）。

5. 结果

（1）腹痛或腹部不适治疗前后单项症状经统计学处理显示治疗组优于对照组，有显著差异（$P < 0.05$）（表 6-1）。

表 6-1 腹痛或腹部不适治疗前后比较

单位：例（%）

组别	n	显效	有效	进步	无效	总有效率
治疗组	60	25	17	11	7	88.3
对照组	60	12	15	15	18	70

治疗组与对照组单项症状比较，差异显著，$P < 0.05$。

（2）便秘频率治疗前后单项症状经统计学处理显示治疗组优于对照组有显著差异（$P < 0.05$）（表 6-2）。

表 6-2 便秘治疗前后比较

单位：例（%）

组别	n	显效	有效	进步	无效	总有效率
治疗组	60	27	16	9	8	86.7
对照组	60	20	13	10	17	71.7

治疗组与对照组单项症状比较，差异显著，$P < 0.05$。

（3）主要症状综合疗效评定治疗前后比较，治疗组优于对照组有显著性差异（$P < 0.05$）（表 6-3）。

表 6-3　主要症状综合疗效评定表

单位：例（%）

组别	n	显效	有效	进步	无效	总有效率
治疗组	60	33（55）	12（20）	6（10）	9（15）	45（75）
对照组	60	11（18.3）	8（13.3）	10（16.7）	31（51.7）	19（31.7）

治疗组与对照组综合疗效比较，差异显著，$P < 0.05$。

6. 讨论

便秘型肠易激综合征是功能性胃肠病中肠易激综合征的一个亚型，是消化道功能性疾病的一种。和其他功能性胃肠病一样，是以症状特点结合发病时间排除器质性和内分泌代谢病后做出诊断的。中医学没有肠易激综合征的病名，根据其临床表现应将归于中医"腹痛""便秘""郁证"的范畴。从病变的部位来看，本病病位在大肠，但与肝脾密切相关。从便秘型肠易激综合征的主要症状腹痛或腹部不适、便秘来分析，本综合征腹痛或腹部不适的特点是间断而不是持续，因此判定腹痛或腹部不适的形成机制是气滞而不是血瘀，腹痛腹部不适的缓解方式是便后缓解，这就说明产生症状是由腑气不通所致；从便秘来看，罗马Ⅲ标准描述便秘的特点是"硬便或块状便占大便量 ≥ 25%，稀便（糊状便）或水样便占大便量 < 25%"，这就说明该病的便秘并不同于其他功能性便秘的硬便结于肠道难解难下，由此推断该病的核心病机为肝郁脾滞、肠道传到失司。"肝为将军之官，谋虑出焉"，肝主疏泄。社会竞争激烈，工作与生活压力过大，各种应激反应、情志不遂等事件增多，这些都可导致肝失疏泄，肝气郁结。土赖木疏，木赖土培，肝郁气滞，疏泄无权，木不疏土，脾胃升降之枢不利，脾土滞而不行，肠道传到失司，胃失和降，便秘由生。粪块阻塞，胃肠之气不得下行，腑气不通而腹痛。便后气通，通则不痛。故治疗该病当针对核心病机，应用柔肝醒脾之法。

本研究针对核心病机遣方用药，首先确立针对核心病机制定基本药物，基本药物一般能解决该病的主症，如有兼症，或主症有侧重时，适当进行药物加味。这样重视辨证论治有利于把握疾病发生、发展规律，在辨证基础上总结该病基本病机（核心病机），以此指导治疗，避免陷入证型林立、莫衷一是的情况。《临证指南医案·木乘土》云：大便未结，腹中犹痛，食入有欲便之意。胃阳未复，肝木因时令尚横，用泄木安土法。药物用人参、木瓜、厚朴、茯苓、益智仁、青皮。从以上看出所述表现与 IBS-D 极其相似，在立法与用药时叶师《临证指南医案》之意而不泥其迹，把叶师用药进行加减使药物更适合 IBS-C 的病机，将治法确定为柔肝醒脾，让肝脏行使正常的疏泄功能。脾升而腑气通畅，便秘腹痛自除，原方中加玫瑰花，该药味甘、微苦，性微温，归肝、脾、胃经，芳香行散，在方中柔肝醒脾、宣通滞塞，与青皮疏肝破气、消积化滞共为主药，《本草汇言》："青橘皮破滞气，消坚积之药也……此剂苦能泄，辛能散，芳香能辟邪消瘅，运行水谷，诚专功也"。厚朴苦辛，能下气宽中，消积导滞，助青皮之力为辅药，偏走胃肠，能行中焦之滞；方中加入白芍、木瓜，白芍能缓急止痛。叶天士认为"白芍的寒，能泄土中木乘，又能和阴止痛"，两者共为佐药。茯苓、太子参健脾安土为使，后者有仲景"见肝之病，知肝传脾，当先实脾"之意。该病是肝滞而并非脾虚，以太子参替代人参，降低健脾之作用，而增加了生津之力，有利于大便的排出，调整后的组方取名为柔肝醒脾饮。诸药合用，共同发挥柔肝醒脾作用。现代药理研究表明，玫瑰花提取物具有抗病毒、抗菌的作用，玫瑰花粉末可以选择性地对抗肠内致病菌，且对双歧杆菌和乳酸杆菌的生长不产生影响，故玫瑰花治疗气滞、腹胀有很好的疗效；青皮松弛胃肠平滑肌的作用很强，能够解除胃肠平滑肌痉挛，消除脘腹胀满疼痛；厚朴用于极度精神紧张、兴奋状态及原因不明震颤，厚朴的提取物厚朴酚与木兰箭毒碱具有神经-肌肉接头阻断作用，能引起类似麦酚生的中枢性肌松弛作用，和厚朴酚具有镇静、抗焦虑作用。诸药合用，达到除胀、止痛、抗焦虑的作用。

由上可知，柔肝醒脾法治疗便秘型肠易激综合征疗效明显优于口服西药乳果糖治疗，可以明显地改善患者腹痛、腹胀、便秘等临床症状，甚至有一部分病人随着临床症状的改善，睡眠也有了明显的好转，精神状态改善了，也就促进了患者的病情恢复。但是，为进一步探讨柔肝醒脾饮的临床疗效，仍然需要我们临床大样本的观察以及对辨证分型临证加减灵活应用的研究。

二、肝脾双调饮加减治疗腹泻型肠易激综合征60例

肠易激综合征（irritable bowel syndrome，IBS）是一种常见的功能性胃肠病，以腹痛或腹部不适为主要症状，排便后可改善，常伴有排便习惯改变，缺乏可解释症状的形态学和生化学异常。世界各地流行病学研究报道显示，IBS是一种世界范围内的多发病。IBS的病因和发病机制尚不明确，西医无特效治疗药物，本人于2011年2月至2015年6月应用自拟方药肝脾双调饮加减治疗腹泻型肠易激综合征（IBS-D）临床疗效较好，现报道如下。

1. 临床资料

（1）一般资料：自2011年2月至2015年6月，将门诊120例腹泻型肠易激综合

征患者采用随机数字表法分为治疗组和对照组。治疗组 60 例，男性 24 例，女性 36 例，年龄 22 ～ 65 岁，平均年龄（52.25±7.83）岁，病程 8 个月至 21 年，平均病程（8.74±2.56）年。对照组 60 例，男性 23 例，女性 37 例；年龄 19 ～ 64 岁，平均（53.32±7.16）岁；病程 9 个月至 20 年，平均病程（8.29±2.36）年。两组病例一般资料比较差异无统计学意义（$P > 0.05$），具有可比性。

（2）诊断标准：根据罗马 Ⅲ IBS-D 的诊断标准。患者在诊断前症状出现至少 6 个月，近 3 个月内每月至少 3 天具有反复发作的腹痛或腹部不适，并伴有以下至少 2 项症状：①排便后症状改善；②发作时伴有排便频率的改变；③发作时伴有粪便性状（外观）改变。至少 25% 的排便为糊状粪或水样粪，硬粪或干球粪＜ 25%。

（3）纳入标准：①全部患者符合诊断标准；②年龄 18 ～ 65 岁，性别不限；③入选前 3 个月内电子肠镜检查无异常发现，腹部 B 超、血尿便三大常规及生化检查无异常。

（4）排除标准：①患有其他消化道器质性疾病者；②妊娠或哺乳期女性；③甲亢、糖尿病及心、肝、肺、肾等疾病者；④过敏性体质者。

2. 治疗及观察方法

治疗组用肝脾双调饮加减治疗。肝脾双调饮基本方剂组成：炒白术 30g、白芍 20g、陈皮 20g、防风 15g、合欢花 10g、乌梅 10g。随症加减：腹泻明显者加车前子 30g，以利小便实大便；五更泄泻者加补骨脂 15g，以温肾止泻；泄泻不止者加石榴皮 12g，以收敛止泻；腹痛明显者加木香 15g，以行气止痛；腹胀明显者加大腹皮 20g，以行气宽中；肛门坠胀者加薤白 10g，以行气导滞；睡眠不佳者加枣仁 40g，以宁心安神；加生龙骨以安神涩肠；情志不畅、郁闷不乐者重用合欢花，加郁金 10g 以行气解郁；呕恶食少、脘腹胀痛者加玫瑰花 10g，以柔肝醒脾，芳香开胃。每日一剂，水煎取汁 300ml，分早晚 2 次温服。

对照组采用马来酸曲美布汀 100mg，每日 3 次口服，2 组均 4 周为 1 个疗程，4 周后评价疗效。观察两组治疗前后腹痛及腹部不适、大便情况、中医证候变化，记录不良反应。

3. 疗效标准

参照《中药新药临床研究指导原则》的证候疗效评定标准。治愈：患者治疗后临床症状基本消失；显效：患者治疗后临床症状明显改善；有效：患者治疗后临床症状有所改善；无效：患者治疗后临床症状无变化甚至加重。总有效率＝治愈率＋显效率＋

有效率。

4. 统计学方法

采用 SPSS22.0 统计软件进行统计分析，其中本组计量资料和计数资料分别采用 t 检验和 X^2 检验，差异有统计学意义（$P < 0.05$）。

5. 结果

两组疗效比较（%）（表 6–4）。

表 6-4　两组疗效比较

单位：例（%）

组别	n	临床痊愈	显效	有效	无效	总有效率
治疗组	60	9	17	25	9	(85.0)
对照组	60	3	10	24	23	(61.7)

注：治疗组与对照组比较，$P < 0.05$。

6. 讨论

腹泻型肠易激综合征是肠易激综合征的三个亚型之一，临床多见，基层医院由于缺乏诊疗经验，往往一见腹痛、腹泻首先考虑肠道炎症，而反复应用抗菌药及止泻药治疗，病情迁延难愈。现代医学认为该病的发生与肠道动力改变、内脏感觉高敏、脑–肠调节功能异常、遗传和环境因素、感染后遗留的轻微炎症以及社会–心理障碍等机制有关。

中医学无肠易激综合征的详细记载，根据临床表现特点，当归属于中医"腹痛""泄泻""郁证"等范畴。病位在大肠。《医学求是》曰："木郁不达，风郁不达，风木冲击而贼脾土，则痛于脐下。"《医方考》曰："泻责之脾，……肝责之实，脾责之虚，脾虚肝实则令痛泻。"腹泻型肠易激综合征的特点是腹痛、腹泻及泻后痛减，此特点正符合"脾虚肝实"。脾虚肝实是腹泻型肠易激综合征的基本病机。治病抓纲，纲举目张，抓住了脾虚肝实这个基本病机，治疗时切中基本病机以扶脾抑肝为治疗大法，临床上不管有多少兼证，随着主证的消失，其余兼证会随之消失。辨病论治、辨证论治同为认识疾病的重要手段，两者相得益彰，不可偏废。在本病的诊治过程中，重视辨病论治有利于把握疾病的基本病机，以此指导治疗，有利于简化中医分型，避免陷入证型林立、莫衷一是。确定基本病机是提高中医可重复性的重要途径。

笔者在临床上应用扶脾抑肝的自拟方药——肝脾双调饮，其药物组成由白术健脾燥湿为君，白芍养血泻肝为臣，陈皮理气醒脾为佐，防风为脾经引经之药为使。正如《医方集解》："此是太阴厥阴药也，白术苦燥湿，甘补脾温中，芍药寒泻肝火，酸敛逆气，缓中止痛，防风辛能散肝，香能疏肝，风能胜湿，为醒脾引经要药，陈皮辛能利气，炒香尤能燥湿醒脾，使气行则痛止，数者皆以泻木而益土也。"由此可知，以上四药即痛泻要方，正是切中腹泻型肠易激综合征的主要病机。因该类疾病多因肠道过敏，与情志不遂相关，故在配方时加用合欢花和乌梅。合欢花安神调郁，乌梅涩肠止泻。现代药理研究白术对胃肠道运动有双向调节功能，从而使胃肠运动、吸收障碍得以改善；白芍对胃肠电运动有明显的抑制作用，能使胃肠慢电波幅度减少，周期延长，有良好的解痉、镇痛功效；陈皮、木香对 IBS 患者内脏感觉异常有较好的调节作用，能明显提高患者的胃肠道感觉及疼痛阈值；乌梅防风均有抗过敏作用，后者对致敏豚鼠离体回肠平滑肌过敏性收缩均有明显的抑制作用，两药均有抗感染、抗病毒作用。以上是对主方药物特性及现代药理研究做一分析，如在临床临症时灵活加减，每能收到良效。

三、益气健脾、托毒生肌法治疗溃疡性结肠炎临床疗效观察

溃疡性结肠炎（UC）属慢性非特异性肠道炎症性疾病，目前病因不明，病情轻重不等，多呈反复发作或长期迁延不愈，后期呈慢性进展，常并发肠管狭窄、肠瘘、梗阻、粘连、癌变等病变，给患者身心带来很大的创伤。近些年来，随着环境的变化、饮食结构的多样性、精神生活压力倍增、人体免疫力降低等因素，临床上 UC 患者在不断增多，病情呈加重趋势，目前西医药物的治疗仍以抗感染及调节免疫反应为主，糖皮质激素和 5- 氨基水杨酸（5-ASA）、免疫抑制药作为治疗的主要药物，疗效欠佳，治疗后易复发，不良反应较多。2013 年 1 月至 2015 年 1 月，笔者观察了采用益气健脾、托毒生肌法治疗溃疡性结肠炎的临床疗效，现将结果总结如下。

1. 临床资料

（1）一般资料：选择上述时期在本院消化内科诊治的溃疡性结肠炎患者 120 例，西医诊断标准依据中华医学会消化病学分会炎症性肠病学组《我国炎症性肠病诊断与治疗的共识意见》（2012 年，广州）确定的诊断标准。中医症候诊断标准参照《中医新药临床研究指导原则》，相关内容结合临床制定湿热内蕴、脾胃虚弱证诊断标准：主症：腹泻、脓血便，里急后重，腹痛灼热。次症：肢体倦怠，神疲懒言，食少。舌脉：舌质淡胖，或舌红苔黄，脉细弱或濡数。具备主症 2 项加此项 1 项，结合舌脉可确诊。患者临床资料完整，积极配合治疗，均签署知情同意书。排除有严重的并发症，如局部狭窄、肠梗阻、肠穿孔、直肠息肉、中毒性结肠扩张、结肠癌、直肠癌及肛门疾病者；妊娠或

正准备妊娠的妇女，哺乳期妇女；过敏体质及对多种药物过敏者；合并肝、肾、造血系统、内分泌系统等严重原发性疾病及精神病患者；病情危重，难以对新药的有效性和安全性做出确切评价者。将120例患者采用随机数字法分为2组，治疗组60例，男31例，女29例，年龄16～77（48.1±14.2）岁；病程0.5～13.0（4.3±3.1）年。对照组60例，男32例，女28例，年龄20～71（48.5±12.8）岁；病程0.5～12.0（4.0±3.1）年。两组性别、年龄、患病时间比较差异无统计意义。

（2）治疗方法：全部病例给予低渣、低纤维和富含维生素的易消化饮食，禁食生冷、刺激性、肥腻的食物，忌食乳制品及海产品，注意休息，避免劳累。治疗组给予自拟方中药昌荣150ml，口服，2次/日，昌荣药物组成：党参、炒白术、诃子、肉桂、乌药、茯苓、乌梅、仙鹤草、赤石脂、地榆、黄连、苦参、金银花，水煎后压榨取汁300ml，分2次口服，同时应用中药水煎后浓缩取汁150ml，直肠滴入治疗，每晚1次。对照组给予美沙拉嗪肠溶片0.8g/次，口服，4次/日。2组均4周为1个疗程，治疗2个疗程，2个疗程后统计疗效。

（3）观察指标：治疗前后进行血、尿、便常规及肝肾功能检查，并观察用药过程中的不良反应。治疗前及用药期间每4周观察患者临床症状、体征变化，治疗前及疗程结束时各做一次结肠镜及病理检查，观察结肠黏膜及血管情况并详细记录。

（4）疗效评定标准：参考《中药新药治疗溃疡性结肠炎的指导原则》制定。①显效：临床症状消失，结肠镜复查黏膜正常；②有效：临床症状基本消失，结肠镜复查黏膜轻度炎症反应及部分假息肉形成；③无效：临床症状、内镜及病理检查无改善。总有效率＝（显效＋有效）/总例数×100%。

（5）统计学方法：所有数据采用SPSS11.0统计软件包进行统计学分析，计数资料率的比较采用X^2检验。$P < 0.05$为差异有统计学意义。

2. 结果

（1）2组临床疗效比较：治疗组1例因合并肠梗阻而退出，1例因不能坚持口服中药治疗而退出。对照组1例因合并急性冠脉综合征而退出。治疗组显效率与总有效率均明显高于对照组（$P < 0.05$），见表6-5。

表 6-5　2 组临床疗效比较

单位：例（%）

组别	例数	显效	有效	无效	总有效率
治疗组	58	29	23	7	88.13
对照组	59	19	22	15	69.49

（2）2 组临床症状消失时间比较：治疗后治疗组各种临床症状消失时间明显比对照组短（$P < 0.05$），见表 6-6。

表 6-6　2 组临床症状消失时间比较

单位：例（d）

组别	例数	腹痛	腹泻	脓血便
治疗组	58	13.2±3.3	19.6±2.7	10.7±1.6
对照组	59	28.0±4.8	30.8±3.2	20.2±2.4

（3）2 组内镜疗效比较：治疗组内镜下显效率与总有效率均明显高于对照组（$P < 0.05$），见表 6-7。

表 6-7　2 组内镜下疗效比较

单位：例（%）

组别	例数	显效	有效	无效	总有效率
治疗组	59	27	23	9	84.74
对照组	58	19	21	16	68.96

（4）不良反应：2 组患者治疗前后血、尿、便常规和肝肾功能检查均未见异常变化，用药过程中未出现不良反应。

3. 讨论

溃疡性结肠炎（UC）是一种病因不明以持续或反复发作的腹泻、黏液脓血便伴腹痛、里急后重为主要临床表现的慢性非特异性结肠炎症性疾病，以电子结肠镜及病理为确诊的主要依据。病变多从直肠开始，逆行向近端发展，可累及全结肠及末端回肠，呈连续性弥漫性分布，常局限于黏膜和黏膜下层。溃疡性结肠炎病变首先是从浅层黏膜的弥漫性炎症病变开始，继之出现水肿、充血、肥厚和组织脆性增加，产生点状小溃疡，进而发展成大溃疡，晚期由于结肠组织增生，肠壁变厚，肠腔变窄，肠管变短，结构往往发生异常变化,可有皮肤黏膜、关节、眼和肝胆等肠外表现。UC以其临床表现类似于中医"肠澼""久痢""泄泻""内痈"范畴。近年来,中医从脾胃虚弱、大肠湿热、脾肾阳虚、湿邪留滞等进行辨证治疗,虽取得一定疗效,但尚不满意。

临床观察溃疡性结肠炎患者大多有疲乏无力、面色苍白、舌苔白腻等脾虚湿盛表现。因食物的消化必依赖胃的受纳,脾的运化,小肠的分清泌浊,大肠之传导。若患者素体脾胃虚弱,或病久脾胃受伤,或过用苦寒清热药物损伤脾胃,以致脾胃虚弱,运化无力,水湿不化,湿浊内生,以致郁而化热,下注大肠,脉络受阻,热盛肉腐。本病虽然表现腹痛、黏液血便,但久病脾虚,正气不足,才是其缠绵难愈的根本原因。隋朝巢元方《诸病源候论·痢病诸候》云:"由脾虚大肠虚弱,风邪乘之,则泄痢虚损不复,遂连滞涉引岁月,则为久痢也。"因而脾虚是本病发病的基础及中心环节,治疗本病必须健脾祛湿,而用益气健脾治法。

患者除了表现疲乏无力、面色苍白外,又以腹痛、黏液血便、里急后重为其所苦,溃疡性结肠炎结肠镜下黏膜呈多发性浅溃疡伴充血、水肿,或附有脓血性分泌物,类似中医热盛肉腐之"内痈",故提出从痈论治本病。热毒是本病发生、发展的关键,故治疗该病以"清热解毒、消肿生肌"入手。《金匮要略心典》云:"毒者,邪气蕴结不解之谓。"在UC的发生发展过程中,由于患者饮食不节,嗜食肥甘或外感湿热毒邪,情志失节,而致脾胃受损,不能运化食物,水为湿,谷为滞,合污下于大肠,水湿食积等病理产物长时间郁于肠内蕴结不解而不能及时清除,进而导致湿热留滞大肠,与气血相搏,壅阻气血,胶结于大肠不能排出体外,破坏肠黏膜屏障,导致大肠组织结构损伤,即病理损害:炎性细胞浸润,杯状细胞减少,隐窝损伤或消失,结肠黏膜层缺失或坏死,血败肉腐,或成毒致肠道成脓成疡,反复日久又可使大肠失于荣养,黏膜变薄,腺体萎缩,形成本病本虚标实的病机特点。

因本病缠绵难愈,正气损伤日重,在清热解毒、消肿生肌的同时,必须以"益气健脾、扶助正气"为佐,方能促进溃疡愈合,亦所谓"益气托毒"之法。现代研究表明,UC患者肠黏膜屏障功能受损、通透性增加、肠道炎症活动,进而继发纤溶,使机体处于高凝状态,导致肠黏膜血管阻塞,血液瘀滞,局部微血栓形成,加重肠黏膜缺氧损伤,致使溃疡反复发作,迁延难愈,微血栓的形成同时使抗感染药物不能达到病变部位,这正与中医学"血瘀"理论相一致。因此,在传统抗感染治疗的基础上,对脾虚证的UC患者增加"益气健脾"治疗,同时通过"活血通络、托毒生肌"改善其高凝状态,减少病变肠黏膜微血栓的形成。

综上所述，本病是本虚标实，脾虚湿盛是本病反复发作、迁延不愈的根本原因，浊毒壅滞，腐蚀血肉为腹痛、脓血便的主要原因。治病必求于本，从而我们制定了"益气健脾、托毒生肌"的治疗法则，精选中药，研制昌荣汤剂治疗溃疡性结肠炎，取得较好的疗效。

昌荣方剂中以益气健脾为治法，党参为主要药物，辅以炒白术、茯苓健脾祛湿，金银花、苦参、黄连清热解毒、燥湿健脾为辅助，乌梅、赤石脂、仙鹤草、诃子收敛止泻，乌药、肉桂行气散寒止痛为佐。党参《本草从新》说："补中益气，和脾胃，除烦渴。中气微虚，用以调补，甚为平安。"现代药理显示，方中党参能调节胃肠运动、抗溃疡、增强免疫功能。黄连具有广谱的抗病原体的作用，体外对多种细菌有抑制及杀灭作用，抗细菌毒素、提高机体对细菌内毒素的耐受能力，对非感染性腹泻也有对抗作用。黄连：苦、寒，归心，大肠经。本方为臣药，苦寒能清热利湿、泻火解毒，配合君药共奏清热利湿之功。《伤寒》："太阳病，桂枝证，医反下之，利遂不止，脉促者，表未解也，喘而汗出者，葛根黄芩黄连汤主之。"现代药理研究，黄连中所含小檗碱浓度，体外试验有抑制人多形核白细胞产生白三烯 B4 的作用，能对抗蓖麻油或番泻叶引起的小鼠腹泻，还能抑制醋酸引起的小鼠腹腔渗出增加。因此，认为小檗碱的抗腹泻与抗感染作用有关。苦参味苦，性寒，归肝、肾经，本方中为臣药，与白头翁、黄连合用增强清热利湿止痢功能。在《名医别录》中记载："养肝胆气，安五脏，定志益精，利九窍，除伏热肠澼，止渴，醒酒，小便黄赤，疗疮下部疡，平胃气，令人嗜食。"现代药理研究，对兔、大鼠肌内注射氧化苦参碱 150mg/kg，对被动或主动皮肤过敏反应均有明显抑制作用，并对兔血清 IgE 抗体形成有明显抑制作用，具有显著的抗感染作用，同时具有免疫抑制作用，主治热痢便血。金银花性甘寒，有清热解毒、凉血、止痢之效。《本草拾遗》主热毒、血痢、水痢，浓煎服之。乌梅酸涩入大肠经，有良好的涩肠止泻作用，可用于湿热泻痢、便脓血者。仙鹤草本品涩敛之性，能涩肠止泻止痢，因本药性平和，兼能补虚，又能止血，故对于血痢及久病泻痢尤为适宜。

在口服中药汤剂昌荣基础上，为促进溃疡愈合，给予中药昌荣灌肠治疗，该方法可使药物直达病灶，促进消肿、止血、保护肠黏膜、促进病变黏膜的修复，继而促进溃疡的愈合，缩短了疗程，对提高疗效有较大的帮助。

综上所述，益气健脾、托毒生肌法治疗溃疡性结肠炎可提高临床疗效，改善临床症状，且患者耐受性好，不良反应少，值得推广应用。

四、段氏胃肠膏治疗功能性胃肠病 125 例疗效观察

功能性胃肠病是一组表现为胃肠道各部分功能紊乱的综合征，是最常见的心身疾病

之一，其诊断特点是必须排除胃肠道器质性疾病或其他脏器病变引起的消化道症状，治疗上必须取得患者配合。《罗马Ⅳ功能性胃肠病》把该类疾病定义为一组根据胃肠道症状分类的疾病，其症状产生与动力紊乱、内脏高敏感、黏膜和免疫功能的改变、肠道菌群的改变、中枢神经系统处理功能异常有关。心理社会因素通过"脑-肠轴"相互作用导致胃肠道生理功能紊乱的疾病。该病临床上十分常见，西医治疗效果不好。

段素社主任从事膏药外治30余年，亲自研制的段氏胃肠膏为治疗功能性胃肠病的特色之一，下面就其临床应用情况总结如下。

1. 临床资料

全部为门诊病历。男47例，女78例，年龄最小18岁，最大66岁，诊断标准是依据功能性胃肠病罗马Ⅲ诊断标准确定诊断，其中功能性消化不良32例，功能性腹痛22例，功能性腹胀16例，功能性便秘17例，功能性腹泻17例，肠易激综合征21例。

2. 治疗方法

应用段氏胃肠膏穴位贴敷，疾病不同，选穴有别，功能性消化不良选胃俞、中脘；功能性腹痛选天枢、脾俞；功能性腹胀选期门、关元；功能性便秘选大肠俞、大横；功能性腹泻选神阙、腹结；肠易激综合征选天枢、章门。一般取单侧穴，每日1次，每次贴敷12小时，左右交替连用14日。治疗期间停用胃肠动力药、胃肠功能调节药及解痉药。

3. 疗效评价

功能性胃肠病的诊断是以主症为诊断依据的，所以疗效评价也以患者就诊的主症治疗前后变化为疗效评价依据，采用视觉模拟评分法（VAS）评分。具体做法是：在纸上画一条10cm的横线，横线起始端为0，终止端为10，0表示无症状，10表示症状剧烈，让患者在治疗前及治疗后根据自我感觉在评分线上画记号表示症状的程度。1～3分表示症状较轻可以忍受；4～6分表示症状呈中度，影响到工作和睡眠；7～10分表示症状剧烈，影响工作和睡眠较重。疗效标准参照国家中医药管理局颁布的《中医病症诊断疗效标准》，治愈：连续治疗14天症状消失，患者各种活动正常；有效：连续治疗14天，症状大部分消失，工作与生活基本正常；无效：连续治疗14天，症状无减轻，工作与生活仍受影响，无改善。

4. 治疗结果

段氏胃肠膏治疗功能性胃肠病总有效率87.2%，详见表6-8。

表6-8　不同疾病的治疗效果

单位：例（%）

不同疾病	N	治愈	有效	无效	有效率
功能性消化不良	32	13	15	4	87.5
功能性腹痛综合征	22	10	9	3	86.4
功能性腹胀	16	8	6	2	87.5
功能性便秘	17	6	9	2	88.2
功能性腹泻	17	7	7	3	82.4
肠易激综合征	21	11	8	2	90

5. 讨论

功能性胃肠病在普通人群发病率为21.9%，患者表现为持续或反复出现的消化道症状，无法找到形态学或生化异常来解释这些症状。临床上该病在脾胃病科十分常见，有许多患者症状反复而又查不出器质性病变而到处就医。给患者解释到位，消除病人疑虑，再用穴位贴敷治疗效果明显，这一点符合对于心身疾病的治疗，中医历来强调"先治其心，而后医其身"的论述。应用段素社主任中医师研制的段氏胃肠膏穴位贴敷治疗，病人症状能迅速缓解。《临床指南医案•木乘土》："肝为风木之脏，又为将军之官，其性急而动，故肝脏之病，较他脏为多，而于妇女尤甚。肝病必犯土，是侮其所胜也。"叶天士所述正符合功能性胃肠病为情志之病，是典型的社会－心理－生物疾病模式，也正所谓"肝为起病之源，胃为传病之所"。段氏胃肠膏在组方时应用大量辛味疏肝之品，以解决"起病之源"的功能性胃肠病的重要发病因素问题。治疗该类疾病选取贴敷穴位时，多选用脾胃之募穴与症状所在部位的腹部穴位，局部刺激，近道取穴以使药物直达病所而发挥治疗作用。段素社主任强调中医适宜技术应辨证使用，不能千人一方，同时还应注意施术部位应准确，治疗过程中诱导和强化患者感受。取得患者的信任，凡愿积极配合治疗者疗效就明显。

五、清胆和胃、通腑泄浊、从痈论治胆汁反流性胃炎临床疗效观察

胆汁反流性胃炎是以上腹痛，可波及两胁、烧心、反酸，呕吐胆汁为主要表现的临床常见病、多发病，胃镜是确诊本病的主要手段。目前中西药治疗本病虽取得一定疗效，但停药后易复发，我们在临床实践中运用清胆和胃、通腑泄浊，从痈论治胆汁反流性胃炎取得较好疗效。现报道如下。

1. 临床资料

（1）一般资料：选择2010年3月至2012年8月长城中西医结合医院消化科门诊患者，将符合胆汁反流性胃炎诊断标准，排除继发性胆汁反流性胃炎及其他引起类似本病临床表现的疾患和影响疗效判定的疾病，对120例胆汁反流性胃炎患者，采用随机数字表方法随机分为2组，治疗组（运胃合剂）60例，男34例，女26例，年龄26～64岁，平均年龄（50.85±9.36）岁。病程1～192个月，平均病程（26.5±39.54）个月。对照组60例，男33例，女27例，年龄26～64岁，平均年龄（51.48±9.94）岁，病程1～206个月，平均病程（28.08±43.01）个月，两组性别、年龄、病程等差异均无统计学意义（表6-9）。

表 6-9　两组患者一般临床资料

组别	性别（女/男）	年龄（±S，岁）	病程（±S，月）
治疗组（n＝60）	26/34	50.85±9.36	26.5±39.54
对照组（n＝60）	27/33	51.48±9.94	28.08±43.01
P 值	＞0.05*	＞0.05*	＞0.05*

注：*：卡方检验（SPSS17.0 软件）。

（2）诊断标准：目前尚无统一诊断标准，参考如下标准。

1）上腹部胀痛、烧心、恶心、口苦等症状持续4周以上。

2）胃镜检查排除上消化道其他器质性疾病且同时具备以下4项特征：①胃窦黏膜充血水肿或脆性增加；②胃镜插入胃内静止不动1分钟后仍可见到胆汁反流；③胃黏液呈湖黄绿色；④胃黏膜有胆汁染色。

（3）治疗方法：治疗组采用石家庄长城中西医结合医院自行研制的运胃合剂，该药由黄连、大黄、旋覆花、莱菔子、木香、草豆蔻、吴茱萸等纯中药制成，日1剂，水煎取汁300ml，分早晚两次温服。对照组应用奥美拉唑20mg/次，2次/日。均4周为1个疗程。两组患者在治疗期间均不得私自服用其他药物，劳逸适度，忌烟酒，忌食辛辣、油腻、刺激之物。

（4）疗效标准：①临床痊愈：临床症状、体征消失或基本消失，证候积分减少≥95%；②显效：症状、体征明显改善，证候积分减少≥70%；③有效：症状、体征均好转，证候积分减少≥30%；④无效：症状、体征均无明显改善，甚或加重，证候积分减少不足 30%。

注：计算公式（尼莫地平法）：疗效指数＝（疗前积分－疗后积分）/ 疗前积分 ×100%。

（5）统计学方法：所有数据均采用 SPSS17.0 统计软件处理。每组资料处理前均先进行正态检验，计数资料用 X^2 检验，以 $P < 0.05$ 为差异有显著性。

（6）观察指标：治疗前及服药期间每周观察患者临床症状、体征变化，并以分值填写在统计表上。参考《中药新药临床研究指导原则》对症状进行分级量化，治疗前及疗程结束时各做一次胃镜，观察胆汁反流情况并详细记录。

2. 结果

（1）治疗效果：治疗组和对照组在对临床症状上腹痛、腹胀、口苦、烧心、反酸均有改善，但治疗组疗效更显著。治疗组 60 例胆汁反流性胃炎患者治疗后 12 例治愈，总有效率 98.3%。对照组 60 例胆汁反流性胃炎患者治疗后 3 例治愈，总有效率 89.5%，2 组比较有显著性差异（$X^2 = 5.26$，$P < 0.01$）。治疗组在抑制胆汁反流、中医症候疗效判定及证候疗效判定评价方面均优于对照组。治疗组 1 例因工作调动，不能按时服药而退出；对照组 1 例因要求服中药治疗而退出，1 例因出现肺部感染而退出，1 例因到外地而退出。详细结果见表 6-10、表 6-11、表 6-12、表 6-13。

表 6-10　主要临床证候治疗前后评分对照

单位：例

主要证侯	治疗组		对照组		X^2 值	P 值
	治疗前	治疗后	治疗前	治疗后		
上腹疼痛	163	11	147	40	16.87	< 0.05
上腹胀满	49	2	51	19	11.09	< 0.05
口苦	103	19	90	45	10.81	< 0.05
反酸	60	13	64	33	5.5	< 0.05
剑突下压痛	88	27	71	33	1.87	> 0.05

表 6-11　中医证侯疗效判定比较

单位：例（%）

组别	显效	有效	无效	恶化	合计	总有效率
治疗组	51	7	1	0	59	98.3
对照组	22	29	6	0	57	89.5

注：$X^2 = 31.15$，$P < 0.05$，有统计学差异

表 6-12　两组内镜疗效比较

单位：例（%）

组别	痊愈	显效	有效	无效	合计	总有效率
治疗组	39	1	14	5	59	91.52
对照组	18	4	21	14	57	75.43

注：与对照组相比较 $P < 0.01$。

表 6-13　疾病疗效判断标准比较

单位：例（%）

组别	临床痊愈	显效	有效	无效	合计	总有效率
治疗组	12	39	7	1	59	98.3
对照组	3	19	29	6	57	89.5

注：$X^2 = 45.89$，$P < 0.05$，有统计学差异。

3. 讨论

胆汁反流性胃炎是临床常见病、多发病。现代医学认为胃－幽门－十二指肠协调运动失调是本病主要发病机制，同时与幽门功能不全、胃排空障碍、胃黏膜屏障损害及幽门螺杆菌感染亦有关。上述原因导致胆汁酸、胃酸损害胃黏膜所致，治疗主要是对症治疗。

中医学无"胆汁反流性胃炎"病名，依据其临床症状、内镜检查表现特征观察属中医"呕胆""胃脘痛"范畴。病位在胃，与肝、胆、脾密切相关。笔者认为，依据胆汁反流性胃炎胃镜下黏膜充血，水肿、糜烂的特点，有类似中医"内痈"，故提出从痈论治本病，热毒是本病发生、发展的关键。应以清热解毒、消肿生肌为主，结合胆胃为腑以降为顺，以通为用特性，确立了以清胆和胃、通腑泄浊为治法治疗胆汁反流性胃炎起到执简驭繁，切中病机目的。

临床观察胃病患者多是恣食辛甘厚味，饮酒过度，损伤脾胃，胃气壅滞，郁而化热，复加情志不畅，肝气郁结，气郁化火，则大热不止，热盛肉腐，肉腐则为脓。胃为水谷之腑，以通为用，以降为和。不降则滞，反升则逆，通降是胃的生理功能的集中体现。脾胃互为表里，为气机阴阳升降之枢。若邪气犯胃，胃失通降，气机壅滞，则脾亦从之不升。如叶天士云："脾胃之病，虚实寒热，宜燥宜润，故当详辨，其与升降二字大为紧要。"胆附于肝，与肝同主疏泄。脾胃肝胆生理、病理密切相连。肝随脾升，胆随胃降，若邪气犯胃致脾胃功能失调，脾气当升不升，胃气当降不降，肝不随脾升，胆不随胃降。肝胃失和，胆气上逆。黄坤载深明其理谓："肝气宜升，胆火宜降，然非脾气之上行，则肝气不升；非胃气之下行，则胆火不降。"《灵枢·四时气》："邪在胆，逆在胃，胆液泄，则口苦，胃气逆，则呕苦，名曰呕胆。"

以清胆和胃、通腑泄浊为法则研制的运胃合剂以黄连、大黄为主药，黄连苦寒，清热燥湿，泻火解毒，主要用于湿热痞满，呕吐吞酸；大黄苦寒沉降，擅荡涤肠胃，峻下实热，推陈致新，通利水谷，安和五脏，直降下行，走而不守，有斩关夺门之功；黄连配大黄，二药相须为用，一走一守，降火泻热，凉血解毒之力大增，既能清气分实热，又能泻血分火毒，清胆和胃，通腑泄浊治疗本病切中病机。以旋覆花化痰行水，降逆止呕；莱菔子消食除胀降气化痰；木香行气止痛，辅以草豆蔻燥湿行气，温中止呕；吴茱萸疏肝下气，温中止呕为佐使。现代药理分析，黄连具有利胆、抑制胃液分泌及较强的抗菌作用。大黄能增加肠蠕动且有利胆和健胃作用。木香有促进胃排空、利胆作用，莱菔子有收缩离体胃、十二指肠平滑肌的作用。诸药合用清胆和胃、通腑泄浊之功，具有促进胃排空，抑制胆汁反流，保护和修复胃黏膜，故较应用奥美拉唑抑制胃酸分泌、保护胃黏膜取得更好的临床疗效。

六、从痈论治反流性食管炎的理论依据与临床实践

反流性食管炎是消化内科的常见疾病之一，确定诊断主要靠内镜检查，中医辨证分型达 18 种之多，令人无所适从。所以，治疗也多种多样，文献上有效的方剂，临床实际中可重复性差，而西药用质子泵抑制药，有良好的缓解症状的作用，但疗程达 8 个月或更长，停药后 6 个月复发率达 90%。因此，寻求反流性食管炎的基本病机，依据基本病机确立治法与方药，进而加以临床推广。

1. 资料与方法

2010 年 3 月至 2011 年 4 月收治反流性食管炎患者 120 例，随机分为治疗组和对照组。治疗组 60 例，男 35 例，女 25 例；年龄 27 ~ 64 岁，平均 51.13 岁；病程 1 个月至 20 年。对照组 60 例，男 33 例，女 27 例；年龄 28 ~ 64 岁，平均 51.48 岁；病程 1 个月至 17 年。两组病例一般资料比较经统计学处理，差异均无显著性（$P > 0.05$），具有可比性。纳入标准：符合国内反流性食管炎的诊断标准，年龄 20 ~ 65 岁，临床表现：有典型的反流性食管炎症状，如胸骨后烧灼感、咽下哽噎感、胸痛、烧心、反酸等。①内镜检查有反流性食管炎的表现；②不存在有可能解释这些症状的其他器质性疾病，如内镜检查未发现肿瘤，也未发现胃十二指肠溃疡、糜烂等，实验室、B 超检查排除肝、胆、胰及肠道器质性病变等。

2. 排除标准

①急性腐蚀性食管炎或念珠菌性食管炎患者；②合并有重度异型增生或疑有恶变，胃黏膜有重度异型增生或病理诊断有恶变；③合并有心、脑、肝、肾和造血系统等严重原发性疾病、精神病患者；④妊娠或准备妊娠妇女、哺乳期妇女；⑤过敏体质和对多种药物过敏。

3. 治疗方法

对照组药品应用奥美拉唑，规格 20mg×14 片 / 瓶，20mg/ 次，2 次 / 日，共 4 周。治疗组用复方地榆煎 4 次 / 日，3 餐前（服药后 0.5 小时内不进食水）及睡前各 1 次，共 4 周。两组治疗期间停用一切消化系统用药。

疗效判断标准：参考《中药新药临床研究指导原则》对症状进行分级量化，症状重为 3 分，中等为 2 分，轻者为 1 分，无症状为 0 分。在治疗前及治疗第 1、2、3、4 周后对反流性食管炎的症状进行评分并记录，利用尼莫地平法则对治疗前后积分变化计算分析，判断治疗效果。①临床治愈：证候积分减少 ≥ 95%；②显效：减少 ≥ 70%；③有效：减少 ≥ 30%；④无效：不足 30%。内镜的诊断分级与积分 0 级积 0 分，Ⅰ级积 1 分，Ⅱ级积 2 分，Ⅲ级积 3 分。治疗后内镜积分 0 分为痊愈；积分减少 2 分为显效；积分减少 1 分为有效；积分无变化或积分较治疗前增加 1 分以上为无效。

4. 疾病疗效判断标准

①治愈：内镜积分为 0，主症消失；②显效：内镜积分减少 2 分，主症消失大部分；③有效：内镜积分减少 1 分，主症有消失；④无效：内镜积分无变化或增加，主症无消失。

5. 结果

两组有效率经 X^2 检验，治疗组的内镜疗效总有效率比较与疾病疗效总有效率比较均明显优于对照组（$P < 0.01$）（表 6-15）。虽然两组证候疗效总有效率比较无明显差异（$P > 0.05$）。但证候疗效临床治愈率，治疗组明显优于对照组（$P < 0.01$）（表 6-14）。

药物不良反应：治疗组未发现不良反应，对照组仅 1 例出现头晕、心悸。治疗后两组血尿常规、肝肾功能、心电图均无明显变化。

表 6-14 两组证候疗效比较

单位: 例（%）

	治疗组	对照组
N	53	52
临床治愈	24	8
显效	18	22
有效	9	20
无效	2	2
总有效率	96.23	96.15

注：与对照组相比较 $P > 0.05$。

表 6-15 两组内镜疗效比较（例）

单位: 例（%）

	治疗组	对照组
N	53	52
痊愈	36	16
显效	1	1
有效	11	21
无效	5	14
总有效率	90.57	73.08

注：与对照组相比较 $P < 0.01$。

两组疾病疗效比较见表 6-16。

表 6-16 两组疾病疗效比较（例）

单位: 例（%）

	治疗组	对照组
N	53	52
治愈	22	3
显效	11	5
有效	15	32
无效	5	12
总有效率	90.57	76.92

注：与对照组相比较 $P < 0.01$。

6. 讨论

总结当代名医对反流性食管炎的论述，从反流性食管炎的临床表现辨证分型达18种之多，如此分型之多，使临床医生难以掌握应用，进而临床难以取得较好疗效。认为反流性食管炎为西医的病名，西医诊断并非依据症状，而是把消化内镜作为反流性食管炎的主要诊断方法，该病消化内镜下表现有发红、糜烂、溃疡。但是其临床症状表现的有多有少，病人对症状的认识不同、感觉不同，描述也有差异，不能作为分型依据，可消化内镜表现局部黏膜发红、糜烂、溃疡是一致的，本着治病求本的原则，从局部黏膜的临床表现分析反流性食管炎的病理机制。

消化内镜把见到的食管红肿、糜烂、溃疡作为反流性食管炎的诊断依据，这些表现正符合痈在不同阶段的不同表现，所以用借助内镜望到的内容作为该病的诊断依据。它就是中医的"内痈"，这个观点是难以被推翻的。

从反流性食管炎的发病来看，这些人大多有饮食不节、恣食膏粱厚味、醇酒炙煿或辛辣刺激之品，或忧思恚怒，用中医理论讲，这些可使脾胃功能失调，湿热火毒内生而成痈。《素问·生气通天论》："高粱之变，足生大丁"，由上可知，反流性食管炎的基本疾病相当于中医的痈，基本证型就是"火毒内蕴"，既然反流性食管炎的基本证型已经确立，根据"痈疽原是火毒生，经络阻隔气血凝，清热解毒活气血，更看部位属何经"，以此指导遣方用药，从清热解毒、生肌敛疮的角度选择药物，自拟复方地榆煎。复方地榆煎选药时：①考虑该组方应有清热解毒、生肌敛疮的中医传统作用；②为了使药物更好地作用于病变部位，选药时还考虑到药物尽量含胶质、黏液质，能够较长时间停留在病灶处而不被食管廓清，用药后能在食管壁表面形成一层保护膜，减轻组织水肿，降低毛细血管通透性，起收敛作用。在给药方法上，采用频饮，服药后不进食水，以期药物在病变部位作用更持久。以此理论为指导组方的复方地榆煎，治疗反流性食管炎取得较好疗效。

七、中医治疗慢性萎缩性胃炎临床研究进展

慢性萎缩性胃炎（chronic atrophic gastritis，CAG）是临床常见的消化系统疾病，多由慢性非萎缩性胃炎发展而来，病理表现为胃黏膜上皮变薄、固有腺体减少，可伴有不同程度的幽门腺或肠腺化生以及非典型增生。因其与胃癌的发生关系密切，故被世界卫生组织列为胃癌的癌前病变而受到临床医生的重视。目前西医对CAG缺乏理想的治疗手段，而大量医家在临床实践中运用中医中药治疗该病，不但使症状得到显著改善，而

且可以阻断、逆转胃黏膜萎缩和肠上皮化生过程，具有一定的优势。现将近年来中医对该病的认识及治疗进展综述如下。

1. 病因病机

慢性萎缩性胃炎常见症状为上腹部隐痛、胀满、嗳腐吞酸、食欲缺乏、消瘦等，中医古籍中并无慢性萎缩性胃炎的对应病名，根据其临床表现，可将其归入中医"胃脘痛""胃痞""虚痞""嘈杂"等范畴。不同医家根据各自的临床实践和感悟，对其病因病机做出如下阐述。

赵彦等总结郭光业教授经验，认为饮食失宜、七情过极、脾胃虚弱及邪毒侵袭为最常见的致病因素，脾胃为后天之本，气血生化之源，脾胃受病则化源异常，气机不利，日久血留为瘀，导致胃黏膜萎缩不用，其基本病机为脾胃虚弱、胃络瘀阻。何善明教授也将慢性萎缩性胃炎的病因概括为饮食伤胃、肝气犯胃、脾胃虚弱、疫毒客胃四点，根据对炎症活动期及静止期的观察，指出脾胃虚弱、虚寒为病理之本，郁热、瘀血、疫毒为复发之标，并提出所谓疫毒，以阳邪多见，在此病当属幽门螺杆菌的感染。多种致病因素导致脾胃功能受损，气血生化不足，胃失濡养，胃黏膜萎缩、变薄，胃固有腺体减少，观察到这种现象而将其归于阴虚的医家不在少数。胡子生引用《临证指南医案》所论："太阴湿土，得阳始运，阳明燥土，得阴自安。以脾喜刚燥、胃喜柔润也"，论证久病胃阴亏虚是其可能的病机。国医大师周仲英也指出，肾、肝、胃三脏阴津亏损乃是此病成因。金洪元教授认为慢性萎缩性胃炎或由胃病日久、伤及脾气，或由年老体衰、中气耗损，或由肝气郁滞、反乘脾土，其中脾虚气滞为其基本病机，部分胃阴不足也常兼有脾虚气滞，指出治疗本病应运脾疏肝、和胃理气，而不能一味以胃阴不足论治。段永强总结王道坤教授经验，从"虚"入手，抓住脾胃虚弱为核心，提出由此导致的纳运失常是本病脏腑病机，升降失常是其气机病理基础，燥湿失济是其病理转归。姜树民教授则从相反的角度，由"实"切入，认为包括 HP 感染、NSAIDs 药物在内的外感邪毒内聚中焦可导致脾胃湿热、耗气伤津，甚至邪郁成瘀化腐；饥饱失常、肥甘辛辣等内伤饮食损伤脾胃，导致痰湿内生，化热成瘀；情志不遂，木郁乘土，脾胃运化功能受损。三者迁延日久，均导致热聚胃口、血腐肉败，与"痈"类似，故而治疗本病以痈立论。

2. 辨证论治

辨证论治是中医的特色，目前尚无为绝大多数医生所认同的辨证分型标准，临床医生根据实践和自身经验所提出的证型分类往往不尽相同。蒋喆总结陈光伟主任医师辨证治疗 CAG 的临床经验，将此病分为四型。劳倦、久病耗人正气，多致脾胃气虚，治以健脾益气和胃，药用人参、法半夏、焦三仙、山药各 15g，白术、茯苓、砂仁、陈皮、莲子肉各 12g，木香 9g，甘草 3g；情志不遂，抑郁易怒者，以中年女性多见，辨证为肝胃不和，治以疏肝理气、健脾和中，药用柴胡、郁金、香附、陈皮、白术、川芎各 12g，法半夏 15g，广木香、厚朴各 9g，甘草 3g；燥热、郁火、辛辣香燥等易灼伤胃阴，而致胃阴不足，治以养阴生津、益胃清热，药用沙参、麦冬、石斛、生地、枸杞子、天花粉、玉竹、扁豆、知母、白术各 12g，芦根、芍药各 15g，甘草 3g；饮食不节、过食肥甘厚味，或过饮烈酒，可致脾胃湿热，治以健脾祛湿、清热化湿，药用藿香 15g，半夏、茯苓、白术各 12g，厚朴、砂仁、白蔻仁、栀子各 9g，薏苡仁 30g，黄连 6g，甘草 3g。林晋濠等介绍谢晶日教授观点，提倡分期辨治。早期以实为主，脾胃湿热证宜清热燥湿，气滞血瘀证宜益气活血、化瘀止痛。中期虚实夹杂为主，多以肝郁脾虚见证，宜疏肝健脾。晚期以虚为主，中焦虚寒证宜温中健脾，气阴两虚证宜补气滋阴。并指出，CAG 临床表现受多因素影响，症状并不典型，可见不同证型相兼，故治疗应灵活掌握。名中医傅宗翰对 CAG 有深入研究，指出治疗肝气犯胃型，要注意用药性情平和，兼顾疏肝与养阴；治疗胃阴不足，应注意滋而不腻，不碍脾运；治疗脾气亏虚型，强调用药温而不燥，防止伤及胃阴；对于因病致瘀的应将活血化瘀法与养阴健脾和胃诸法相结合。

由于临床医生在个人实践中往往各有侧重，导致辨证分型繁杂，给治疗经验的推广带来一定困难。有学者对 CAG 的中医证型分布规律进行统计分析，试图以此来指导临床实践。王正国对 300 名 CAG 患者观察分析，将其中医证候分为 7 型，按发病率高低排序依次为：脾胃气虚（38.0%）＞胃阴不足（25.3%）＞脾胃虚寒（12.0%）＞脾胃湿热（10.0%）＞肝胃气滞（7.0%）＞脾胃郁热（4.7%）＞胃络瘀阻（3.0%）。孙青等统计了近 10 年来 30 篇辨证治疗 CAG 的文献，收录证型多达 20 个，其中以中虚气滞（27.54%）、肝胃不和（24.52%）和胃阴不足（17.12%）最常见。赵晓丹等的研究结果也显示脾胃虚弱为发病之本，出现频率最高，但与上述研究不同的是瘀血、气滞、湿热等实证所占比例提高，各证型频率为脾胃虚弱证＞胃络瘀血证＞肝胃气滞证＞脾胃湿热证＞肝胃郁热证＞胃阴不足证。

3. 基础方加减

由于 CAG 的症状不典型，给临床统一辨证分型带来一定困难。一些医家将辨病与辨证相结合，针对该病的基本病机创制基础方，从而简化辨证，临床应用取得良好疗效。

（1）脾胃虚寒：王丽华等秉承名中医薛秦的观点，认为 CAG 辨证以脾胃虚寒、气机阻滞多见，以经验方"调气温中方"（厚朴 12g，木香 9g，白蔻仁 12g，丁香 6g，良姜 3g，香附 9g）治疗 CAG 患者 30 例，疗程 3 个月。与温胃舒胶囊对照组比较，虽然总有效率差异无显著性（$P > 0.05$），但临床痊愈率和主要症状积分改善情况调气温中方组均明显优于温胃舒胶囊组，提示调气温中方对于脾胃虚寒型 CAG 疗效较好。付强等认为引起 CAG 的多种因素均可导致脾胃虚弱，以黄芪建中汤益气健脾、缓急止痛，治疗 CAG 患者 30 例，治疗总有效率优于维酶素片对照组。

（2）脾虚夹瘀：寇媛等将脾虚血瘀作为 CAG 的主要证型，提出脾虚血瘀络阻、虚实夹杂是贯穿 CAG 发生发展乃至癌变的病机，自拟补脾通络方治疗 CAG 患者 32 例，药用：黄芪 30g，党参、白术、丹参、赤芍各 20g，莪术、当归各 15g，枳壳、木瓜各 12g，桂枝 10g，三七粉（冲服）、甘草 6g，对照组予胃复春治疗，两组总有效率分别为 84.4% 和 62.5%，差异有统计学意义（$P < 0.05$）。李昊等指出老年 CAG 患者的生理病理特点决定其主要病机为脾胃虚弱，瘀毒交蕴，而大剂量藤梨根具有活血化瘀、清热解毒之功，可以截断和扭转病势，自拟藤莪清瘀方（藤梨根 90 ~ 180g，莪术 21g，田基黄 30g，白花蛇舌草 30g，延胡索 21g，苏梗 9g，生薏苡仁 30g）治疗老年 CAG，在总有效率、中医症候改善及胃镜病理学检查效果均优于胃复春片。

（3）脾虚气滞：张玉峰等重视脾虚气滞的病机，遵四君子汤合柴胡疏肝散疏肝健脾、消滞和胃，化裁而成参枳消萎汤：人参 10g，枳实 15g，当归 10g，陈皮 10g，木香 10g，柴胡 10g，草豆蔻 10g，炙甘草 6g，法半夏 10g，丹参 10g，白术 15g，白芍 10g，八月札 15g，黄连 3g，白花蛇舌草 20g，茯苓 15g。治疗 CAG 伴癌前病变患者 45 例，总有效率与病理改善情况均优于胃苏颗粒对照组，且观察组 TFF3 显著下降，胃泌素 –17 水平明显升高，与对照组差异有统计学意义。提示参枳消萎汤有效改善 CAG 患者胃黏膜腺体萎缩程度，逆转癌前病变。

（4）脾胃湿热：陶智会等认为脾虚、胃气郁而化热是 CAG 主要病机，故拟健脾活萎方以健脾益气兼清郁热。药用：党参、焦白术、白茯苓各 12g，西砂仁 3g，广木香 6g，蜀羊泉、白花蛇舌草各 9g，甘草 6g。临床观察该方可以显著改善胃脘灼热等脾胃症状，提高生活质量，改善病理积分，逆转和阻止 CAG 进一步发展。

（5）胃阴不足：曾韦苹等运用养阴活胃合剂（阿魏、丹皮、砂仁各 10g，芦根、鸡内金、白术各 10g，海螵蛸、茯苓各 15g，旋覆花 12g，莪术、远志、炙甘草各 6g）治疗胃络血瘀、胃阴不足型 CAG 患者 50 例，能够有效缓解患者临床症状，改善腺体萎缩和肠化。其疗效可能是通过抑制 TLRs 信号转导通路，从而减少炎性细胞因子释放而实现的。

4. 中西医结合治疗

李思颖观察半夏泻心汤加减联合质子泵抑制药和胃黏膜保护剂治疗 CAG，较单纯西药治疗有效率明显提高，并能在一定程度上逆转癌前病变。霍炳杰等采用中西医结合治疗 CAG，对照组 40 例患者予口服阿莫西林（0.5g，3 次 / 日）、阿奇霉素（0.25g，2 次 / 日）、奥美拉唑（10mg，2 次 / 日），观察组 40 例患者在此基础上再加服安胃汤（黄连 20g、干姜 10g、半夏 15g、乌药 15g、丹参 10g、木香 10g、白芍 10g、甘草 5g），连续治疗 2 个月，经统计中西医结合治疗可明显降低胃黏膜 TFF2 和 NF-κB 的表达，治疗总有效率、中医证候及生活质量的改善均明显优于单纯西医治疗。徐广鑫以枳实消痞丸为基础方和胃降逆、消痞散结，随症加减，联合维酶素片，可以使胃黏膜萎缩及肠上皮化生程度减轻，治疗 CAG 患者 46 例总有效率 91.3%。

5. 针药并用

针灸是中医学特色疗法之一，在 CAG 的治疗中发挥独特的作用。樊斗霜等将 80 例 CAG 患者随机分为两组，治疗组予枳实消痞丸汤剂加减，并根据辨证配合针刺，具体穴位如下：脾胃气虚为主者选用中脘、建里、内关、梁丘、足三里、三阴交、公孙；气滞血瘀为主者选用脾俞、胃俞、膈俞、期门、内关、足三里、太冲。对照组予维酶素片和胶体酒石酸铋胶囊。结果治疗组总有效率 92.5%，对照组 72.5%，两组差异有统计学意义（$P < 0.05$）。周萍等采用针药结合的方法，在中西医结合药物治疗的基础上，给予 CAG 患者针刺治疗，选穴中脘、内关、足三里、三阴交、期门、阳陵泉等，观察显示患者临床症状和胃镜下病理检查明显改善，疗效满意。高绍芳等选择浊毒内蕴证 CAG 患者 120 例，随机分为针刺组［中脘、天枢（双）、内关（双）、内庭（双）、足三里（双）、三阴交（双），随症加减］、中药组（化浊解毒方治疗）和针药组。治疗 6 个月后，结果显示针灸联合化浊解毒方能够改善患者临床症状，并且较单纯中药或针刺治疗在近期疗效以及远期疗效上均有优势。

6. 结语

大量临床观察显示中医治疗 CAG 疗效确切，对于临床症状和病理表现都有很好的改善作用，较单纯西药治疗确有优势。辨证论治是中医诊病疗疾的特色，但是 CAG 临床表现多样，缺乏典型性，临床症状和体征与病变严重程度不一致的情况也很常见。单纯以传统四诊获得的信息进行辨证，难免使辨证复杂，不能准确反映疾病的严重程度，且 CAG 的辨证始终未能做到标准化，各个医家按照自己的理解进行辨证，导致证型纷繁复杂，如孙青等统计文献中出现的证型竟多达 20 个。对 CAG 中医症候分布规律的研究虽然在一定程度上揭示了该病辨证规律，但部分研究结果相互矛盾，难以推广指导临床。通过对疾病的整体认识，针对其基本病机确立基础方加减治疗 CAG 是辨病与辨证相结合的体现，在一定程度上简化了辨证。但是由于临床表现不典型，所以各家从自己经验和认识的角度去总结的基本病机，仍然差异较大，总体上仍未脱离一人执一方的现象。

胃镜作为现代医学对消化系统疾病必不可少的诊疗手段，广泛应用于临床。胃镜可以对胃黏膜病灶进行直接观察，客观地反映疾病严重程度，深入揭示疾病本质，有利于制定统一的标准，因而近年来一些医生探索将胃镜所见纳入中医四诊范畴内，指导 CAG 临床分型与用药。单兆伟认为 CAG 患者胃黏膜充血、糜烂，血管纹理透见，或呈颗粒样、结节样增生，这些病理表现属中医"瘀血"范畴。王道坤指出镜下所见胃黏膜变薄、色泽苍白或灰白，反映 CAG 脾虚湿阻，血行不畅，胃腑失养。段素社将 CAG 胃黏膜萎缩变薄、结节隆起、糜烂等镜下表现作为望诊的内容，提出胃热阴伤、瘀血阻络为该病基本病机，并以此指导遣方用药，疗效满意。这些都是对于将胃镜作为本病诊断依据、辨证依据、治疗转归依据的大胆尝试，值得进一步探讨研究。

参考文献

[1] 中华医学会消化病学分会胃肠动力学组.肠易激综合征诊断和治疗的共识意见.中华全科医师杂志,2008,5(7):298.

[2] 周慧芬,徐安妗,祝方良.中医治疗便秘型肠易激综合征的临床观察.中华中医药学刊,2014,3,(32):684.

[3] 柯美云,方秀才.罗马Ⅲ·功能性胃肠病解读.北京:科学出版社,2012:129-130.

[4] 中华中医药学会脾胃病分会.肠易激综合征中医诊疗共识意见.中华中医药杂志,2010,7,(25):1064.

[5] 赵艳,段浩博,宫倩倩.柔肝醒脾法治疗便秘型肠易激综合征的理论与临床研究.河北中医药学报,2018,33(4):37-39.

[6] 刘阳,朱叶珊,陈彤君,等.中医治疗便秘型肠易激综合征临床疗效观察.中华中医药杂志,2010,11(25):1915.

[7] 叶天士.临证指南医案.北京:中国中医药出版社,2008.

[8] 徐岩春.本草汇言.北京:中国古籍出版社,1996.

[9] 张仲景.金匮要略.北京:人民卫生出版社,2005.

[10] 徐春生,李明,李光明.中药玫瑰花的药理研究进展.中国医药指南,2012,5(15):83.

[11] 龚建明,林勇.厚朴的现代研究与进展.东南国防医药,2008,10(2):125.

[12] 柯美云,方秀才.罗马Ⅲ·功能性胃肠病解读.北京:科学出版社,2012:69、129-130.

[13] 郑筱萸.中医新药临床研究指导原则.北京:中国医药科技出版社,2002.

[14] 段浩博,周焕荣,赵艳.段素社从痿论治慢性萎缩性胃炎.环球中医药,2016,3(9):316-317.

[15] 梅全喜.现代中药药理临床手册.北京:中国中医药出版社,2008:811-812.

[16] 陈奇.中药药效研究思路与方法.北京:人民卫生出版社,2005:52、987、451.

[17] 中华医学会消化病学分会炎症性肠病学组.我国炎症性肠病诊断与治疗的共识意见.内科理论与实践杂志，2013，8（1）：61-75.

[18] 中华医学会消化病学分会炎症性肠病学组.炎症性肠病诊断与治疗的共识意见（2012广州）.中华消化杂志，2012，32（12）：796-813.

[19] 石晶，于素云，樊丽娟.溃疡性结肠炎结肠治疗前后血小板参数改变的相关分析.中国老年学杂志，2008，28（9）：912-913.

[20] 郝丽君，唐文君，李海英.老年溃疡性结肠炎患者D-二聚体、部分凝血活酶时间及纤维蛋白原的变化与意义.中华医院感染学杂志，2011，21（10）：4469-4471.

[21] 侯家玉，方泰惠.中药药理学（第2版）.北京：中国中医药出版社，2007：44-45、134.

[22] 陈晓儿.综述黄连有效成分及药理作用.中国现代药物应用，2007，8（4）：64.

[23] 呙爱秀，黄兴国，雷黎明.苦参碱对免疫功能低下小鼠免疫功能的影响.中国现代药物应用，2008，2（11）：7.

[24] 高学敏.中药学.北京：中国中医药出版社，2002.

[25] 秦光利，马汴梁，牛月花.功能性胃肠病诊治与调理.北京：人民军医出版社，2008.

[26] 德罗斯曼.罗马Ⅳ-功能性胃肠病.北京：科学出版社，2016：13.

[27] 方秀才，柯美云.功能性胃肠病诊断中应注意的几个问题.中国实用内科杂志，2010，2（2）：180-181.

[28] 闫蕾.浅述中医情志理论与心身疾病的治疗.湖南中医杂志，2007，23（5）：84-85.

[29] 段素社，等.中医治疗功能性胃肠病优势突出.中华中医药学会心身医学分会2016年学术年会论文集，2016（9）：37.

[30] （清）叶天士.临证指南医案.北京：科学卫生出版社，1959：118.

[31] 张锡纯.医学衷中参西录.石家庄：河北技术出版社，1990：307.

[32] 王洪图.黄帝内经灵枢.北京：人民卫生出版社，2004：2001.

[33] 高学敏.中药学.北京：中国中医药出版社，2006：108、181、292.

[34] 钱金花，王彦刚.反流性食管炎中西医结合治疗进展.中华中医药学会脾胃病学会第19次全国脾胃病学术交流会论文集.石家庄，2007.

[35] 陈灏珠. 实用内科学. 北京：人民卫生出版社，2005：1849.

[36] 中华医学会内镜学分会. 反流性食管炎诊断及治疗指南（2003 年）. 中华消化内镜杂志，2004，21（4）：211.

[37] 中华中医药学会脾胃病分会. 慢性萎缩性胃炎中医诊疗共识意见（2009，深圳）. 中国中西医结合消化杂志，2010，18（5）：345-349.

[38] 赵彦，郑彩华. 郭光业治疗慢性萎缩性胃炎经验. 河北中医，2014（4）：490-491.

[39] 何天富，何蓉. 何善明教授运用中医药治疗慢性萎缩性胃炎的思路与方法. 广西中医药，2013，36（6）：48-51.

[40] 胡浩. 胡子生治疗慢性萎缩性胃炎经验. 河北中医，2013，35（7）：966-967

[41] 高尚社. 国医大师周仲瑛教授治疗慢性萎缩性胃炎验案赏析. 中国中医药现代远程教育，2013，11（3）：4-6.

[42] 龚理，彭万枫. 金洪元治疗慢性萎缩性胃炎临症经验. 时珍国医国药，2013，24（11）：2784-2785.

[43] 段永强，王道坤. 王道坤教授从"脾胃失调"论治慢性萎缩性胃炎病机要素分析. 时珍国医国药，2014，25（7）：1715-1717.

[44] 张书瑶，姜树民. 姜树民治疗慢性萎缩性胃炎伴非典型增生经验. 辽宁中医杂志，2014，41（5）：854-855.

[45] 蒋喆. 陈光伟主任医师治疗慢性萎缩性胃炎经验. 陕西中医，2014，35（9）：1226-1228.

[46] 林晋濠，张杨. 谢晶日诊治慢性萎缩性胃炎经验. 实用中医药杂志，2013，29（10）：857-858.

[47] 刘永年，黄永澄，朱翔，等. 疑难病临床家傅宗翰诊治慢性萎缩性胃炎的经验. 江苏中医药，2016，48（5）：1-5.

[48] 王正国. 慢性萎缩性胃炎中医证候相关性研究. 中医研究，2014，27（5）：67-69.

[49] 孙青，周晓虹. 慢性萎缩性胃炎中医证型研究概况. 四川中医，2014，32（3）：174-176.

[50] 赵晓丹，孙静晶，周斌. 慢性萎缩性胃炎中医证型分布规律. 环球中医药，2015，8（1）：18-21.

[51] 王丽华，马华.调气温中方治疗慢性萎缩性胃炎（脾胃虚寒型）临床观察.临床医药实践，2016，25（4）：271-273.

[52] 付强，王祖龙，蒋士卿.黄芪建中汤治疗慢性萎缩性胃炎脾胃虚寒证30例.中医杂志，2013，54（18）：1600-1601.

[53] 寇媛，杨波.补脾通络方治疗慢性萎缩性胃炎脾虚血瘀证的临床研究.陕西中医，2015（1）：19-21.

[54] 李昊，杨慧萍，鲁小青，等.对大剂量藤梨根截断扭转慢性萎缩性胃炎的认识.中医杂志，2015，56（21）：1887-1888.

[55] 李昊，杨慧萍，鲁小青，等.藤莪清瘀方治疗老年慢性萎缩性胃炎临床研究.中华中医药杂志，2014，29（7）：2383-2385.

[56] 张玉峰，刘新爱，叶坤英，等.参枳消萎汤对慢性萎缩性胃炎癌前病（肝胃气滞证）变转归的影响.中国实验方剂学杂志，2016，22（4）：174-177.

[57] 陶智会，阙任烨，刘晓琳，等.健脾活萎方治疗脾虚胃热型慢性萎缩性胃炎60例.辽宁中医杂志，2014，41（12）：2586-2590.

[58] 曾韦苹，伊凡，郭红梅，等.养阴活胃合剂治疗慢性萎缩性胃炎的临床疗效观察.新疆医科大学学报，2015，38（2）：133-136.

[59] 伊凡，何小艳，郭红梅，等.养阴活胃合剂对CAG大鼠胃黏膜细胞TLRs及相关信号转导通路的影响.世界中医药，2015，10（12）：1926-1931.

[60] 李思颖.半夏泻心汤治疗慢性萎缩性胃炎临床研究.河南中医，2015，35（1）：26-27.

[61] 霍炳杰，常靓，刘羽，等.安胃汤对慢性萎缩性胃炎患者的疗效及对胃黏膜TFF2、NF-κB的影响分析.中药材，2016，39（6）：1419-1421.

[62] 徐广鑫.枳实消痞丸治疗慢性萎缩性胃炎46例临床研究.亚太传统医药，2016，12（10）：138-139.

[63] 樊斗霜，牛彦红，李巧林.枳实消痞丸结合针刺治疗慢性萎缩性胃炎临床观察.新中医，2014，46（6）：180-182.

[64] 周萍，陈欧娜，何先元，等.针药并用治疗慢性萎缩性胃炎气滞血瘀证的临床研究.中国中医基础医学杂志，2015，21（8）：1000-1003.

[65] 高绍芳，何华，米惠茹，等.化浊解毒方药结合针刺治疗慢性萎缩性胃炎40例临床观察.中医杂志，2013，54（10）：839-842.

[66] 马青，单兆伟.单兆伟教授治疗慢性萎缩性胃炎经验拾零.四川中医，2016，34（4）：11-13.

[67] 段浩博，周焕荣，赵艳.段素社从痿论治慢性萎缩性胃炎.环球中医药，2016，9（3）：316-317.

[68] 段浩博，赵艳，周焕荣，等.九味饮治疗慢性萎缩性胃炎组方分析.国际中医中药杂志，2016，38（3）：274-275.

第七章　诊余漫谈

一、消化病慢病管理随访体会

慢性疾病是慢性非传染性疾病的简称，是指一类起病隐匿、病程长且病程迁延不愈，病因复杂或者是病因尚未完全确认的疾病总称。如心脑血管疾病、肿瘤、糖尿病、慢性阻塞性肺疾患、慢性肝肾疾病、慢性胃肠疾病、神经精神病等。随着慢性疾病发病率、致残致死率的增高，造成社会经济负担的增大，慢性病的管理已经成了全球关注的焦点。一项调查研究显示排名前5位的慢性病为高血压、慢性胃肠疾病、慢性支气管炎、冠心病、骨质疏松或骨折。由此可见，消化系统疾病已成为困扰人们较为多见的慢性病之一。本人于消化内科工作7年余，对于石家庄长城中西医结合医院消化系统疾病患者的疾病管理随访工作有以下几点体会。

1. 健康宣教

慢性疾病是无法治愈的，其治疗的目标不是治愈疾病，而是缓解临床症状，提高患者的生活质量，由于多种因素的影响，患者病情反反复复，久病不愈，患者依从性差。依从性是一个人的行为与治疗和指导相一致的程度。其受两方面的影响：①患者的医学知识、健康信念、文化素养；②医护人员是否用患者能够理解和遵守的方法与患者沟通，对其进行健康教育。如何提高患者的依从性？以往通过给住院患者发送口服药物来督促监督患者服药，但是患者病情好转出院后能坚持服药的为数不多。我科经过多种努力发现健康宣教对于患者服药依从性、治疗依从性有很大帮助。我科的健康宣教主要在入院时、住院中及出院时三个时间段进行。首先患者入院时告知其所患疾病的病因、治疗的方法、生活注意事项及预后，嘱患者配合治疗；住院过程中安排科室医生进行健康讲座，每周都会讲1～2次，主要针对本阶段科室住院病种，其中不仅包括消化系统疾病如慢性胃炎、溃疡性结肠炎、慢性乙型病毒性肝炎、肝硬化等，因患者同时患有其他基础病，也相应包括高血压、糖尿病等疾病的宣教，教育其养成良好的生活习惯。出院时告知患者院外服药、复诊时间，并根据患者住院期间的整体情况制订个体化随访方案。当然医患之间的信任，也是提高患者依从性的重要方面，对患者要耐心细心，必要时进行心理疏导，使其消除顾虑和抵触情绪，树立战胜疾病的信心，积极配合治疗。

2. 专业随访

在我科住院的患者出院时主管医生根据患者住院期间的病情制订相应的随访方案：注意事项、如何服药、服药时间、监测指标、何时复诊、何时停药等，每个患者的随访内容都不同，全面而具体，给每个患者都建立随访档案，据此来实行规律而持续的跟踪随访。在随访工作中我们也发现一些问题，如有些病人认为自己没有症状了，就不需要用药了；有些人对慢性病的危害性认识不足，认为就是个胃肠炎，没什么大不了的；还有经济原因导致的不能坚持用药等。我们根据随访工作中发现的一些问题，在住院期间就针对性解决，比如通过健康宣教使患者及家属认识所患疾病的特点，了解其危害性，从而愿意积极配合治疗；对于经济困难的患者在选药用药方面更加用心，在收益最大化的同时减少医疗费用，使患者能坚持用药；长期有效的随访不但使患者受益，稳定患者的病情，减少疾病的复发及并发症的发生，而且为医院的临床科研提供了宝贵资料。

3. 社区共同参与

社区卫生服务是以人的健康为中心、家庭为单位、社区为范围、需求为导向，以妇女、儿童、老年人、慢性病人、残疾人为重点的基层卫生服务。当出院患者院外就医时及时与主管医生取得联系，主管医生将患者的情况告知社区医师，让社区医师按照上级医师的思路，结合病人不断变化的情况，合理处置，也就是说把院后随访诊治的任务交接给社区医生承担，减少患者往返大医院的不便，社区也可获得病源。例如，一个糖尿病患者住院期间发现肾功能不全，存在糖尿病肾病，此次因上呼吸道感染就诊于社区诊所，由于患者医学知识有限，只告知社区医师患有糖尿病，未提及肾功能情况，此时如能及时与主管医师联系，及时和社区医师沟通，那么社区医师在选用抗生素的时候必然会顾及患者肾脏情况，选用肾损害轻微的药物，从而避免加重肾损伤。此外，医院主管医师与社区医师共同参与患者的慢病管理，也有助于双向转诊。

社区卫生服务系统也应为周围人群建立健康档案，以方便慢病患者的管理。

举例：张某某，男，45岁，主因腹痛腹胀，进食减少1个月余就诊，于门诊查胃镜及病理提示萎缩性胃炎，收住院治疗。入院后主管医师向患者介绍病情，萎缩性胃炎为癌前疾病，但目前不是癌症，让患者既要引起注意，又不要过分焦虑紧张），告知患者目前单纯西药无法解决这个问题，需要配合口服中药，3个月为1个疗程，并嘱患者进易消化饮食，禁食辛辣刺激、寒凉之品，少食甜食，注意腹部保暖等。住院期间进行相关健康讲座，通过幻灯片播放的图片使患者进一步认识疾病，了解疾病的几种转归，生活中的注意事项，同时帮助患者树立治愈疾病的信心，石家庄长城中西医结合医院对于慢性萎缩性胃炎的治疗有一定的经验，并进行了科研研究，通过清热养阴、活血通络法治疗慢性萎缩性胃炎临床疗效显著（这是我科的一项科研），精选中药组成"九味饮"的基础方，临床加用叶酸片治疗本病，效果明显。本科研组对120例患者进行对比，治疗组和对照组在对临床症状、体征、病理及内镜下表现均有改善，但治疗组疗效更显著，治疗组59例慢性萎缩性胃炎患者治疗后18例痊愈，19例显效，14例有效，总有效率86.44%。对照组58例慢性胃炎患者治疗后8例痊愈，10例显效，21例有效，总有效率67.24%，两组比较有显著性差异。九味饮的组方既符合中医的辨证论治，又吸取了现代医学研究成果，以临床症状结合胃黏膜形态及病理进行辨证施治，其疗效更突出。

出院时为患者制订随访方案，因其无高血压、糖尿病等基础病，入院化验指标均在正常范围内，只 ^{14}C 呼气试验阳性，已给予四联抗 HP 方案，嘱患者服药2周后停用抗 HP 药物，停药4周后复查 ^{14}C 呼气试验，并长期服用中药加叶酸3个月，3个月后复查胃镜及病理，根据结果再调整下一步治疗情况。主管医师于患者出院1周、1个月、3个月时进行电话随访，了解患者用药情况、有无不适等，给予生活用药指导。

总结：慢病的发病率高，不仅影响患者的生活，也给患者的家庭、社会带来了沉重的负担。

以上是石家庄长城中西医结合医院消化科对于住院慢性消化系统疾病的管理随访，减少了患者盲目就医及重复检查、反复住院的情况，节约了医疗资源，减少病人的花费。慢病的种类极多，所以慢病的管理任重而道远，还需国家进一步统筹管理，社区卫生服务中心的参与是极为重要的一环。

二、用中医适宜技术打造科室品牌

中医适宜技术是指中医特色突出，疗效确切，经济简便，可操作性强，且经过长期临床验证安全可靠的诊疗技术。中医适宜技术主要是中医特色疗法，是传统医学的重要组成部分，具有内容丰富、范围广泛、历史悠久、安全有效、成本低廉、简便易学的优点。因而，中医适宜技术非常受患者和医务工作者的欢迎。在科室经营过程中非常需要有特效的适宜技术，科室有好的适宜技术可以让许多患者奔着适宜技术前来诊治，并且在患者间口口相传，对提升科室品牌很有帮助。笔者从事中医临床和管理工作 30 余年，就脾胃病科中医适宜技术中的药物灸的开展方法做一总结。

1. 选择慢性病作为主攻方向

所谓慢性病，包括疑难症，其特点是没有特效的诊疗方法，病情迁延不愈，病人频繁就医而拖累家庭，耗费社会资源，病人长期受病魔折磨，求愈心切。因而如果靠适宜技术能有突破，对社会、家庭乃至患者本人都是极大的幸事。如果科室有一项或多项适宜技术，患者的依赖度会增强，科室也会因此而形成自己鲜明的治疗特色。人无我有的独特治疗方法驱使患者前来诊治，科室可因此吸引病人，壮大科室业务。利用患者的良好口碑，口口相传提升社会影响力，达到提升科室品牌的目的。所以把慢性病作为重点，用适宜技术消除病魔有着特殊意义。

2. 依托中医理论指导中医适宜技术设计

中医的基本理论有阴阳五行、藏象经络、天人相应、气血精津液、中药的性味归经、升降浮沉、功能主治等。中医的基本理论是整体观念和辨证论治，这些理论是中医认识疾病和治疗疾病的法则。中医适宜技术必须建立在这些基础之上，经得起这些基础理论和法则的检验。严格依照中医基础理论指导下派生出的中医适宜技术才会有效，才能经得起临床的验证，解决其他办法不能解决的患者身上的问题。毛主席说："理论的基础是实践，又转过来为实践服务。"中医的理论是人们在长期同疾病作斗争的实践中总结出来的，用这些理论去指导开发新的适宜技术，这些新技术就成了有源之水、有本之木，才会有效，才会经得起临床检验。

第一步，在做中医适宜技术方案设计时必须明确要解决疾病的关键问题是什么，有了精准的目标后，首先应在中医理论指导下应用中医思维分析出选定目标的基本病机是什么。

第二步，运用经络的基本知识和腧穴的特殊作用，与疾病脏腑的对应关系，针对疾病的基本病机把施治的经络穴位确定下来。

第三步，对穴位选择刺激方式，针灸治病是通过针刺和艾灸等刺激体表的经络腧穴以疏通经气，调节人体脏腑气血功能，从而达到治疗的目的。选择刺激方式时，应根据疾病基本病机的情况而定。或针或灸，或强刺激，或弱刺激，或在方案中施加其他治疗方法，如穴位用药等。

3. 检验评价方案的临床疗效

尽管原创适宜技术是严格按照中医理论为指导、针对疾病基本病机所设计的，但是任何一个环节出现问题都会影响临床疗效。如对症状的认识有偏差，辨出的基本病机不准确，选经取穴不精确，刺激方法、刺激量不适当等都会影响疗效。所以，必须对有效性进行验证。要验证其有效性，治疗前后对疾病的症状都要依据具体事先设计好的评价标准进行有效性评价。按照一定的样本量进行统计学分析，依据客观的分析对所设计的方案进行调整和优化，以使疗效持续提高。当临床效果达不到设计要求时，要从疾病的诊断、治疗方案、操作的精准程度等相关环节逐一分析排除，为优化调整方案提供素材。

适宜技术在患者间被称为"绝招"，是治疗疾病的利器，是科室的特色、招牌。提高科室影响力，提升科室在业界的认同感，必须重视适宜技术的创新应用。适宜技术的创新方法是用适宜技术打造科室品牌的法宝。如果能被临床医师和科主任应用好，必将助力科室整体实力的提升。

三、中医体检中心建设要旨

随着社会的进步和生活水平的提高，人们对健康的期待和对自身健康的关注在快速提升，体检行业也在快速发展。据卫生部公布的数据显示：2008 年我国健康体检总量达 1.96 亿人次，2009 年开始每年体检总人数更是以 20% 的递增速度在增加，预计到 2020 年我国体检市场总收入将达到 3000 亿元人民币。石家庄长城中西医结合体检中心从 1993 年开始运营，是全国最早开展体检，且独立于医院之外的体检机构。有的客户已连续十余年每年一次在我中心体检，部分客户对体检项目已缺乏新鲜感，特别是团检客户更是如此。客户有用不同的检查方式评估自身健康状况的需求，亚健康产业的兴起催生中医体检中心的出现，这些都充分表明组建中医特色鲜明的中医体检中心实属必要。

1. 在中心内营造浓厚的中医文化氛围

中医体检中心的建筑装修应古香古色，渗透古老的文化气息，让客户一进入就会感到不同于以往去过的装饰现代、豪华的体检中心，一下子把客户带回从前，使浮躁的心绪因环境的感染而沉静下来。壁画内容可以有历代中医书籍对健康、防病的认识，经典古训以书法的形式悬挂墙上以衬托气氛，显示中医文化的博大精深，如"上工不治已病治未病"、扁鹊为蔡桓公诊病的故事等，体现未病先防、已病早治、瘥后防复的思想，把中医治未病的思想植根于受检者心中。围绕中医体检做一些宣传册，宣传中医博大精深的文化、健康养生的理念、健康体检的意义、防病治病的方法等。有条件的还可以陈列中医器具、原生态中药标本，供人们了解观赏，在等待之中了解了中医，在等待之中传播了中医文化。室内办公家具都要仿古用古。总之给客户以视觉冲击力，让浮躁的心绪沉静下来，平心静气地享受中医的体检服务。

2. 从业者应是中医专业人员

中医体检工作人员应为接受过专门中医教育、有中医执业资质的人员，这些从业者不能简单地经过几天中医培训就上岗，而应是正规院校毕业，又受过中医熏陶的人。上岗前还应进行标准、规范化的中医体检专业的岗前培训，尽量使其具备中医范儿，尤其是在体检岗位上的员工更应专业素养达到上岗标准，在体检过程中能交流一些中医的内容，宣传中医体检的优势；在整个中医体检中心最重要的岗位是总检中医师。总检中医师在最终将体检结论与客户交流时应运用中医知识，全面系统地与客户交流，用中医理论诠释体检结果，这样的角色没有多年的中医临证经验和扎实的中医基础理论是不能胜任的。

3. 引进中医诊断设备

传统的中医诊察手段是望、问、闻、切四诊合参，然后再做出诊断和治疗建议。尽管是同一患者而且在同一时段经不同中医诊察后，所得出的结论有很大差别，这就是说不同医师在诊查过程中关注点不同、认识不同，产生的结论不同是非常常见的，主观成分影响了客观结果的统一性。随着现代科技的发展，中医诊疗技术与新科技得以融合发展，经过多名中医专家与科技人员研发的经络仪、舌相仪、脉象仪、中医远红外成像仪等多样化中医诊疗设备可投入应用在中医体检之中。引进这些设备，能使中医体检结果客观化。因这些设备是基于中医理论和中医实践上的创新，完全可以用于中医体检中心的诊断。中医体检中心应以开放的心态，大胆引进能引申中医望诊的设备，如 B 超、CT 等，这叫洋为中用，借以弥补传统望诊的不足，不能仅用传统的方式，局限在体质辨识。与时俱进办体检，吸收西医的长处，弥补中医的不足，才会带来更丰厚的经济效益和社会效益。

4. 中医体检应规范化、客观化、标准化

中医的精髓是整体观念和辨证论治，而辨证论治是基于中医四诊所收到的信息。由此可见，四诊信息收集的不准确，辨证论治的结果也一定错误。这就要求中医体检应从"四诊"时建立统一的认定标准，不能出现像对一个人的面色望诊时，不同观察者可以得出"无华""正常""萎黄"等不一致的结论，这个标准统一不是强行的统一，而是能够

客观反映受检者的本来面目。中医体检在规范望诊时，应规定望几个部位，几种望见情况等，其他几诊也是如此。能用仪器检测的，对应到相应诊察项目之中，如把舌象仪检测的舌象放在望诊中，把脉象仪查到的脉象放在切诊中，把电测听对应到问诊中。如果有特殊疾病，如食管炎、胃炎、胃溃疡、大肠疾病，可以通过消化内镜检查，内镜所见作为望诊内容引申中医的望诊。一句话：中医体检要求全面、系统、准确、客观。因此，体检过程的各个环节，必须排除主观因素，设定规范的四诊样本，所有体检从业人员，必须严格按照设计样本要求逐条实施，从而提高诊断的准确性和可重复性，提高受检者的认可。

5. 体检报告应"中医化"

现在多数中西医结合体检中心和中医体检中心的体检缺乏实质性中医内容。体检的是西医的"病"而非中医的"证"，有中医之名无中医之实。西医体检是建立在判别受检者是健康还是患有某种或多种疾病，检查的目的是为了对疾病的早发现、早治疗，而中医体检则更偏重于功能的检查，判断受检者的功能状态，体检结论是脏腑经络的功能状态、体质、情志疾病的风险系数，检查的目的是查风险，防传变。由此可知，中医体检与西医体检从不同角度对人体健康做出评估。有的受检者经西医体检无器质性病变而被认为是"健康"，但这个人有长期的失眠或顽固性便秘或长期厌食，西医的检查虽经超声、化验等多项检查没有异常发现，能说他没病吗？这样的病人十分痛苦，如果仅用"指标正常"来判断，显然是不合理的，这样的受检者在西医体检机构发现的不在少数，这就是中医体检中心设立的必要性。经过中医四诊或用仪器诊察结果再用中医四诊去认识这些现象，如病人的主观症状很突出，折磨着患者的身心，却查不出疾病的体检者，有的是亚健康，有的是功能性疾病，其实亚健康的症状在《中医内科学》的郁证、不寐、虚劳、心悸的某些证型非常一致，中医早有医治方法，这正是中医的优势。与中医辨证给出的体检结论，就能够很好地解决这些问题。

6. 引申中医体检中心服务

一些受检者常常抱怨说，体检中心查出了病因不能治疗而还要到医院，可医院对体检中心的结果又予不认可，重复检查不仅增加花费，还浪费时间。开设中医体检中心拿着体检结论到医院找中医看病，这种现象会更突出，体检中心的报告会被"老中医"否认，这样的现象主要是由于医院的中医没有或没能与时俱进，有的中医仅相信自己的三个指头。

中医体检中心的体检结论是在规范的四诊下，依据中医理论辨证而产生，更客观、更规范、更符合中医对健康的认识。为了防止门户之见对受检者产生的不良影响，建议中医体检中心在出具体检结论时，有针对性地对每位受检者做一检后服务，对未病者指导受检者的饮食宜忌，怎么生活怎么工作，怎样进行精神心理调护，对亚健康者进行必要的调养调治指导；对已病受检者给出西医或中医治疗方案。有条件的可开设中医馆、国医堂，对接中医的针灸、膏方、中药等各种有效的治疗手段和对亚健康进行调理，实现一站式服务。

总之，中医体检中心有广阔的发展空间，前景光明。中医体检中心不能偏离中医的基本指导思想，而应遵循中医规则，引进现代科技手段为中医所用，在中医思想、中医理论指导下分析和使用，现代科技手段所查出的结果，丰富中医体检内涵。以市场为导向，以解决问题为目标，以规范化、标准化为抓手，就一定能做成被受检者拥戴的中医体检中心。

四、段素社主任养生美容三部曲

随着社会的发展和人们生活水平的提高，人们对健康和美容的需求日趋旺盛。在门诊经常遇到人们因面色不好而寻求中医诊治。段素社主任认为："吃得下""睡得香""排得畅"是精气神的先决条件，任何一项出问题都会严重威胁人的健康、养生和美容。段教授调治"吃不下"创立了胃新胶囊、运胃合剂、九味饮、三金利胆饮、复方地榆煎等方剂；调治失眠时根据病人的具体情况也有从胃不和则卧不安，以调胃而眠，也有卧不安而胃不和而通过调睡眠而改善人的进食。在治疗失眠时所用药物及服药时间上都有创新。段素社主任在治疗排便不畅时一般不用大黄、虎杖、首乌、芦荟、决明子、番泻叶等含蒽醌类泻下药，仅通过补气养阴、温润通便，配合外治就能解决患者的长期便秘问题，且停止治疗鲜见复发。段素社主任讲吃得下、睡得香、排得畅是养生、美容的三部曲，三者是人的正气充足的保障，只有正气充足人才可抵御病邪而健康长生，才可精神焕发，气质美、神韵美才可得以保证。

养生与美容紧密联系。中医养生美容是在中医理论的指导下，采取中医中药的办法来管理体质，促进健康，祛病健体，延缓衰老。其意义在于通过各种调摄保养，增强自身体质，提高正气，从而增强对环境的适应能力和抗御病邪能力，减少或避免疾病的发生；或通过调摄保养，使自身体内阴阳平衡，身心处于一个最佳状态，从而延缓衰老的过程。中医的健康养生可追溯到《内经》，《内经》中的阴阳平衡与失调、脏腑盛衰等与人的衰老与健康密切相关。精、气、神与人的容貌相关联。中医的养生美容植根于《内经》

至今已有两千多年的历史，后经历代医学的发展日臻成熟和完善，现代已发展成独立的学科。在中央健康中国和新业态思想的指导下养生美容机构应运而生，研究中医养生美容有着重要的现实意义。

1. 吃得下

段素社主任看病时注重患者的精、气、神，段素社主任讲天、地、人各有三宝，"天之大宝日月星，地之大宝水火风，人之大宝精气神"。人要养生必须养护人之三宝——精、气、神。《养生四要》云："善养生者，必知养气，能养气者，可以长生。"精、气、神这三宝之中，气是精、神的基础。在气的活动基础上，才有精的化生及神的活动。气是精、神的根蒂，气足则精足，气虚则精虚，精气旺盛，精神才充沛。先天之精藏于肾，出生后需要不断得到后天的充养，而充养先天之精的正是后天之本——脾胃。脾胃为后天之本，气血生化之源。《黄帝内经》曰：人以水谷为本，故人绝水谷则死。人的健康养生是离不开水谷的，离开了水谷，精微物质何来？气血不得以生，精不得以充，神何以来？生命活动也难以维系。段素社主任是中医脾胃病专家，临证时十分重视调养脾胃、固护胃气，把"吃得下"放在治疗疾病和健康养生美容的首要位置，创造了一系列治疗脾胃病的著名方剂，如运胃合剂、九味饮、复方地榆煎、胃新胶囊等，这些方药都获得了省科研成果奖和国家专利，临床应用得心应手，使就诊时吃不下的患者经治疗而吃得下。

在侍诊中发现很多胃脘部不适、纳谷不香、撑闷饱胀的病人多有面色无华或面色萎黄，或面色㿠白，神疲乏力，精神萎靡，少气懒言，这些临床表现不正是表现在容颜的问题吗？在得到段素社主任治疗之后，随着饮食的正常而面容精神随之改善。段素社主任在注重药物调治脾胃的同时，经常不厌其烦地告知病人饮食要有规律，能吃什么，不能吃什么。一日三餐定时定量，食材品种应多样化。不同的食物有不同的营养，不能按自己的嗜好以偏概全。《内经》："五谷为养，五果为助，五畜为益，五菜为充，气味合而服之以补益精气。"《内经》的饮食思想被段素社主任应用得淋漓尽致。

2. 睡得香

不管是为了养生，还是为了美容，必须重视睡眠的时间和睡眠的质量。充足的睡眠对健康十分有益，睡眠不良是健康的大敌，睡眠不良可影响脏腑的功能活动。没有哪一台人体机器在睡眠障碍时还能够得以持续地良好运转。充足的睡眠对皮肤细胞的正常更新、行使正常功能、维护皮肤健康至关重要。睡眠时大脑皮质处于抑制状态，有助于消除疲劳、恢复精力，使皮肤光泽、红润。成年人每天应至少保持 6 ~ 8 个小时的睡眠时间，过度劳累或失眠者皮肤色泽暗淡。这是由于皮肤不能得到正常修复和养护所致。随着生活方式的改变，夜生活内容的丰富，社会竞争压力增大，手机网络对人们的侵蚀使得人们的睡眠时间和睡眠质量都不能满足生理需求。美国新罕布什尔州立医疗保健中心的美容专家，在一份关于睡眠与面部皮肤的保养的研究报告中提出，睡眠不足容易导致黑眼圈和眼角鱼尾纹的出现。深睡、充足睡眠会使您的皮肤白净、细嫩而少皱纹。睡眠好会让你神采奕奕，眼睛明亮，那是因为睡熟时的皮肤细胞格外活跃，皮肤表面的新陈代谢使皮肤能够吸收更多的营养，清除表皮的多余物质，保证肌肤细胞的再生。段素社主任在应诊时十分重视人的睡眠与疾病的关系。《内经》讲胃不和则卧不安，说的是脾胃的不适可影响到人的睡眠，确实如此，所以在治疗失眠的病人时，应注意排除脾胃病作为导致睡眠障碍的因素。如果是先有脾胃病，病人因腹部不适而影响睡眠，段素社主任在治疗上以调理脾胃为主，随着脾胃正常功能的恢复，睡眠自然改善。但是段素社主任讲："卧不安则胃不和"，他根据现代的生产方式与古代的农耕劳作方式发生了很大变化，生活方式改变，社会竞争压力大，夜间不睡觉，弃食早餐等，整天处于睡眠不足、焦虑紧张的状态，久而久之导致消化功能紊乱。段素社主任在治疗因睡眠不足影响脾而引发胃病的患者，以调睡眠为主，睡眠改善后脾胃病的症状也发生改变。睡眠得以保障后，养生美容才得以保障。

中医讲喜、怒、忧、思、悲、恐、惊都可以致病，这就是常说的七情为病，也叫情志疾病。段素社主任认为：七情既可为病，但也是人的正常思维活动，超出了常度才可为病。那么怎么才能叫超出常度呢？衡量起来十分困难，因人而异。段素社主任建议不要把正常的心理活动与疾病挂钩。判断七情与疾病的关系时就是要看七情是否影响了睡眠，影响了睡眠才是七情过激，才会对健康有害。

3. 排得畅

排得畅是指大便排泄通畅。营养学家认为，宿便就是指粪便中的毒素累积并附着在肠壁皱褶内不易通过排便一起排出体外的现象。据测定报告，宿便中含有多种环境毒物。大肠内有苯酚、尸胺、吲哚、硫化氢、甲酚、丁酸、组胺、氨等22种毒素对人体有害。大肠中的有害物质不能彻底排出，长期积存会被人体吸收，导致面色无华，面部丘疹、斑、痤疮等。段素社主任认为，大肠的粪便为糟粕，是糟粕必须及时排出，如大便不畅，一则毒素过多吸收，超出肝脏的解毒功能，积聚于人体内就会产生不良影响，危害健康和容颜；二则大便不通影响胃的通降，胃失和降势必影响胃的受纳和腐熟水谷。营养物质从何而来？气血失去源头活水，精气神失去物质基础，养生与容颜也必受其害，故段素社主任对便秘及排便不畅的患者必立即采取措施。急则施以结肠水疗，既可解决排便问题，并能排除肠壁皱襞中的宿便和所产生的毒素；缓则应用自创的中药制剂畅泰。段素社主任所创畅泰专治功能性便秘，所用药物通过补气以增加肠道传导功能，所用养阴药能起增水行舟之效，疗效突出。肠道通畅后饮食恢复如常。正所谓脾胃功能不衰，气血生化有源，则面容可保青春，大肠功能顺畅，毒素得排，则面色有华。段素社主任治疗排便不畅患者时一般不用大黄、虎杖、决明子、首乌、番泻叶、芦荟等含蒽醌类的泻下药，因这些药物的毒副反应较大，易产生依赖性，尤其是不适用于慢性便秘患者。

吃得下、睡得香、排的畅是段素社主任养生美容三部曲。段素社主任注重人的正气，要保正气，使精气神有物质基础，正气充足健康才有保证，人才可精神焕发，人的气质美、神韵美得以保证，正气充足，虽不施粉黛而容颜如朝霞映雪，远离膏酯而面色似冰肌莹彻。

五、升降理论与胃运动功能障碍

胃运动功能障碍是消化内科常见病，随着社会竞争压力的增加，生活节奏的加快，社会交往的频繁，饮食的无规律，该病的发病率还会明显增加。根据胃运动功能障碍的临床表现大多为上腹胀满疼痛，嗳气，反酸，早饱，食欲缺乏以及B超发现胃的收缩节律、频率减低，收缩幅度下降，胃潴留液较多，排空减慢，有的有逆蠕动等。故认为本病与中医肝郁脾虚、气机升降失常有关。基于上述理论研制出胃新胶囊，并对108例胃动力障碍患者做临床研究，现报道如下。

1. 临床资料

（1）一般资料：108例胃动力障碍患者随机分为两组，治疗组55例中男39例，女16例，年龄20～69岁。对照组53例中男37例，女16例，年龄21～66岁。病例选择有腹胀、嗳气、烧心反酸、腹痛、食欲减退等症状持续4周以上，单切面实时超声显像法检查有胃窦部收缩蠕动波的频率和（或）振幅减低去作为研究对象，除外其他严重器质性病变。

（2）治疗方法：治疗组采用石家庄长城中西医结合医院所自行研制的胃新胶囊，该药由生甘草、大黄、高良姜、木香、草豆蔻、炒莱菔子、黄连、丁香、生牡蛎、麦芽等纯中药制成，每粒含生药0.3g，每次3～4粒，每日3次，饭前0.5小时服用。对照组应用吗丁啉治疗，每日3次，每次10mg，饭前0.5小时服用，以同样的方法观察记录患者的情况。

（3）观察指标：治疗前及服药期间每周观察临床变化并以分值填写在统计表上，

共 4 周为 1 个疗程，治疗前及疗程结束时各做 1 次 B 超，观测胃窦部的蠕动频率及幅度并详细记录。

2. 结果

两组临床症状及疗效见表 7-1。两组对胃动力障碍及对胃蠕动频率的影响见表 7-2。治疗组和对照组在对临床症状腹胀、嗳气、烧心反酸、食欲减退、胸骨后不适、腹痛、上腹压痛、便秘、腹泻均有改善，但治疗组疗效更明显。

表 7-1 两组临床症状及疗效统计表

临床症状	用药前		第1周末		第2周末		第3周末		第4周末		分值/分	
	治疗组	对照组	治疗组	对照组	治疗组	对照组	治疗组	对照组	治疗组	对照组	治疗组	对照组
腹胀	A50 B0 C0	A51 B0 C0	A3 B31 C14 D2	A1 B35 C15 D0	A0 B8 C37 D5	A2 B29 C18 D2	A0 B2 C30 D18	A2 B21 C9 D19	A0 B0 C20 D30	A2 B9 C16 D24	87	74
嗳气	A39 B2 C1	A38 B2 C0	A4 B23 C14 D1	A6 B24 C9 D1	A3 B7 C27 D5	A2 B19 C13 D6	A2 B3 C18 D19	A2 B16 C11 D11	A2 B3 C6 D31	A1 B10 C8 D21	88	75
烧心反酸	A31 B1 C1	A30 B1 C2	A4 B26 C2 D1	A8 B23 C2 D0	A1 B9 C23 D0	A7 B22 C3 D1	A1 B3 C22 D7	A5 B15 C9 D4	A1 B2 C9 D21	A4 B7 C16 D6	86	61
食欲减退	A27 B2 C1	A26 B3 C0	A8 B21 C1 D0	A10 B19 C0 D0	A0 B12 C15 D3	A4 B18 C5 D2	A0 B3 C12 D15	A3 B9 C11 D6	A0 B2 C4 D24	A3 B5 C13 D8	85	66
胸骨后不适	A23 B1 C1	A23 B1 C0	A3 B14 C7 D1	A6 B14 C3 D1	A1 B5 C8 D11	A3 B9 C9 D3	A1 B1 C7 D16	A2 B4 C8 D10	A1 B1 C4 D19	A2 B3 C7 D12	92	75
腹痛	A23 B2 C3	A23 B1 C1	A6 B17 C4 D1	A11 B9 C5 D0	A2 B10 C12 D4	A8 B8 C6 D3	A1 B4 C11 D12	A5 B7 C7 D6	A1 B4 C6 D17	A3 B3 C8 D11	88	72

续表

临床症状	用药前		第1周末		第2周末		第3周末		第4周末		分值/分	
	治疗组	对照组	治疗组	对照组	治疗组	对照组	治疗组	对照组	治疗组	对照组	治疗组	对照组
上腹压痛	A20 B1 C0	A18 B2 C0	A5 B7 C3 D6	A7 B6 C7 D0	A2 B2 C3 D14	A5 B5 C7 D3	A1 B1 C2 D17	A3 B6 C5 D6	A1 B1 C1 D18	A2 B3 C7 D8	92	71
便秘	A12 B1 C3	A13 B4 C1	A2 B11 C2 D1	A6 B9 C3 D0	A1 B4 C8 D3	A4 B7 C4 D3	A1 B3 C5 D7	A3 B4 C3 D8	A1 B3 C3 D9	A2 B2 C5 D9	88	81
腹泻	A14 B2 C3	A9 B2 C1	A5 B11 C2 D1	A8 B2 C3 D0	A1 B8 C6 D4	A7 B1 C4 D0	A0 B3 C10 D6	A4 B2 C3 D6	A0 B3 C7 D9	A3 B1 C2 D6	90	72

注: A: 表示症状明显集3分; B: 表示症状一般集2分; C: 表示症状轻微集1分; D: 表示无症状。A、B、C、D后的数字为例数。分值计算公式: $\dfrac{用药4周后D例数×3＋C例数×2＋B例数×1}{用药前A例数×3＋B例数×2＋C例数×1}$。

表 7-2　两组对胃动力障碍及对胃蠕动频率的影响

组别	n	胃动力障碍			胃蠕动频率		
		治疗前蠕动力差	治疗后恢复正常	治愈率 %	蠕动<3次/min	治疗后≥3次/min	治愈率/%
治疗组	55	50	41	82[①]	48	40	83[②]
对照组	53	49	30	61	47	30	64
合计	108	99	71		95	70	

注: ①与对照组比较, $X^2 = 5.26$, $P < 0.01$; ②与对照组比较, $X^2 = 3$, $P < 0.05$。

3. 讨论

气的升降运动是人体生命活动的根本。正如《素问·六微旨大论》所说: "其升降何如? 气之升降,天地之更用也……升已而降,降者为天,降已而升,升者为地,天气下降,气流于地,地气上升,气腾于天,故高下相召,升降相固,而变作矣。"明确指出升降是自然界的正常现象及基本过程,也是生理活动。又言: "升降息则气立孤危……非升降,则无以生长化收藏,是以升、降、出、入,无器不有",可见气机的活动是脏腑活动的高度概括。人体是完整统一体，各脏腑组织不仅各自进行升降运动，而且还相互制约、相互生化，而脾胃地处中轴，通上连下，升清降浊，化生气血，故为人体气机升降的枢纽。

胃肠运动与胃、脾、小肠、大肠之气机升降有直接的相关性，胃、小肠、大肠为腑以通降为顺，脾为脏以升清为职，水谷经仓廪受纳，腐熟，下传入肠，其精微由脾气化而上升，其糟粕由小肠化而下降，继由大肠传导变化而出。故水谷的正常代谢需要胃肠功能正常运转来保证，故"水谷入口，则胃实而肠虚；食下，则肠实而胃虚"（《素问•五脏别论》）。这种虚实更替是胃气下行作用的表现，也反映了胃肠的协调运动。观当今之人饮食膏粱厚味，社会竞争压力增加，劳倦思虑以及肝木乘土，均致伤脾而脾虚，脾胃气虚则气下陷矣。脾气虚弱，中气下陷，则下利清谷，肠鸣腹泻，进而影响胃降浊。正如黄坤载云："脾主升清，胃主降浊，胃逆则浊气上填，仓廪不纳，恶心呕吐之病生焉，脾陷则清气下郁，水谷得消，胀满泄利之病生焉。"叶天士亦云："纳食主胃，运化主脾，脾宜升则健，胃宜降则和。"可见脾胃病之产生，无不责之于脾胃升降，从而奠定了治脾胃重调升降之大法。如《读医随笔》中说："治疗脾胃之病，莫精于升降……俾升降失宜，鲜不失机生民者已。"《临证指南医案》亦云："脾胃之病，虚实寒热，宜燥宜润，固当详别，其于升降二字，大为紧要。"功能性胃动力障碍所表现出的上腹部不适，如饱胀、嗳气、烧心、反酸、呕吐，无不体现在脾胃升降失常。

胃的运动功能不仅与脾胃气机升降直接相关，与肝（胆）木的疏泄亦密切相关，肝的疏泄功能是通过影响脾胃的气机升降来调节胃肠运动的，肝气的疏泄正常是脾运化升清、胃气降浊的重要条件，故有"土得木则达"之说。肝气的升发不郁不亢，有利于条达脾胃、大小肠，使其正常地发挥运化水谷、分清泌浊、传导排泄的生理功能。肝胆相为表里，胆气主降，助胃运化，通利三焦。肝胆脾胃相互协调共同促使脾升胃降的气机和谐，完成胃肠的正常动力的生理功能，同时脾胃升降功能也影响肝胆的疏泄，黄坤载深明其理谓："肝气宜升，胆火宜降，然非脾气之上行，则肝气不升，非胃气之下行，则胆火不降。"旨载此言，诚窥《内经》《金匮》之精奥。临床肝疏泄太过克伐脾土，或土虚木乘形成肝脾不调，肝胃不和之证，如经云："厥阴之气上干，阳明之气不降"，又如《血证论》："木之性，主于疏泄，食气入胃，全赖木之气，以疏泄之，而水谷乃化，舍肝之清阳不升，则不能疏泄水谷，渗泻中满之证，在所难免"，临床肝脾不调，肝胃不和，从病位上来看属于脾胃病变，从病理机制来看，脾胃的升降无不与肝胆相关。

胃肠运动功能除与脾胃肝胆气机升降相关外，还与肺、心、肾亦相关。因人体是有机统一体，肺主呼气，肾主纳气，脾主升清，胃主降浊，心火下移，肾水上腾，肝主升发，胆汁降泄。升已而降，降已而升，升降有序，气机和畅，阴阳交泰，才能维持正常生命功能，胃肠正常运动功能才能保证。否则，升降失司，则阴阳失衡，百病由生。所以说："明乎脏腑阴阳升降之理，凡病则得其要领。"胃运动功能障碍正是由于肝郁脾虚、脾胃升降失常这个病机所致，所以治疗上应该谨守病机。固中气，辛开苦降，通腑泄浊，助脾升胃降，通畅气机，恢复正常的胃肠运动功能。正是由于胃新胶囊具有疏肝健脾、和胃降逆、调节脾胃升降功能，故临床取得较好疗效。

参考文献

[1] 李保安. 社区人群慢性病防治的探讨. 中国社区医师（综合版），2007，9（8）：109.

[2] 李晓红. 当前社区慢性病管理的现状分析及措施. 中外医疗，2009，28（6）：120.

[3] 张定芬. 肖生翠. 李春联. 对溃疡性结肠炎患者实施健康教育的效果评价. 实用医技杂志，2006，13（1）：136-137.

[4] 王应阳. 社区慢性病随访工作的重要性及存在的问题. 求医问药，2011，11（9）：495.

[5] 严晓红，段素社，周焕荣，等. 九味饮联合叶酸片治疗慢性萎缩性胃炎疗效观察. 现代中西医结合杂志，2017，1（26）：39-40.

[6] 杨龙，等. 中医适宜技术. 北京：人民卫生出版社，2018.

[7] 杨信礼. 重读《实践论》《矛盾论》. 北京：人民出版社，2014.

[8] 石学敏. 针灸学. 北京：中国中医药出版社，2002.

[9] 聂莉，闫润虎，等. 美容中医技术. 北京：科学出版社，2015：252.

[10] 万全撰. 养生四要. 北京：中国医药科技出版社，2018：20.

[11] 王惟恒，孙建新.《黄帝内经》养生经. 北京：人民军医出版社，2010：7.

[12] 谢华. 精编黄帝内经. 呼伦贝尔：内蒙古文化出版社，2005.

[13] 雷万军，崔磊. 皮肤美容学基础与应用. 北京：中国中医药出版社，2013：215.

[14] 温如玉. 睡眠与美容. 医药与保健，1997（2）：37.

[15] 段素社，赵艳，王艳艳. 卧不安则胃不和的理念提出与临床实践 [J]. 世界中医药

联合会首届中医慢病管理学术会论文集.长沙，2015：9.

[16] 刘鹤鸣.人人都要防"宿便".内蒙古中医药，1996（1）：48.

[17] 朱宪.排毒养颜新概念——大肠水疗.医药世界，2000（7）：50.

[18] 刘宁.中医美容学.北京：中国中医药出版社，2005：21.

[19] 王冰撰.黄帝内经素问.北京：人民卫生出版社，1979：340、399.

[20] 程士德.内经讲义.上海：上海科学技术出版社，1998：46.

[21]（清）叶天士.临证指南医案.北京：科学卫生出版社，1959：118.

[22] 曹炳章.中国医学大成.上海：上海大东书局，1936：19.

[23] 任应秋.中医各家学说.上海：上海科学技术出版社，1988：167.

[24] 张锡纯.医学衷中参西录.石家庄：河北科学技术出版社，1990：307.

[25] 印会河.中医基础理论.上海：上海科学技术出版社，1990：37.

[26]（清）吴达.医学求是.南京：江苏科学技术出版社，1984：15.

附：媒体专访

第一节　《河北日报》：妙手仁心尽显医者本色
——记中国特效医药专家段素社

编者按：自古以来，医术高超的医者被称之为"妙手"，医德高尚的医者被称之为"仁心"。若两者兼备，却并非易事。随着科学技术的飞速发展，医生中的"妙手"越来越多，但是患者所企盼的是"妙手＋仁心"的医者。日前，记者在环境优雅、温馨的石家庄长城医院看到了世界一流的设备，欣赏到了一流的技术水平。在这里看到的是真诚的微笑和交流，体会到的是医患深情和人文关怀。尤其是从共产党员、中国特效医药专家、主任医师段素社身上，我们感受到了德艺双馨的大医风采。作为一位医者，段素社不仅仅在医学技术上有许多突破，而且他对病人是那样的真诚关爱。他的妙手仁心不但是患者之幸，也是医学之幸！

2004 年 12 月 19 日，北京钓鱼台国宾馆灯火辉煌，全国十佳专科医院专家论坛在这里隆重召开。第一个走上台的是一位学者风范的男子，他在发言席上侃侃而谈，观点独到，内容精辟，得到了各级领导、同人及国外友人的一致赞誉，赢得了阵阵掌声。

他就是中国特效医药专家、石家庄长城医院院长、消化病专家段素社主任中医师。去年经中华名医协会推荐及大会组委会专家评审，石家庄长城医院被评为"全国十佳心脑血管病专科医院"，段素社代表长城医院出席了这次表彰大会并做了首席发言。毋庸置疑，段素社是一名不可多得的好院长，在管理方面显露出了杰出的才能。五年前，他与石家庄长城健康产业集团董事长王仁平主任医师一起凭着勇于挑战自我的满腔激情，白手起家创建了股份制民营医院。五年后，段素社与他们的好友、专家们一起，将石家庄长城医院建设成为颇具规模，集医疗、教学、科研、健康体检于一体，以心脑血管病、胃肠病、骨科病为主要特色的综合性省、市医保定点医院、河北医科大学临床教学基地。到目前，该院拥有病床 260 张，国内外先进的大型医疗设备 50 余台件，成为我省卫生战线上的一颗新星。在长城医院各项工作步入正轨之后，段素社选择了从行政岗位上退下来，从院长转为一名主任医师。段素社深情地说："与行政管理相比，我更愿意做一名医生，亲自为患者解除病痛是我一生的追求。"

本色之一：好医生就是要为患者看好病

自河北医科大学毕业后，30 年来，段素社从事消化病的临床、教学、科研工作，既有较深的学术造诣，又积累了丰富的临床经验。他曾发表过省级以上学术论文 30 余篇；主编、参编医学论著 4 部。他坚持运用中西医结合疗法，强调个体化治疗方案，攻克了诸多单纯依赖西药难以奏效的医学难点、疑点。他以独特的辩证思维方法和不同的用药风格、亲情般的服务，治愈了无数疑难病症患者，深得患者信赖及同行的关注。

段素社曾担任过河北省中西医结合消化病研究所所长。在他的带领下，经过几年的刻苦钻研，研究所在胃肠病的科研方面有了很大起色，开创了中药治疗胃动力障碍、结肠炎等疾病的新路子。工作调动后，他并没有放弃进行中的科研攻关项目，如今长城医院消化科与河北省中西医结合消化病研究所专家组合作完成的《胃新胶囊治疗胃动力障碍的研究》论文已被国家级权威杂志——《中国医药指南》发表。采用由他们研制的中药胃新胶囊治疗胃炎、胃动力障碍治疗不仅花费低，而且把疗程缩短到了 1 个月。

2005 年春天，一位女患者被长春各大医院都诊断为"心脏病"，可怎么也治不好，段素社经过详细地问诊后，决定免去所有有关心脏方面的检查，仅做了一个电子胃镜，就否定了原来"心脏病"的诊断结果，确定了是因胃、食管系统引起的酷似心脏病的诊断。经用抑酸、助消化药物及黏膜保护剂治疗，仅 7 天病人的症状就消失了，花费不到千元就治好了困扰多年的病痛，其女儿专门从外地赶到长城医院谢了又谢。

山东一位姓夏的患者在当地省级医院被诊断为中度萎缩性胃炎，伴肠上皮化生，有癌前期病变的可能，经多方求治效果不佳。几经周折慕名找到胃肠病专家、消化内科学科带头人段素社，段素社主任中医师立即为其制订了有效的治疗方案，进行辨证施治，并耐心做心理疏导。经治疗和调养，几天后患者的胃痛、呕吐消失，排便通畅，住院一个月后体重增加，出院时夏某眼含热泪，道谢说："神医！谢谢您给我们全家带来了幸福。"

本色之二：好医生就要为患者省钱

为患者省钱是段素社一向的行医宗旨，他总是担心病人看不起病，买不起药，总是开同类药中最便宜的给病人。有些医生不解地问他，"像您这样开药，医院怎么挣钱？"他意味深长地说："用最便宜的药就能把病人的病治好，这才是真本事啊！要发财，就不要做医生！"他常常说，"我们是医院，是救死扶伤的地方，不顾伦理道德，不讲文化、价值观，不谈人与人之间的感情，而仅从经济的角度谈利润赚钱，那不是医院。"

藁城市李英卓患慢性肝病，段素社为他制订了详细的治疗方案，并要求他本人生活规律，不饮酒，坚持用药，并告诉他能够一天天好起来。这时已失去治疗信心的李英卓，听了段素社主任中医师的话后，半信半疑地说："别的大夫都说我会一天天加重，你不是在安慰我吧。"当他拿着处方一划价，没有取药又返回诊室找到段素社主任质问道："就这么便宜的药就能治好我的病，你是不是没给我用好药啊？"段素社主任告诉他："你是来找我看病的，能治好你的病的药就是好药，不能以贵贱论药的好坏。"随后李英卓坚持治疗两个月后，肝硬化的各项化验指标都接近正常，他拿着化验单，激动地说："段大夫，我谢谢您了！这次我有信心了，我听您的，您说怎么治就怎么治。"段素社主任对他说："你不需要再用药了，到家里找些老丝瓜和鸡内金，长期应用，你还能再活30年。"以后，李英卓逢人就讲他的看病经历，十里八乡的人都知道了石家庄长城医院有个段素社，他医术高，人更好，是为病人省钱的好大夫。

本色之三：好医生就是要多关心患者

好医生就是要多关心患者，段素社主任就是用这种心态去认真地对待每一位患者。他总是从平凡的小事中，流露出对患者的深情和关爱。他和患者之间，似乎从来没有阻隔，永远是零距离。

一次在查房中，段素社主任发现一位患者吃得非常简单，一问才知道她因看病花去了所有的积蓄，连鸡蛋也舍不得吃。段院长心里很难受，就对食堂的师傅说："以后每天要保证这位患者有鸡蛋吃，给她增加营养，钱由我来付。"鹿泉市张某患前列腺炎、直肠炎，会阴部疼痛难忍，辗转几家医院都难以奏效，后来到长城医院内科，经段素社等几位专家数次会诊，最终解决了问题。老张深深地被医护人员无微不至的关怀所打动，写下了一封封表扬信，还非要送给被他称作救命恩人的段大夫一箱牛奶，在他强烈的要求下，段院长收下了，但两天后段院长到超市买了箱杏仁露送给了老张。老张的老伴在老家给段素社主任带来了一瓶香油，在老张临出院时，段院长又送给老张一台理疗仪，供他继续康复使用。

段院长告诉我们，在他治疗的病人当中有相当一部分病人在治愈疾病后与他成了好朋友，互相保持来往，互相支持。

通过对段素社的零距离采访，几十个人的动情讲述，一幕幕感人的场景，记者深深感受到了段素社的妙手仁心。我们曾经问他，付出这么多为什么？段素社坦坦荡荡地答道："让患者治愈露出会心的微笑，是我终生的追求。患者满意的回复，是我最大的满足。"——这就是一位医者最真最诚的本色！

第二节　中央电视台记者 面对面采访消化病专家段素社

主持人：汇集华人精英，凝聚华人智慧。欢迎收看本期的《华人会客厅》，我是本期节目主持人郝颖。有一位德艺双馨的医者，他行医不倦，笔耕不已，恪守职业道德，热心为患者服务，受到来自全国各地病人信赖。虽担任院长，但他仍常年坚持临床一线，坚持科主任查房。他就是著名消化病专家、中国特效医药专家、长城医院院长段素社主任中医师。让我们欢迎段素社院长做客中央电视台的《华人会客厅》！

段院长您好！就您现在而言，在消化病治疗和研究方面取得了不小的成就，您是如何对医学、具体说是对消化病产生兴趣的。

段院长：我 1973 年高中毕业后在农村干了 4 年，什么脏活、累活都干过，所以干什么都投入，不觉得苦。1978 年高考就毅然报考了河北医科大学中医系。1983 年大学毕业，分配到曲周县中医院当医师，虽然仅干了一年多却得到了不少真传，后调回石家庄一家大型企业的职工医院任院长，主攻消化病的诊治，并拥有一大批消化病的固定人群，便于随访，总结经验，因此更加坚定了我研究消化病的信心。在我的主持下，河北省科委批准成立了河北省中西医结合消化病研究所，我任所长。当时胃动力障碍（功能性消化不良）这种病国外研究得很热。我国消化病专家——上海姚光弼教授、金震东教授，北京柯美云教授、段丽萍教授等都有不少西医方面的论文，可我发现就是没有中医中药的文章报道。于是我们就着力做了中医中药治疗胃动力障碍的研究。在我的指导下，我们的科研团队刻苦攻关，反复筛选药物，为日后的"胃新胶囊治疗胃动力障碍"研究奠定了良好的临床基础。

2005 年关于"胃新胶囊治疗胃动力障碍的研究"的一系列科研论文在国家级核心期刊相继发表。

主持人：段院长听说您对胃动力障碍做了大量的研究工作，并且取得了突出的成绩，想请您谈谈胃动力障碍这个病。

段院长：胃动力障碍病人表现为上腹部隐痛、腹满、早饱、不适、嗳气、食欲缺乏、恶心等，但通过电子胃镜检查，未发现胃部糜烂、溃疡及癌变，也没有全身疾病，但上述症状持续或反复发作。功能性消化不良一般分胃动力障碍亚型、溃疡样亚型和非特异性亚型。这三个类型以胃动力障碍亚型最多，约占 70%。

胃动力障碍临床主要表现为腹胀、早饱、嗳气，其发病机制主要包括以下几个方面。

1. 胃排空延缓。正常人的胃排空与饮食结构有关，一般需 4 ~ 6 小时，胃动力障碍的人排空延缓，排空时间＞6 小时。常常在下顿饭时，胃内还有上顿的食物。

2. 消化间期和消化期的动力异常。消化间期移动性符合运动减少或胃排空动力下降而阻力增加。消化期胃窦动力低下，幽门及十二指肠协调收缩下降。

3. 胃内食物分布异常。因胃底容受性舒张功能障碍，近端胃不能有效容纳所进的食物而发生早饱，餐后腹胀。

4. 十二指肠反流。过多的碱性十二指肠内容物反流入胃内刺激胃贴膜引起炎症，产生症状。反流的主要原因是幽门功能不全。

5. 胃电图异常。表现为胃动过速、过缓和节律异常。

主持人：听了您讲的这些，我们对胃动力障碍有了初步了解，这样的病人多不多，又是怎样诊断胃动力障碍呢？

段院长：胃动力障碍占胃肠病门诊的 50%，十分常见。但常常被诊断为慢性胃炎，反复治疗得不到缓解。这些病人实际上是胃动力障碍。

诊断胃动力障碍很简单。

1. 病人有腹胀、早饱、嗳气等症状或反复发作或持续出现。经按胃炎等治疗不见缓解或可暂时缓解，但停药后极易复发。

2. 经过胃镜检查排除了胃黏膜糜烂，胃、十二指肠溃疡，胃肿瘤等；B 超及其他检查排除了肝胆胰及全身性疾病。这时就应考虑胃动力障碍了。

3. 确诊的方法。在以上基础上，做胃 B 超、监测胃动力，具体方法是空腹、饮水 500ml 超声探头置于上腹部找到胃。在胃窦附近观察胃蠕动次数、蠕动幅度。胃动力障碍患者蠕动幅度小，蠕动次数每分钟少于 3 次，即可确诊。

这个方法被很多专家所应用，受检者无痛苦，费用低，患者很乐于接受。

主持人：既然胃动力障碍的发病率这么高，病人长期成反复受疾病折磨，那么有无特效药物治疗胃动力障碍呢？

段院长：西医治疗胃动力障碍的药物很多，如甲氧氯普胺、多潘立酮、西沙必利等，这些药物都有效果。但缺点是仅能缓解症状，停药后极易复发。因为西医没有根除胃动力障碍的药物，又有这么多的患者长期受胃动力障碍的困扰，寻求从中医中药这个祖国医学宝库里探宝，是我们胃动力障碍课题组从18年前就萌生了的愿想。于是，我带领我们的科研团队翻阅了大量国内外有关胃动力障碍的文献与中医古籍做对照，认为胃动力障碍相当于中医的痞症。于是，在中医整体观念与辨证论治理论的指导下，经过与胃动力障碍所表现出来的症状、体征及辅助检查做对照。我们大胆地提出胃动力障碍的发病机制是"升降失常、浊气犯腑"学说，经河北省医学情报研究所查新，截至目前中国还没有这个提法。根据对该病病机的这一认识，我们确定了"辛开苦降、通腹泄浊"的胃动力障碍治疗大法，并在大量治疗胃动力障碍临床经验的基础上，经过反复筛选，终于找到了10种最有效的中药，按科学比例配成治疗胃动力障碍的专方专药——胃新胶囊。经大量病例验证，疗效非常明显。

主持人：听说您是最早提出"辛开苦降法治疗胃动力障碍"并获得河北省科研成果的，是这样吗？

段院长：《胃新胶囊治疗胃动力障碍研究》于2005年发表在《中国医药指南》杂志上，后又有5篇从不同侧面研究"胃新胶囊'的学术论文在国家核心期刊发表。其间，河北医科大学对胃新胶囊进行了药理试验、毒理试验等，证明胃新胶囊有非常明显的促进胃排空作用，而且安全可靠，在超出治疗用量的200倍未发现毒性作用。我们治疗胃动力障碍的研究项目于2006年获得河北省科学技术奖，经专家鉴定达国内领先水平。

2010年5月，《中医杂志》也以《辛开苦降法对功能性消化不良大鼠胃舒张功能的影响》为题发表了专业性论文，可见"辛开苦降法治疗胃动力障碍"得到了医学界的广泛认可。

主持人：段院长，听说您有很多花钱少、能治大病的"小偏方"，而且很受病人的欢迎？

段院长：是呀，不瞒你说，确实是这样。我有很多"小偏方"、验方，也治好了很多人的病。国家中医药管理局有一个叫中医适宜技术推广项目，就是把简、便、廉、验的中医技术给乡村医生推广，通过他们把这些技术应用给咱们农民患者朋友，花少钱治大病，或者是不花钱也治病。我在河北省革命老区南宫市乡医培训班上就讲了不少，像丝瓜络、鸡内金治疗肝纤维化；蛋黄油治疗乳头裂、肛裂；生姜贴肚脐治疗小儿腹泻。这些技术安全、有效、方便、价廉，乡村医生听了都很兴奋。后来很多乡医都跟我说用了您的技术很有效，而且取材方便，简单易行，这些技术在农村太实用了。

我有一些病例提供给大家，可以参考。一个邢台市的胃动力障碍患者，他叫马占民，因上腹胀满、嗳气、烧心、反酸 5 ~ 6 年，在北京、石家庄等多家大医院做胃镜均诊断为慢性非萎缩性胃炎，口服兰索拉唑、埃索美拉唑镁肠溶片（耐信）、复方阿嗪米特肠溶片（泌特）、枸橼酸铋钾胶囊（丽珠得乐）、吗丁啉、莫沙必利等，用药后烧心好转，可就是腹胀、嗳气不见好转，影响工作和休息。随后又做 ^{14}C，经抗幽门螺杆菌治疗，仍然腹胀、嗳气。后来到我们消化科，我一看他的资料，检查没少做、药没少吃，都是三级医院的方案，都是贵重药品。我就问他为什么不找中医看看，他说中药也没有少吃，中药、西药什么都用过了。问我他这病是不是癌症，没有查出来，让我再给他做一个全面检查。我说不用了，只要做一个胃动力检查就行了。他说："大夫不要考虑为我省钱，我的罪受够了，能解除我的痛苦，钱不用愁……"经胃动力检查，该患者的胃没有有效蠕动。正常有效的胃蠕动应该是每分钟 3 ~ 5 次，他的胃能不胀吗？诊断明确了，这是典型的胃动力障碍！于是开始服用我的"胃新胶囊"，第一周腹胀、嗳气就明显好转；又连用了 4 周，彻底治愈了他的腹胀、嗳气等胃动力障碍引起的不适症状。

得胃动力障碍这个病的人很多，医生大都按照胃炎治疗，不但用了不少冤枉药，花了冤枉钱，而且没有效果，还受了很大的罪。这样的例子太多了，石家庄的李顺义、长春的李林……他们的治疗经历往往都是如此。

主持人：您治疗反流性食管炎、慢性胃炎、习惯性便秘、胆囊炎、高胆红素血症、肝硬化等消化系统疾病都有自己的中医中药专方。您治疗这些病的效果怎样，花费高吗？

段院长：我们消化科专家团队经过大量的临床实践总结优化了治疗消化系统常见病的中药治疗基本方剂，形成了我们鲜明的特色，如治疗反流性食管炎，我们有复方地榆煎；治疗浅表性胃炎我们有运胃合剂；治疗萎缩性胃炎，我们有九味饮；治疗慢性结肠炎，我们有昌荣合剂；治疗习惯性便秘，我们有畅泰；治疗胆囊炎、胆石症，我们有三金利胆饮；治疗肝炎，我们有肝炎效灵方；治疗肝硬化，我们有软肝煎。

治疗后效果很好，花费很低，如反流性食管炎，一天的花费仅 20 多元，4 周绝大多数恢复。我治疗消化病一天用药没有超过 30 元钱的。大家都知道现在中药也在涨价，一剂药 30 元左右，在大中城市是普遍的。我们也有不少同事想把价格提一提，我们的药价实在太低了，但是我一两年之内还是不想提价。因为我的病人很多，我想让他们得到更多的实惠。

我们医院被中国红十字总会评为"全国优秀红十字医院"，靠的是什么，不就是靠给老百姓多办实事，更大限度地解决老百姓看病难、看病贵的问题吗！给老百姓减免、优惠，让他们少花钱，能看得上病、看得起病、看得好病，这是我们长城医院建院以来一成不变的宗旨，也是长城医院历届领导层一贯倡导的，我们必须落到实处。

主持人：您作为消化科的学科带头人，您的最大愿望是什么？

段院长：①把消化内镜的治疗继续向前推进，尽量保证消化器官的完整、功能的健全，使病人有一个良好的生活质量；②继续发挥中医特色优势，走中西医结合之路，使诊疗技术得以传承，努力扩大社会影响力，使更多的消化病患者从这里走向康复。

第三节　《中国中医药报》中药临方炮制：保持特色不可缺位

"中医处方是否发挥预期疗效，与中药临床调剂密不可分"，中国中医科学院首席研究员、中国工程院院士王永炎曾指出。中医处方通过辨证论治、组方遣药以发挥药物群效。只有调配符合医生处方意图和调配准确无误，才能使处方的理法方药取得一致。

中医临床专家、石家庄长城中西医结合医院院长段素社认为，古代没有当今如此规模的中医医院，而是中医中药融合一体，中医师熟悉中药的产地、产季、加工、炮制，通过医与药的密切配合，发挥突出的临床效果，形成了鲜明的中医特色。可以说，中药临方炮制是保证中医特色的前提，是中医精准治疗的前提，也是提高中医临床疗效的前提。

但随着中医医疗机构医药分治，医师与药师交流减少，自古"医药一体"的状况不复存在，致使临方炮制这一中医特色的重要环节缺失。中医师不了解药房的炮制情况，甚至有些只了解教材中的药物功效，不懂得中药经炮制后药性的变化和作用的改变，导致在处方时提不出临方炮制要求；而中药师不少缺乏中医基础知识，炮制理论和技术等基本功不扎实，看不明白中医处方的功能主治，不能做相应的临方炮制。

一、临方炮制多重功用

临床所用中药饮片需要从具有相关资质的饮片经营企业或生产企业购进，但由于临方所需不同，有的炮制品种品规不全，或不满足临床需求，这就要求中医师在开具处方时，根据药物性能和治疗需要，要求医院调剂人员按医嘱临时将生品中药饮片进行炮制。临方炮制是中药炮制的组成部分。

中药炮制是提高疗效的重要手段之一。如延胡索在用醋灸后所含物质碱与醋酸作用可生成易溶于水的醋酸盐，能够大大提高其在水煎液中的溶解度。据测算，延胡索经醋灸后的镇痛作用能增强50%。段素社说，像炒莱菔子、炒枣仁等都应临方捣碎以增效，还有像砂仁、豆蔻等富含挥发油的芳香类药材，经破碎后如不当即使用会使有效成分丢失。因此，这类药材只能使用时由调剂人员进行临时加工，才有利于药性的保存和药效的发挥。

炮制可以减低或消除一些药物的毒副反应。如醋煮甘遂、大戟，酒炒常山，姜制南星等，依据处方要求和病情的需要进行炮制或临方炮制，可在无损或少损固有疗效的前提下，抑制其偏性，使临床用药有效又安全。

有些药物经炮制可改变药物的走向，引药入经，使药物直达病所。段素社介绍，中药有其固有的性味归经，但经炮制后可加强这方面的作用。如淫羊藿的药性是辛甘温，归肾、肝经，用羊脂油灸用，则可降低辛味，减轻其入肝祛风除痹的作用，使其专入肾经，增强其温肾助阳的作用；再如三棱药性味辛苦，归肝脾经，醋制后可引药入肝，增强其活血止痛的作用。临床上用盐水炒黄柏、知母，因两药均无咸味，盐炒可增强入肾经。

此外，中医临方炮制还有缓和药性，减少刺激、便于服用以及赋予其新的药性作用等。比如，改变剂型有时可以减少药物用量。三七、白及煎煮与冲服用量不同。研粉冲服可以减少药物用量而发挥与煎剂同样的治疗作用。

段素社说，具体炮制方法有炒、灸、烫、煅、煨、燎、泡、烘、烧炭、煅灰，一般以炒法为主，可以分为清炒、麸炒、土炒、酒灸、醋灸、蜜灸、姜汁灸以及药物通炒等，还有去头足、捣、打粉、研等方法。目前，靠饮片生产企业尚不能完全满足临床需求，中医治疗还需加强临方炮制的研究和应用。

二、诸多问题亟待解决

当前，中医临方炮制的临床应用和发展面临着政策性障碍。药监部门或以为临方炮制等同院内制剂，而设立了限制措施，只允许从专业饮片生产企业进货。中医师缺少临方炮制制度化的保障，只好交由患者自行炮制，炮制质量难以保证；物价医保部门缺少政策支持，炮制费用无处列支，医院成本费用因此增加，药剂师的劳动也没有回报。

段素社认为，各方面都应提高对临方炮制重要性的认识。中医的生存和发展，疗效是硬道理。从中医四诊、辨证、立法、用药各个环节精耕细作，特别是中医与调剂的衔接更要无缝对接。中医师对处方中的饮片提出炮制要求，药剂师则如法炮制，使每一个环节都精准无比，从而提高疗效，彰显特色。

临方炮制是中医临床的一个传统，当前应加强临方炮制技术的传承与创新。段素社认为，当前医院里中医师的工作基本上以抓药为主，能开展临方炮制的很少，缺少炮制技术。而中药炮制实践性强，单靠书本难以学好掌握。唯有理论联系实际，要靠老药工、老药师来指导，亲手操作，掌握要领。临方炮制药量小，更难掌握，也更须多做，熟能生巧。

医院中药房还要为开展炮制创造必备条件。普遍来说，医院里没有足够的场所和设备。"工欲善其事，必先利其器"，各医院应增加炮制场所设置和炮制设备引进，还应配备换气扇或抽油烟机、存药器具等，配备食盐、蜂蜜、食醋、酒等配料用品。从发挥中医特色的高度，尽快建立起符合要求的中药炮制室。

段素社表示，保障中医临床效果，中医调剂不能缺位，临方炮制是重要环节。中医师处方应写明临方炮制要求，药剂人员应严格按要求炮制。中医师与药剂人员分科不宜过细，并改变"互不往来"的现状，必须形成岗位不同而功能内容密切相关的技术统一体，互相尊重和学习，推动临方炮制工作传承创新，更好地服务于患者。

参考文献

[1] 谢华.精编黄帝内经.呼伦贝尔：内蒙古文化出版社，2005.

[2] 徐灵胎.徐灵胎医学全书·难经经释.太原：山西科学技术出版社，2014.

[3] 成无己.注释伤寒论.沈阳：辽宁科学技术出版社，1997.

[4] 陆渊雷.金匮要略诠释.北京：人民卫生出版社，1955.

[5] （宋）窦材.扁鹊心书.北京：中国医药科学技术出版社，2018.

[6] （宋）张从正.儒门事亲.沈阳：辽宁科学技术出版社，1997.

[7] （宋金）张元素.医学启源.北京：人民卫生出版社，1978.

[8] （宋金）张元素.脏腑标本寒热虚实用药式校解.北京：中医药出版社，2005.

[9] （金）李杲.脾胃论.北京：中国中医药出版社，2007.

[10] （金）李杲.内外伤辨惑论.天津：天津科学技术出版社，2005.

[11] （金）李杲，等.兰室秘藏.天津：天津科学技术出版社，2004.

[12] （元）王好古.阴证略例.北京：中国中医药出版社，2008.

[13]（元）王好古.汤液本草.北京：中国中医药出版社，2013.

[14]（元）罗天益.卫生宝鉴.北京：中国中医药出版社，2007.

[15]（明）薛已注.名医杂著.北京：中国中医药出版社，2009.

[16]（明）张介宾.景岳全书.上海：科学技术出版社，1959.

[17]（明）张介宾.类经.北京：人民卫生出版社，1964.

[18]（明）李中梓.医宗必读.太原：山西科学技术出版社，2013.

[19]（明）李中梓.诊家正眼.南京：江苏科学技术出版社，1984.

[20]（清）叶桂.温热论.北京：人民卫生出版社，2010.

[21]（清）叶桂.临证指南医案.北京：中国中医药出版社，2008.

[22]（清）吴塘.温病条辨.北京：中国医药科技出版社，2016.

[23]（清）严洁，施雯，洪炜.得配本草.北京：人民卫生出版社，2007.

[24]王道坤.新脾胃论.北京：科学技术出版社，2008.

[25]段素社，等.消化病中西医特色诊疗.北京：科学技术文献出版社，2016.